Äussere Anwendungen der Mineralstoffe nach Dr. Schüssler

Christine und Richard Kellenberger

Äussere Anwendungen der Mineralstoffe nach Dr. Schüssler

Berühren und Berührtwerden

AT Verlag

2. Auflage, 2005

AT Verlag, Aarau und München
Titelbild: Christine Kellenberger
Fotos: Clara Tuma, Zürich
Fotos Antlitzdiagnostik und Pflanzen:
Christine und Richard Kellenberger
Lektorat: Karin Breyer, Freiburg i. Br.
Gestaltung: Edith Helfer, Bern
Druck und Bindearbeiten: AZ Druck und
Datentechnik, Kempten
Printed in Germany

ISBN 3-85502-891-5

www.at-verlag.ch

Inhalt

Einleitung

Dank

Dieses Buch ist in Dankbarkeit all jenen Menschen gewidmet, die unsere Arbeit durch ihr Vertrauen ermöglicht haben. Über allem widmen wir es Shin; durch ihn durften wir viele Zusammenhänge erfahren und Einsicht gewinnen in tiefe Schöpfungsgeheimnisse. Wir danken der Mutter Erde, die uns alle trägt und uns in der Natur die Fülle erleben lässt.

«Und Gott wandert über die Welt,
und alles erglänzt in einem feinen Licht,
wie von der Sonne und vom Mond.
Und in allen Bäumen sind Gesichter,
und auf allen Wiesen sind Gesichter,
und jedes Wesen zeigt Sein Antlitz
und jedes Antlitz wohnt im Menschen,
und jeder Mensch trägt in sich
alle Gesichter aller Wesen,
damit er sie und sich
in ihrem Spiegel erkennen kann.»

Shin Shiva Svayambhu M.

Vorwort

Nach dreissig Jahren Arzttätigkeit weiss ich, wie wichtig die Alternativmedizin als Ergänzung zur Schulmedizin ist. Meines Erachtens zählt das System der Mineralstoffe nach Dr. Schüssler zu den besten, effektivsten, billigsten und einfachsten alternativen Therapieformen. Diese Methode lässt sich zudem hervorragend von Laien anwenden.

Das Wissen um die Wirkkraft der zwölf potenzierten Mineralstoffe ist sehr umfangreich. Selbst erfahrene Therapeuten entdecken immer wieder neue Aspekte und erstaunliche Heilwirkungen dieser Mittel.

Seit vielen Jahren arbeite ich in meiner Praxis mit den Schüsslermineralstoffen (in Tablettenform und/oder mit Cremen). Dabei konnte ich erfahren, dass insbesondere Cremen einen wunderbaren Effekt erzeugen: einerseits durch die Wirkung des Mineralstoffs, andererseits durch die Nähe, den menschlichen Kontakt beim Auftragen der Creme.

Ich schätze Christine und Richard Kellenberger sehr und habe sie als seriöse, empathische Freunde und Therapeuten kennen gelernt, die über einen grossen Erfahrungsschatz in der Mineralstofftherapie nach Schüssler und anderen Methoden verfügen.

Ich bin fest davon überzeugt, dass dieses Buch eine wertvolle Ergänzung zu anderen Büchern über Schüsslersalze wird. Ich wünsche den Verfassern viel Erfolg.

Dr. med. Anders Forneus

Allgemeinarzt und Hautarzt
mit naturheilkundlicher Praxis in
Uppsala, Schweden

Einführung

Das vorliegende Buch ist eigentlich eine Wegbeschreibung. Vor mehr als zwanzig Jahren fiel mir beim Studium des Heilkräuterlexikons von Maurice Mességué die Osmosebehandlung besonders auf. Es beeindruckte mich zu erfahren, dass Substanzen durch die Haut so rasch in den Körper eindringen, dass sie eine gewünschte Stelle meistens früher erreichen als die gleichen Substanzen bei innerlicher Anwendung.

Diese Erkenntnis beeinflusste mein Leben nachhaltig. Ich konnte keine herkömmlichen Pflegemittel, Parfums, Shampoos mehr anwenden. So begab ich mich auf die Suche nach Mitteln, die meiner Osmoseerfahrung dienten, und gelangte über die Verarbeitung der Kräuter aus dem eigenen Garten in Salben, Ölen, Tinkturen, Shampoos zu den Schüsslermineralstoffen.

Mit der Herausgabe unseres ersten Buches über die Mineralstoffe nach Dr. Schüssler konnten wir – in Zusammenarbeit mit einem Biolabor – unseren Bedürfnissen und Ansprüchen entsprechend, eigene Cremen herstellen. Die Mineralstoffcremen und die Pflegelinie mit Mineralstoffen nach Dr. Schüssler sind bei Naturprodukte Kellenberger erhältlich (siehe Bezugsquellen, Seite 253).

Wir erhalten sehr viele positive, inspirierende Rückmeldungen bezüglich der Anwendung, sind jedoch stets bestrebt, unsere neuesten Erkenntnisse gleich in die Tat umzusetzen und unsere Linie entsprechend zu gestalten.

In diesem Buch möchten wir allen Interessierten unsere Erkenntnisse und Erfahrungen leicht verständlich und praktisch anwendbar vermitteln. Es soll jenen Menschen weiterhelfen, die mit Freude bereit sind, die Verantwortung für ihre Gesundheit zu übernehmen und auch anderen «Gutes» tun wollen.

Für uns ist es eine grosse Freude, die weiblichen und die männlichen Sichtweisen unserer Arbeit zu einem gemeinsamen Ganzen zu fügen.

Christine und Richard Kellenberger

Was sind Mineralstoffe nach Dr. Schüssler?

Der Mensch trägt in seinem Körper Elemente der Mineral-, Pflanzen- und Tierwelt. Mit den Mineralstoffen nimmt er Substanzen und damit auch Informationen zu sich, die in ihm die kosmisch-schöpferischen Energien unterstützen. Sie erinnern ihn an die ordnenden, aufbauenden, erhaltenden und lösenden Kräfte der Schöpfung auf dieser Erde.

Die meisten Schüsslermineralstoffe werden aus Quellwasser gewonnen, die das entsprechende Mittel verstärkt enthalten. Die Schüsslersalze sind keine Mineralstoffe im üblichen Sinne, wie sie in Heilerden, auch in vielen Basenmischungen und den Nahrungsmitteln vorkommen. Sie wirken im Organismus durch die feine Aufarbeitung als Zellfunktionsmittel. Zudem sind bei den Schüsslermineralstoffen jeweils ein basisches und ein saures Element miteinander verbunden. Durch die Verbindung von Base und Säure (zum Beispiel bei Calcium phosphoricum: Calcium = Base, Phosphor = Säure) muss der Organismus diese Kombinationen nicht aus den Einzelelementen zusammenbauen. Deshalb sind die Mineralstoffkombinationen nach Dr. Schüssler für den Organismus sehr hilfreich und ergeben eine ausgleichende Wirkung.

Die Schüsslermineralstoffe entfalten ihre Wirkung als Funktionsmittel in der Zwischenzellflüssigkeit, an der Zellmembran oder unmittelbar in der Zelle selbst. Sie können über die Mundschleimhäute und über die Haut aufgenommen werden. Durch die starke Überlastung insbesondere der Mundschleimhäute, durch die vielen Genussmittel und Chemikalien in den Industrienahrungsmitteln, sind viele Menschen nicht mehr in der Lage, die Vitalstoffe in genügendem Masse aufzunehmen. Bei Menschen, bei denen die orale Aufnahme der Mineralstoffe keine oder ungenügende Wirkung gezeigt hat, wurden bei der Behandlung über die Haut, mit den gleichen Mineralstoffen, oft erstaunliche Verbesserungen erzielt.

Leben und Werk von Dr. med. Wilhelm Heinrich Schüssler

Mineralstoffe werden schon von alters her für die Pflege der Gesundheit genutzt. Bereits vor mehreren Jahrtausenden wurden in Indien und Ägypten Heilmittel entwickelt, die auf mineralischer und pflanzlicher Grundlage basierten. Auch die Erfolge vieler Kurbäder, die in den letzten Jahrhunderten erblühten, sind auf den mineralischen Gehalt des Wassers zurückzuführen.

Wilhelm Heinrich Schüssler wurde am 21. August 1821 in Zwischenahn nahe Oldenburg in Norddeutschland geboren. Im Jugend- und jungen Erwachsenenalter studierte er vor allem Sprachen. So eignete er sich umfassende Kenntnisse in Latein, Griechisch, Französisch, Italienisch, Spanisch, Englisch an; später studierte er auch die altindische Sprache Sanskrit.

Der Besuch der Universität und damit das Medizinstudium war ihm erst mit über dreissig Jahren möglich. Schüssler studierte in Paris, Berlin und Giessen, wo er sich neben den medizinischen Fächern auch noch der Homöopathie widmete. Im August 1857 schloss er das Studium mit dem Staatsexamen ab. Nach einigen Auseinandersetzungen mit den Behörden konnte Dr. Schüssler im Januar 1858 seine Praxis in Oldenburg eröffnen, wo er von Beginn an als homöopathischer Arzt arbeitete.

Durch die Forschungen von Jakob Moleschott und Justus von Liebig, die sich in ihren Arbeiten vor allem mit dem Mineralhaushalt der Tiere, Pflanzen und des Bodens befassten, und durch die Erkenntnisse des Zellularforschers Rudolf Virchow wurde Schüssler zu seinen Untersuchungen über die Wirkung der Mineralstoffe im menschlichen Organismus angeregt. Nachdem er einige Jahre Homöopathie praktiziert hatte, konzentrierte er sich mehr und mehr auf die damals bekannten mineralischen Funktionsmittel des menschlichen Organismus. 1873 veröffentlichte er erstmals einen Artikel über seine Forschungen, was zur Folge hatte, dass er von den damaligen Homöopathen angegriffen wurde, weil er in Dosierung und Mittelwahl von einigen homöopathischen Grundsätzen abwich. Im Laufe der Zeit musste die weitreichende Wirkungsweise der Schüssler-Mineralstofftherapie jedoch auch von Vertretern der Homöopathie anerkannt werden. Dr. Schüssler verfocht seine Arbeit mit grosser Geradlinigkeit und konnte in den darauffolgenden Jahren seine Therapie mit vielen Heilerfolgen untermauern. Kurz vor seinem Tod am 30. März 1898 ergänzte er noch die 25. Auflage seiner «Abgekürzten Therapie», die heute noch als Grundlage dieser Heilsweise dient.

Auswahl des «richtigen» Mineralstoffs

Intuition, Inspiration

Sie können sich beim Lesen dieses Buches inspirieren lassen durch Hinweise, die Sie Ihren Bedürfnissen entsprechend abändern. Stellen Sie sich die Frage, welchen Mineralstoff Sie benötigen, bringt meistens der erste Impuls die treffende Idee.

Nach Rezept, Anleitung

Manche Mischungen oder Mineralstoffe haben sich in vielen Anwendungen so bewährt, dass es sich lohnt, sie nach genauer Anleitung anzuwenden.

Auswahl mit Hilfe von Kinesiologie, Pendel, Ruten, Meridianmessung und anderen Testmethoden

Diese Methoden können bei entsprechenden Kenntnissen zur Mittelfindung dienen.

Aufgrund eines Nachschlagewerks

Wir verweisen in diesem Zusammenhang zusätzlich auf unser erstes Buch, «Mineralstoffe nach Dr. Schüssler – Ein Tor zu körperlicher und seelischer Gesundheit», das ebenfalls im AT Verlag erschienen ist.

Antlitzdiagnose – die Gesichtshaut als Spiegel der Seele und der Gesundheit

Die Antlitzdiagnose nach Dr. Kurt Hickethier kann ebenso zur sicheren Mittelfindung eingesetzt werden. Dazu wird, wie der Name schon sagt, das Gesicht in Bezug auf Färbungen, Hautbeschaffenheit und Glanzarten betrachtet. Mit Hilfe einer einfachen Skala werden die Werte ermittelt und so die wichtigsten Mineralstoffe bestimmt.

In diesem Buch zeigen wir in einigen Abbildungen vor allem jene Bereiche, wo sich der Bedarf der einzelnen Mineralstoffe besonders häufig zeigt. Will jemand die Antlitzdiagnose zur Mittelfindung effizient einsetzen, ist es unumgänglich, sich in dieser Methode auszubilden. Die praktische Unterweisung ist erfahrungsgemäss leider nicht durch Fotos zu ersetzen. Bei den einzelnen Mineralstoffen finden Sie grundlegende Hinweise zu den antlitzdiagnostischen Merkmalen.

In der Praxis hat sich gezeigt, dass alle Zeichen auf der Körperhaut zur Ermittlung der benötigten Mineralstoffe dienen können. Beispielsweise erfordert ein Hautausschlag mit bläulich roter Färbung immer auch Natrium sulfuricum.

Keines der hier vorgestellten Auswahlverfahren erweist sich als besser oder schlechter; erfolgt die jeweilige Anwendung in Freude und Liebe, wird gewiss ein gutes Ergebnis zustande kommen.

Grenzen der Selbsthilfe

In diesem praxisbezogenen Buch gibt es zahlreiche Hinweise und Anregungen für gezielte Selbstbehandlung. Dies wird in vielen Situationen Hilfe oder Besserung bringen. Es gibt jedoch Fälle, in denen ärztliche Beratung oder Behandlung unumgänglich sind. Empfehlenswert ist es, einen Arzt oder eine Ärztin, die mit naturheilkundlichen Anwendungen vertraut sind, zu konsultieren und sich fachgerecht beraten und betreuen zu lassen.

Wir verweisen nicht bei jeder aufgeführten Gesundheitsstörung auf eventuell notwendige zusätzliche ärztliche Behandlung. Es liegt in der Verantwortung des Einzelnen, den Zeitpunkt der ärztlichen Beratung zu bestimmen.

Theorie und Praxis

Die Haut

Der Aufbau der Haut und ihre Aufgaben

Die Haut repräsentiert den ganzen Menschen in ursprünglicher Funktion und Gestalt. Sämtliche spezifischen Leistungen der inneren Organe sind in ihr noch elementar wirksam.

Die unterschiedlichen äusseren Anwendungsmöglichkeiten der Mineralstoffe ergeben sich aus den vielfältigen Aufgabenbereichen der Haut des Menschen. Über die Haut kann eine tief greifende Wirkung auf den ganzen Organismus erreicht werden, denn sie ist ein wichtiges Organ im Bereich der Sinneswahrnehmung, des Kreislaufs, des Stoffwechsels und der Atmung.

Die Haut lässt sich in drei Bereiche einteilen. Sie besteht – von aussen nach innen betrachtet – aus folgenden Schichten:

1. Oberhaut – Epidermis
2. Lederhaut – Corium/Cutis
3. Unterhaut – Subcutis

Die Oberhaut besteht aus Hornschicht, Glanzschicht und Keimschicht. Die Hornschicht ist eine bereits abgestorbene Schicht, die sehr dünn, wie am Nasenbein, oder sehr dick, wie an den Schwielen, sein kann. Sie hat die Aufgabe, vor mechanischen Angriffen und vor dem Eindringen von Bakterien oder chemischen Stoffen zu schützen. Dies geschieht vor allem durch die Hornzellen der äussersten Hautschicht, die mit feinen Hornschüppchen die Grenze nach aussen bilden. Sie werden durch unter ihnen liegende hornbildende Zellen (Keratinozyten) in der Basalzellschicht produziert. Die Oberhaut erneuert sich innerhalb von etwa 28 Tagen, die hornbildenden Zellen werden von unten nach oben geschoben und an der Oberfläche abgestossen. In der Basalzellschicht befinden sich auch die Pigmentzellen (Melanozyten), die den braunen Farbstoff Melanin bilden, der als Abschirmung vor UV-Strahlen dient. Bei dunkelhäutigen Menschen sind diese Zellen ständig aktiv, bei hellhäutigen werden sie nur bei Sonneneinstrahlung aktiv. Das Melanin gibt unserer Haut Farbe und sorgt bei Sonneneinstrahlung für die Bräunung der Haut.

Die Oberhaut enthält keine Nerven und Blutgefässe, sie wird von der Lederhaut aus versorgt. In der Oberhaut kann Kälte wahrgenommen werden. Bei den Schleimhäuten fehlt die Oberhautschicht.

Die Verbindung zwischen der Haut und dem zentralen Nervensystem ergibt sich aus der embryonalen Entwicklung. Aus dem äusseren Keimblatt, dem Ektoderm, entfalten sich die Haut und das zentrale Nervensystem.

Normalerweise bildet sich die Oberhaut innerhalb von etwa einem Monat neu. Vorwiegend nachts, während des Schlafes, bilden sich neue Zellen, denn tagsüber werden die Nährstoffe vor allem für die Organfunktionen benötigt.

Die Lederhaut besteht aus zwei Schichten, der Papillen- oder Zapfenschicht und der Netzschicht. Die Papillenschicht ist mit der Basalschicht der Oberhaut zapfenartig verzahnt. Mit dem normalen Alterungsprozess verflachen diese zapfenartigen Wellenlinien, die Haut verliert dadurch einen Teil ihrer Spannkraft. Die Lederhaut stammt aus dem Mesoderm, dem mittleren Keimblatt.

Die Lederhaut ist wesentlich dicker als die Oberhaut. Sie ist elastisch und durchzogen von feinen Blut- und Lymphgefässen, Muskeln und Bindegewebsfasern. In der Papillenschicht befinden sich auch die Rezeptoren für Wärme und Kälte sowie die Tastkörperchen. Im freien Bindegewebe befindet sich zwischen den verschiedenartigen Zellen das Interstitium, der «freie Raum». Dieser Raum ist mit Zwischenzellflüssigkeit gefüllt, einer geleeartigen Flüssigkeit, in der sich die Zellen frei bewegen können. Vor allem für die Immunabwehr ist dies wichtig, insbesondere bei der Wundheilung und bei Entzündungen.

Die Netzschicht enthält ein dichtes Netz aus Kollagenfasern, die parallel zur Körperoberfläche verlaufen. Das Netz ist gefüllt mit elastischem Bindegewebe. Zusammen gibt dies der Haut Festigkeit und Elastizität.

In der Lederhaut befinden sich auch Schweiss-, Duft- und Talgdrüsen und Haarbläschen (Haarfollikel). Die Schweissdrüsen (zirka 200 Millionen) produzieren den Schweiss, der aus Wasser, Salz, Ammoniak, Zucker, Harnstoff, Harnsäure, Milchsäure und Aminosäuren besteht. Jede von ihnen ist von blutdurchströmten Kapillargefässen umflochten. Das Schweissdrüsensekret bildet auch den Säureschutzmantel der Haut. Für den Körper ist die Schweissabsonderung eine wichtige Möglichkeit zur Ausscheidung von Abfallstoffen. Die Schweissdrüsen unterstützen das zentrale Nervensystem in der Regulierung des Wasser- und Wärmehaushalts.

Die Talgdrüsen münden meistens in einen Haarschaft; sie geben ihre Absonderung nach aussen ab. Der Talg ist ein Mischung aus Fetten, Cholesterin, Protein und Elektrolyten. Er macht die Haut geschmeidig und verhindert das Austrocknen.

Die Unterhaut besteht aus einer Schicht lockeren Bindegewebes, aus einem Zellgewebe mit Schweiss-, Duft- und Talgdrüsen und Fetteinlagerungen, dem so genannten Unterhautfettgewebe, das vor allem der Wärmeisolierung des Körpers und als Pufferzone gegen Druck, Stösse und Schläge dient. Die Unterhaut ist am Körper unterschiedlich dick, es gibt auch geschlechtsspezifische Unterschiede. Das Bindegewebe der Unterhaut ist bänderartig mit den festen Fasern der Lederhaut durchzogen, die mit der darunter liegenden Körperfaszie verbunden sind.

In allen drei Hautschichten sind Sinnesorgane zu finden; so liegen die Kältepunkte vor allem in der Oberhaut, die Wärmepunkte und Tastkörperchen in der Lederhaut und die so genannten Schmerzpunkte in der Unterhaut.

Die gesamte Haut kann somit als Sinnesorgan angesehen werden. Über die Haut hat der Mensch Zugang zu seinen höheren Wesensbereichen. So kann die geistige Entwicklung mit äusseren Anwendungen auf unterschiedliche Weise unterstützt werden. Dies gilt für die eigene Entwicklung und natürlich auch für die Begegnung mit einem anderen Menschen – in der Familie, Partnerschaft oder in therapeutischen Zusammenhängen. Die Berührung der Haut ermöglicht ein Wahrnehmen mit den Händen, ein «Sehen» des anderen Menschen aus der Nähe.

Unsere Haut spiegelt den inneren und den äusseren Menschen und ist empfindsam gegenüber der Umwelt. Sie ist ein Grenzorgan, an dem sich Innen- und Aussenwelt, Mikrokosmos und Makrokosmos treffen. Die Haut ist schützende Hülle, das Tor zur Welt und ein Spiegel der Seele.

Disharmonien der Haut wirken sich daher auch auf das seelische Wohlbefinden aus und umgekehrt. Die Haut zeigt ebenso die seelischen Empfindungen des Menschen. Verschiedene Redewendungen verdeutlichen dies: Wenn mir etwas unter die Haut geht, ich mich in meiner Haut nicht wohl fühle, aus der Haut fahren könnte usw., kommt dadurch mein Befinden oder meine Beziehung zur Umgebung zum Ausdruck. Näheres über den Zusammenhang mit den seelisch-geistigen Themen finden Sie bei den einzelnen Mineralstoffen.

Eine gesunde Hautpflege umfasst innere und äussere Pflege. Äussere Anwendungen wirken sich auch auf unser Inneres aus. Ist der Organismus übersäuert und durch Giftstoffe belastet, übernimmt die Haut eine Ausscheidungsfunktion und entlastet dadurch Nieren und Lungen. Wasseranwendungen, Luft- und Lichtbäder helfen mit, Einlagerungen in der Haut abzubauen, die nicht durch den Schweiss ausgeschieden werden konnten.

Der Mineralstoffgehalt der Haut

Im Stoffwechsel der Haut kommt den Mineralstoffen eine zentrale Bedeutung zu. Sie sind wichtig für den pH-Wert, das heisst für die Konzentration der Wasserstoffionen. Mineralstoffe sind entscheidend für das Gleichgewicht im Flüssigkeitshaushalt des Körpers, für die Beziehung der Zellen und die Durchlässigkeit der Zellmembrane. Natrium und Chlor kommen besonders in den Zellzwischenräumen vor, Calcium, Magnesium und Kalium befinden sich vor allem innerhalb der Zellen.

Calcium

Calcium ist in der Hornschicht am meisten vorhanden. Der Calciumgehalt nimmt nach innen ab, das heisst, Calcium ist in den verschiedenen Hautschichten unterschiedlich verteilt. Es kommt in den Zellen und in den Gewebeflüssigkeiten in Ionenform und gebunden vor.

Kalium

Kalium findet sich vor allem in den Zellen. Die Kaliumkonzentration ist etwa viermal so hoch wie in den Zellzwischenräumen. Bei geschädigter Zellmembran oder stärkerem Zellzerfall zeigt sich mehr Kalium zwischen den Zellen.

Chlor

Zum Kalium gesellt sich das Chlor. Das Chlor verbindet sich vor allem mit dem Kalium in den Zwischenzellräumen. In den Zellen selbst ist Chlor weniger häufig zu finden.

Natrium

Natrium ist das Kation, das in den Gewebeflüssigkeiten der Haut überwiegt. Je mehr Wasser die Haut enthält, umso höher ist der Natriumgehalt. Bei Störungen, die zum Beispiel zu Ödembildungen führen, kann ein Zuviel an Natrium chloratum durch Zuführen von Natrium sulfuricum das Gleichgewicht in und um die Zellen wieder herstellen.

Phosphor

Die physiologisch wichtigsten sind die organischen Phosphorverbindungen. Dabei spielen besonders die energiereichen Phosphorsäureverbindungen eine grundlegende, unentbehrliche Rolle, welche als Energiespender den gesamten Stoffwechsel in Fluss halten.

Magnesium

Magnesium kommt vor allem in den Zellen vor. Es wirkt beruhigend auf die Nerven und spielt im Zuckerstoffwechsel eine Rolle als Katalysator.

Schwefel

In den tiefen Schichten der Oberhaut ist der Gehalt an Schwefelwasserstoff höher als in der Hornschicht, während der absolute Schwefelgehalt in den Oberhautschichten etwa gleich bleibt. Wird Schwefel in der Grundform angewandt, wirkt er, in geringer Dosis äusserlich aufgetragen, verhornend.

Eisen

Eisen ist das wichtigste Atom des Blutfarbstoffs. Es überträgt den Sauerstoff in den Zellen und ist daher unbedingt lebensnotwendig. Eisenmangel gehört zu den häufigsten Mangelerscheinungen des Menschen. Er kann während der Schwangerschaft und beim Stillen, bei verstärkter Menstruation und bei chronischen Blutverlusten entstehen. Eisenmangel zeigt sich auch auf der Haut: Sie wird trocken, die Nägel werden brüchig, zeigen Längs- und Querrillen. Wenn sich zu viel Eisen in der Haut ablagert, kommt es zu starker Pigmentierung; es entsteht der Eindruck, dass die Haut «rostet».

Es gibt natürlich noch viele Spurenelemente, die für die Haut und für den ganzen Körper physiologisch wichtig sind. Unter anderem ist auch Kupfer wichtig für die Blutbildung; es hilft dem Eisen als Katalysator beim Aufbau des Blutfarbstoffs und unterstützt auch die Bildung des Pigments Melanin.

Die Aufnahme von Stoffen über die Haut

Die Haut ist in erster Linie ein Ausscheidungsorgan, vor allem quantitativ gesehen. Die meisten der sich abspielenden Prozesse verlaufen von innen nach aussen, wie zum Beispiel die Schweissabsonderung, die Funktion der Talgdrüsen und die Abstossung der Hornlamellen der Oberhaut.

Es gibt Stoffe, die besonders über die Oberhaut (Epidermis) aufgenommen werden können, also physikalisch oberflächlich eindringen und vor allem auf die Oberhautschicht wirken, andere Stoffe, die in der Lederhaut (Cutis) ihre besondere Wirkung haben. Es existieren Wirkstoffe, die vom Köper absorbiert werden, das heisst physiologisch-chemisch von den Körpersubstanzen gebunden, gespalten oder irgendwie in den Hautstoff- und Energiewechsel chemisch miteinbezogen werden.

Die Mineralstoffe nach Dr. Schüssler werden durch die Haut resorbiert, das heisst, sie werden über die Lederhaut in das Blut- und Lymphsystem aufgenommen und können dadurch in ihrer Wirkung dem gesamten Körper zukommen.

Die Haut ist als lebendiges Organ fähig, physiologisch benötigte Substanzen aktiv aufzunehmen. Zwischen den Hautzellen und den sie umgebenden Zwischenzellräumen findet ein ständiger Stoffaustausch statt, der die Haut ernährt und lebensfähig macht.

Abgesehen von der Hautverträglichkeit einer Creme oder Lotion hängt die Aufnahmefähigkeit durch die Haut sehr von der Molekülgrösse eines Stoffs ab.

Die Mineralstoffe nach Dr. Schüssler werden auch in Cremeform vom Körper in idealer Weise aufgenommen.

Es gibt mehrere Möglichkeiten der Aufnahme:

- *über die Nervenbahnen in Form von Signalübertragungen*
  Die Übertragung der Berührungs- und Wirkstoffreize geschieht über das Nervensystem in Sekundenbruchteilen. Je nach Art und Intensität der Berührung sowie der Entsprechung des Wirkstoffs kann eine Beruhigung bzw. Anregung der Organe erzielt werden.

- *über das Blut und die Lymphe*
  Das Blut- und Lymphsystem durchzieht den Organismus mit einem dichten Netz von Gefässen und feinen Kapillaren. Während über das Nervensystem nur bestimmte Bereiche angesprochen werden, nämlich der mit der Nervenendung verbundene «Zielbereich», werden über das «Röhrensystem» des Blut- und Lymphsystems alle Organe und Zellen mit Informationsstoffen (Hormone) und Nährsubstanzen versorgt. Der Transport erfolgt jedoch wesentlich langsamer, da er von der Fliessgeschwindigkeit des Bluts und der Lymphe abhängig ist.

- *über das Bindegewebe*
  Das Bindegewebe ist unterschiedlich aufgebaut: Neben der Stütz- und Haltefunktion erfüllt es weitere Aufgaben wie Abwehr, Filter- und Reinigungsarbeit sowie Speicherung von Wasser, Salz, Eiweiss, Stärke, Fett und Schlackenstoffen. Über die verschiedenen Bindegewebebereiche können durch gezielte Auswahl der Mineralstoffe die unterschiedlichen Funktionen gestärkt werden.

Die zwölf Mineralstoffe nach Dr. Schüssler – ihre Wirkungsweisen und seelischen Zusammenhänge

Mineralien gehören zur ersten und ältesten Materie der Erde. Gehen wir davon aus, dass ursprünglich alles Licht war, so haben wir im Mineral die dichteste Konzentration von Licht. Jedes Mineral hat eine bestimmte Lichtstruktur, aufgrund derer es so entstanden ist. Durch die Pontenzierung der Mineralstoffe wird dieses Licht für uns Menschen aufschliessbar. Nehmen wir Mineralstoffe in potenzierter Form zu uns, erhalten wir ursprüngliche und unverfälschte Informationen, die uns helfen, Ordnung in unser Wesen zu bringen, eine Ordnung, die mit den Schöpfungsgesetzen in Übereinstimmung ist.

Die Mineralstoffe nach Dr. Schüssler können sehr hilfreiche Begleiter in unserer seelisch-geistigen Entwicklung sein. Sie dienen als Brücke zu unserem Inneren.

Calcium fluoratum Nr. 1

Geistig-seelische Entsprechung

Calcium fluoratum bewirkt eine Durchlichtung und damit die Aufhellung von Geist, Seele und Körper, indem es die Zellmembranen durchlässig macht. Im seelischen wie auch im physischen Bereich unterstützt Calcium fluoratum die Beweglichkeit. Es hilft neue Schritte zu wagen, alte Standpunkte zu verlassen und sich mit Neuem auseinander zu setzen. Gleichzeitig fördert es den Mut, sich von alten Gewohnheiten zu lösen; es unterstützt den Abbau der Angst vor Veränderungen sowie finanziellen Engpässen oder existenziellen Sorgen.

Calcium fluoratum eignet sich für Menschen, die durch materielle Nöte zu Gereiztheit und Verstimmung neigen und dadurch ihre Leistungsfähigkeit und mentale Beweglichkeit und Frische verlieren. Es fördert den Mut, die Schritte für die eigene innere und äussere Veränderung zu unternehmen und auch die Verantwortung dafür zu tragen.

«Und plötzlich weisst du: Es ist Zeit,
etwas Neues zu beginnen und dem Zauber
des Anfangs zu vertrauen.»

Meister Eckhart

Körperliche Wirkungsbereiche

Calcium fluoratum unterstützt die Elastizität, ist im Zahnschmelz, in der Knochenhaut, in den Zellen der Oberhaut, dem Gehirn und in allen Geweben, die elastisch sein müssen, vorhanden. Calcium fluoratum verhindert Verhärtungen oder mangelhafte Spannkraft der entsprechenden Gewebe.

Calcium fluoratum verhindert Verhärtungen in
- Drüsen
- Bindegewebe
- Haut (Hornhaut)

Organe mit stärkerem Bedarf
- Gehirn
- Herz
- Augenlinsen
- Lungen
- Leber
- Nieren
- Knochen
- Oberhaut
- Blutgefässe
- Bänder und Muskeln

Anwendungsbereiche von Calcium fluoratum

Arteriosklerose, Neigung zu Bänderschwäche	Rücken und Nacken eincremen, Anwendung über längere Zeit nötig, auch Umschläge mit der Creme
Dammpflege	während der Schwangerschaft eincremen
Drüsenverhärtung	mehrmals täglich Creme auftragen
Empfindlichkeit der Knochenhaut	mehrmals täglich schmerzende Bereiche eincremen
Fisteln, eiternd	häufiges Eincremen
Geburt, unterstützend	6 Wochen vor der Geburt Damm, Leisten, Oberschenkel und Bauch 3 Mal täglich eincremen
Geschwüre mit harten erhabenen Rändern	häufiges Eincremen oder Umschläge
Gewebeschwäche	Anwendung über längere Zeit nötig, auch Umschläge mit der Creme
Hämorrhoiden	Creme nur leicht auftragen, nie einmassieren
Hängebrust, Hängebauch	eincremen, auch die Bänder, die Brust und Bauch halten

Hornhaut	schon vorhandene kann durch 2 Mal tägliches Auftragen von Calcium-fluoratum-Creme abgebaut werden
Hornhautbildung	bei regelmässiger Anwendung bleibt die Haut geschmeidig und weich
Knoten in den Brustdrüsen	zur Unterstützung des Heilungsprozesses
Krampfadern	Creme nur leicht auftragen, nie einmassieren
Nagelfalzeiterungen	häufiges Eincremen
Nagelprobleme	Nagelbett eincremen
Narbenbehandlung	Narben mehrmals täglich eincremen
Narbengewebe	Anwendung über längere Zeit nötig, auch Umschläge mit der Creme
Organsenkung	Bezugszonen eincremen
Plattfüsse	einmassieren
Rissige Haut	häufiges Eincremen
Schlottergelenke	eincremen
Schrunden	schliessen sich meist innerhalb kurzer Zeit
Schwangerschaft	Bauch, Oberschenkel regelmässig mit Calcium-fluoratum-Creme pflegen
Schwangerschaftsstreifen	können durch die Pflege des Bauchs mit Calcium-fluoratum-Creme verhindert werden
Sehnenverhärtung	Anwendung über längere Zeit nötig, auch Umschläge mit der Creme
Senkfüsse	einmassieren
Zahnen	Wangen, Lippen eincremen
Zahnzerfall	Mineralstoffe einnehmen, bakterieller Darm-aufbau nötig

Antlitzdiagnostische Zeichen von Calcium fluoratum

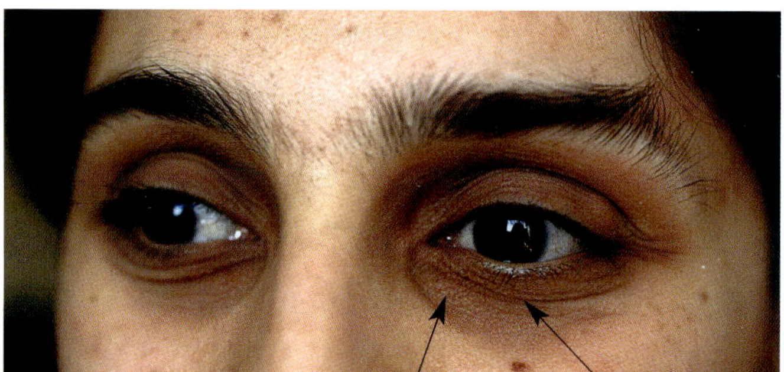

Würfelfalten Bräunlich schwärzliche Färbung

Rötlich schwärzlich oder bräunlich schwärzlich:
Diese Färbung zeigt sich hauptsächlich beim inneren Augenwinkel, oft auch um das ganze Auge herum. Der Intensität der Färbung ist mehr Beachtung zu schenken als der flächigen Ausdehnung derselben. Ausnahmsweise kann sich die Färbung auch auf der Stirn oder um den Mund zeigen.

Würfelfalten:
Dies sind feine Fältchen, die netzartig unter oder über dem inneren Augenwinkel liegen. Je feiner die Fältchen sind, das heisst je enger sie beieinander liegen, umso grösser ist der Bedarf an Calcium fluoratum.

Calcium phosphoricum Nr. 2

Geistig-seelische Entsprechung

Calcium phosphoricum stärkt die strukturierenden Kräfte und das Urvertrauen. Es unterstützt die Fähigkeit, das geistige Potenzial ohne zu starke Veränderungen umzusetzen, die Aufrichtigkeit gegenüber dem eigenen inneren wahren Kern zu leben. Es hilft, sich dem äusseren Druck, ständig funktionieren zu müssen, zu widersetzen und die Impulse der eigenen inneren Entwicklung zu «hören». Calcium phosphoricum hilft zu inkarnieren und verleiht damit Klarheit, Ordnung und Kraft. Die Einheit mit dem eigenen inneren Kern führt zu Sicherheit im Handeln und zu liebevollem Umgang mit der ganzen Schöpfung. Der Mensch kann damit zur Verbindung zwischen Himmel und Erde, zwischen den schöpferischen Kräften des Kosmos und der Natur werden. Calcium phosphoricum befähigt, sich selbst anzusehen und sich in Beziehung zur Umwelt zu setzen.

Calcium phosphoricum hilft die eigene Egozentrik, die oft damit verbundene Wut und Heftigkeit, wenn es nicht nach den eigenen Vorstellungen geht, zu lösen.

«Ich glaube, dass wir einen Funken jenes ewigen Lichts in uns tragen,
das im Grunde des Seins leuchtet
und welches unsere schwachen Sinne nur von Ferne ahnen können.
Diesen Funken in uns zur Flamme werden zu lassen
und das Göttliche in uns zu verwirklichen,
ist unsere höchste Pflicht.»

Johann Wolfgang von Goethe

Körperliche Wirkungsbereiche

Calcium phosphoricum ist ein Aufbau-, Stärkungs-, und Entspannungsmittel. Es kommt vorwiegend in den Knochen, den Blut-, Ei- und Samenzellen und auch in allen anderen Körperzellen vor. Zudem ist es ein wichtiges Mittel bei allen Abbauvorgängen und Neubildungen im Körper. Es eignet sich sehr gut für Kinder, um den Aufbau des Knochensystems zu unterstützen, sowie bei Schmerzen während Wachstumsschüben.

Calcium phosphoricum

- dient als Blutmittel, Knochenmittel, Nervenmittel
- ist mitbeteiligt bei der Blutgerinnung
- ist nötig zur Nervensignalübertragung
- Kindermittel
- löst Muskelverspannungen
- Mittel zum Kräfteaufbau bei Erschöpfung und nach Krankheit
- stärkt den Parasympathikus
- unterstützt die Blutkörperchenbildung
- unterstützt die Knochenbildung
- verhindert und löst Muskelkrämpfe

Organe mit stärkerem Bedarf

- Knochen
- Leber
- Schilddrüse und Speicheldrüsen
- Ei- und Samenzellen

Anwendungsbereiche von Calcium phosphoricum

Einschlafen der Gliedmassen	eincremen oder leicht einmassieren
Ekzeme, chronisch, mit weiss-gelblicher Absonderung und Krustenbildung	mehrmals täglich eincremen, bakterieller Darmaufbau nötig
Entspannung	eincremen oder einmassieren
Herzflattern	mehrmals täglich Herzbereich und Solarplexus eincremen
Knochenbrüche	zur Heilung mehrmals täglich eincremen; zur Nachbehandlung 4 Monate lang 2 Mal täglich eincremen
Überbeine	dafür ist eine regelmässige, 2 bis 3 Mal tägliche Anwendung über längere Zeit angebracht

Knochenschmerzen	mehrmals täglich eincremen und einnehmen; Süssigkeiten meiden, Ernährungsweise überprüfen!
Kräftigung und Stärkung	eincremen
Muskelkrämpfe, langanhaltend	vorbeugend eincremen oder einmassieren
Muskelverspannungen	einmassieren oder eincremen
Neigung zu Knochenbrüchen	eincremen
Rückenbeschwerden	eincremen
Schlafstörungen nach Mitternacht	vor dem Schlafen Solarplexus und Nacken eincremen
Schmerzen im Knochensystem	schmerzenden Bereich 2 Mal täglich eincremen, Fussbad, Vollbad
Steifheit morgens beim Aufstehen	eincremen der betroffenen Stellen
Taubheitsgefühl, Kribbeln	mehrmals täglich eincremen
Wachstumsschmerzen	mehrmals täglich eincremen, Süssigkeiten meiden!
Wetterfühligkeit nach Knochenbrüchen	2 Mal täglich eincremen
Zahnspitzen, durchsichtig	innerlich einnehmen, Süssigkeiten meiden!

Antlitzdiagnostische Zeichen von Calcium phosphoricum

Wächsern:

eine elfenbeinähnliche Färbung, die im ganzen Gesicht erscheinen kann. Bevorzugte Stellen sind: Ohren, Unterstirn, Nasenspitze und untere Nasenspitzenkontur. Das Wächserne kann, wenn es grossflächig auftritt, sehr stark wirken; es ist jedoch die Intensität stärker zu gewichten als die flächige Ausdehnung.

Käsig:

entsteht aus der Mischung des Wächsernen und des Milchig-bläulichen von Kalium chloratum Nr. 4, zu gleichen Teilen.

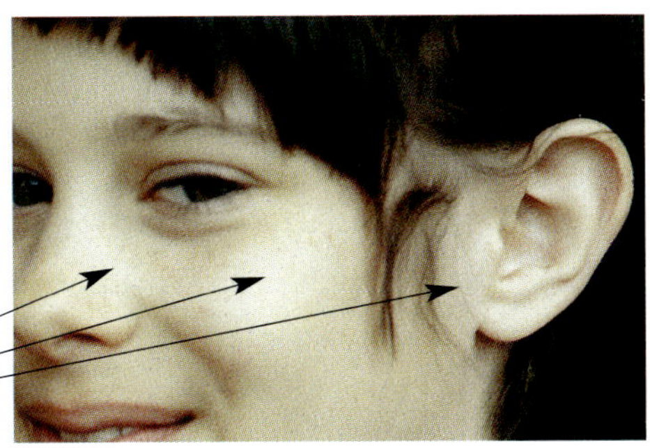

Wächserne Haut

Ferrum phosphoricum Nr. 3

Geistig-seelische Entsprechung

Ferrum phosphoricum hilft Sauerstoff aufzunehmen und ist daher sehr mit dem Atemprozess verbunden. Durch die Atmung stärken wir die Lebenskraft, nehmen Odem auf. Sind wir im Atem und wird der Fluss des Atems nicht behindert, ergibt sich dadurch eine Steigerung der Vitalkraft. Diese Kraft stärkt unser Durchhaltevermögen; sie hilft Belastungen zu ertragen, eine Arbeit zu Ende zu bringen, sich durchzusetzen. Ferrum liefert den «Treibstoff» für das Feuer, das alles verzehrt, was uns lähmt – im Bestreben vorwärts zu kommen. Es unterstützt die Wachsamkeit, behindernde Elemente aus den Verhaltensmustern abzulösen, Ängste loszulassen, es nicht zu schaffen und mit Zuversicht die Alltags- und Zusatzbelastungen anzugehen.

Noch ein Gedanke zur Infektabwehr: Abwehr wird mit der Bereitschaft zum Kampf verbunden. Bei einem Infekt wird etwas bekämpft, das in uns ist, das aufgenommen wurde oder in uns entstanden ist und belastet. Der physische Körper zeigt vor allem auf, was sich in unseren seelischen Bereichen abspielt. Infekte weisen darauf hin, dass seelisch etwas aufgenommen wurde und nun abgebaut und ausgeleitet werden muss. Die Vorbeugung oder das «Frühwarnsystem» hat nicht ausreichend gearbeitet. Der Mensch war auf diese Situation zu wenig vorbereitet, nicht gerüstet. Vielleicht hat er sich auch schon öfter entrüstet, sozusagen ent-rüstet. Entrüstung, Ärger, Frust und Angst schwächen unser Abwehrsystem auf allen Ebenen.

Körperliche Wirkungsbereiche

Eisen ist zu finden im Blut, in den Darmzotten, der Darmwand und den Muskelzellen. Das in den roten Blutkörperchen gebundene Eisen nimmt beim Einatmen Sauerstoff auf, um ihn den Organen zuzuführen. Ferrum phosphoricum kann eingesetzt werden bei: Durchfall (Mangel in den Darmzotten), Verstopfung (Mangel in der Darmwand), Schmerzen, die durch Kälte gemildert werden, sowie zur Verhinderung von Muskelkater. Ferrum ist das Hauptmittel der ersten Entzündungsstufe, deshalb ist es bei Infektanfälligkeit das Hauptmittel. Bei allen frischen Wunden, Quetschungen und Verstauchungen ist es das «Erste-Hilfe-Mittel», denn durch die gute Versorgung des Wundbereichs mit Sauerstoff erfolgt die Wundheilung bedeutend schneller. Ferrum phosphoricum wird auch als Mittel bei Fieber bis zirka 38,5 °C eingesetzt. Das Fieber wird dabei nicht unterdrückt; vielmehr erhält der Körper dadurch die Kraft, die das Fieber erwirkenden Substanzen abzubauen.

Ferrum phosphoricum

- Bestandteil der roten Blutkörperchen
- wichtiger Sauerstoffüberträger
- Mittel für Entzündungen im ersten Stadium
- Erste-Hilfe-Mittel bei Verletzungen, ausgenommen Verbrennungen
- fördert das körperliche Leistungsvermögen
- Mittel bei Fieber bis 38,5 °C
- stärkt das Immunsystem
- unterstützt den arteriellen Kreislauf

Organe mit stärkerem Bedarf

- Gehirn
- Leber
- Herz
- Darm
- Muskeln
- Schilddrüse, Bauchspeicheldrüse

Anwendungsbereiche von Ferrum phosphoricum

Augen, überanstrengt, brennend, gerötet	Lider sanft mit der Creme bestreichen
Druckempfindlichkeit	Creme zart auftragen
Durchfall- oder Verstopfungsneigung	Bauch und Kreuzbeinbereich eincremen, genügend Flüssigkeit trinken
Entzündungen, akut	häufig eincremen
Füsse, kalt	mit Creme massieren, Fussbad
Husten, bellend	Hals, Brust und Rücken eincremen, Umschläge, Waschungen
Infektionsanfälligkeit	Hals regelmässig eincremen
Menstruationsbeschwerden	mehrmals täglich eincremen
Müdigkeit	Nacken und Schläfen mehrmals eincremen
Muskelkater, Neigung dazu	eincremen
Popo gerötet (Windeldermatitis)	Creme jeweils nach dem Wickeln dünn auftragen
Prellungen	eincremen, Umschläge
Quetschungen	eincremen, Umschläge
Rötung mit erhöhter Hauttemperatur	eincremen, Umschläge
Schmerzen, die sich durch Druck, Wärme oder Bewegung verstärken	eincremen

Schürfungen	eincremen, Umschläge
Sport	stärkt die Muskeln, bewahrt vor Muskelkater
Verletzungen	eincremen, Umschläge
Verstauchungen	eincremen, Umschläge
Wallungen, die mit roten warmen Wangen oder Ohren einhergehen	Solarplexus, Nacken, Hals eincremen; Ernährungsweise überprüfen
Frösteln und Hitze wechseln sich ab	Brust und Rücken eincremen, auf genügend Flüssigkeitseinnahme achten
Wunden	eincremen oder mit Ferrum-phosphoricum-Pulver bestreuen

Antlitzdiagnostische Zeichen von Ferrum phosphoricum

Ferrum-Röte:

ein feuriges Rot, das vor allem auf Wangen, Stirn und Ohren und immer mit gut fühlbarer erhöhter Hauttemperatur vorkommt.

Ferrum-Schatten:

ein bläulich schwärzlicher Schatten, ähnlich einer unter der Haut sichtbaren Vene. Meist beginnt er seitlich der Nasenwurzel und zieht sich halbkreisförmig um den inneren Augenwinkel. Der Ferrum-Schatten kann sich auch über den ganzen unteren Augenlidhof ausdehnen. In der Umgangssprache wird von Augenrändern, Augenschatten gesprochen.

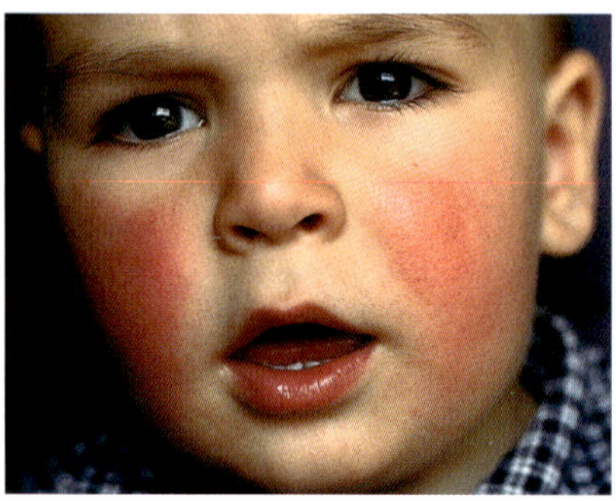

Ferrum-Röte

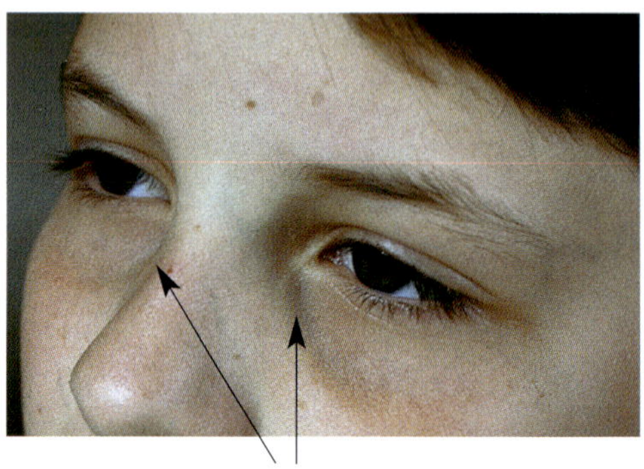

Ferrum-Schatten

Kalium chloratum Nr. 4

Geistig-seelische Entsprechung

Kalium chloratum hat eine lösende, entgiftende Wirkung im seelischen und körperlichen Bereich. Es unterstützt die Loslösung von falschen Vorstellungen und einschränkendem Denken. Die Projektionen, dass die Mitmenschen, das Umfeld oder das Schicksal die eigene Entfaltung hindert, werden in eine Eigenbetrachtung gewandelt, die schliesslich lernend zur Entfaltung eigener Fähigkeiten führt. Zum Beispiel: «Ich habe die Nase voll ...» Bei der Nachforschung, wovon denn die Nase voll sei, wird meistens auf äussere Umstände hingewiesen. Es sind dies die Arbeit, der Vorgesetzte, der Lehrer, der Partner oder die Partnerin, die Kinder oder die Eltern usw., die für den eigenen Zustand verantwortlich gemacht werden. Damit wird die «Schuld» abgeschoben und die Möglichkeit, an der Ursache etwas zu verändern, weggewiesen. Bei Kalium-chloratum-Bedarf sind folgende Fragen wichtig: Was kann ich an dieser Situation verändern? Gibt es noch andere Gesichtspunkte zu diesem Thema? Habe ich schon versucht, die Ansicht des mir Probleme verursachenden Menschen zu verstehen? Um die Nase frei zu bekommen oder den Schleim wieder in Fluss zu bringen, gilt es, den eigenen Horizont zu erweitern und nicht die eigene Sichtweise zu verfestigen.

Körperliche Wirkungsbereiche

Kalium chloratum kommt in fast allen Körperzellen vor und bindet vor allem Faserstoff. Es ist das Mittel der zweiten Entzündungsstufe, in der die Entzündung in den zellulären Bereich übergeht. In dieser zweiten Stufe machen sich vor allem zähschleimige weissliche Absonderungen und Schwellungen bemerkbar. Kalium-chloratum-Bedarf wird auch am milchig-weisslichen Zungenbelag erkannt.

Die Anwendung dieses Mineralstoffs ist bei allen Entzündungen, die Schwellungen erzeugen, zum Beispiel bei Stockschupfen, gegeben.

Kalium chloratum

- Hauptmittel der zweiten Entzündungsphase
- wichtiges Schleimhautmittel
- Entgiftungsmittel
- Drüsenfunktionsmittel
- fördert die Zellatmung
- regt den Zellstoffwechsel an
- löst zähschleimige Absonderungen
- löst und verhindert Faserstoffabsonderungen
- unterstützt die Drüsenfunktionen

– reinigt das Blut
– vermindert Nebenwirkungen von medizinischen Giften (Impfstoffen, Narkosemitteln)

Organe mit stärkerem Bedarf

– Gehirn- und Nervenzellen
– Schleimhäute der Verdauungsorgane
– Schleimhäute von Rippenfell und Herzbeutel
– Lungen, Bronchien
– Mund- und Nasenschleimhäute

Anwendungsbereiche von Kalium chloratum

Drüsenschwellung	häufig eincremen, Umschläge
Entzündungen von Mandeln, Drüsen und Gelenken	häufig eincremen, Umschläge, Wickel
Hautausschlag, trocken, mehlartig	eincremen
Heiserkeit	Hals häufig eincremen
Insektenstiche	eincremen
Keuchhusten	häufig eincremen, Umschläge
Masern	eincremen und einnehmen
Mumps	häufig eincremen, Umschläge
Schleimbeutelentzündung	häufig eincremen, Umschläge
Schleimhäute, überempfindlich	Hals, Nasenbereich eincremen
Schuppenflechte	eincremen
Schwellungen durch Entzündungen	häufig eincremen, Umschläge, Wickel
Schwellungen durch Insektenstiche	häufig eincremen, Umschläge
Sehnenscheidenentzündung	Umschläge, Wickel zusätzlich mit Natrium phosphoricum und Silicea
Stockschnupfen	Nasenbereich häufig eincremen
Verletzungen mit Schwellung	eincremen
Wangenschwellungen	eincremen
Warzen	eincremen, zusätzlich Natrium sulfuricum und Silicea
Weissfluss	Waschungen
Zungenbelag, milchig	Hals eincremen
Zysten	Bezugszone eincremen

Antlitzdiagnostische Zeichen von Kalium chloratum

Milchig-bläulich, milchig-rötlich:

eine magermilchähnliche Färbung, die sich vor allem um die Augen, die Oberlippe und unter der Unterlippe zeigt. Die Färbung kann auch im ganzen Gesicht sichtbar sein. Im Gegensatz zum warmen Weisston des Wächsernen hat die milchige Färbung einen kalten Charakter.

Mischt sich das Milchig-bläuliche mit Ocker, entsteht ein mehr oder weniger starkes Grau, dieses ist häufig um den Mund zu sehen. Weniger häufig findet sich diese Mischung auch um die Augen und darf nicht mit dem Aschgrau von Kalium phosphoricum verwechselt werden.

Zur Unterscheidung konzentrieren Sie sich jeweils in Gedanken zunächst auf die milchige Farbe und anschliessend auf das Ocker; so wird sich die entsprechende Farbe in ihrer Kontur und Stärke deutlicher zeigen.

Käsig:

entsteht aus der Mischung von Milchig-bläulichem und Wächsernem, von Calcium phosphoricum Nr. 2, zu gleichen Teilen.

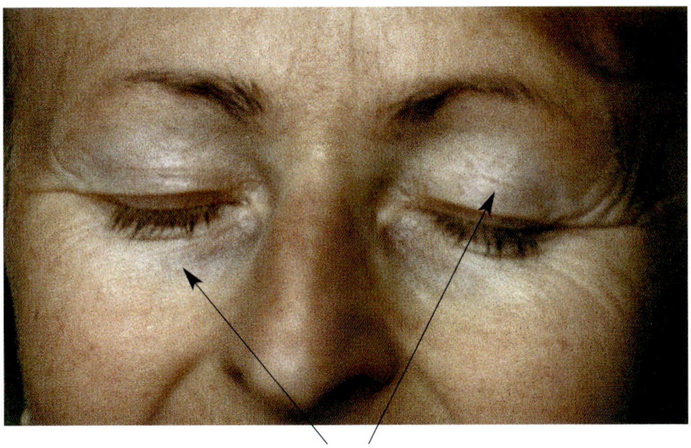

Milchig-bläulich

Kalium phosphoricum Nr. 5

Geistig-seelische Entsprechung

Kalium phosphoricum bringt Freude, Licht und Wärme. Es durchlichtet und aktiviert das Gehirn und fördert aufbauendes Denken. Destruktive, die Denkkräfte verbrauchende Gedanken und Lebensweisen können mit Hilfe von Kalium phosphoricum gewandelt werden.

Kalium phosphoricum ist das Energiemittel der Mineralstoffe nach Dr. Schüssler. Bei keinem anderen Salz werden so viele psychische Symptome aufgeführt wie bei Kalium phosphoricum. Angst, Depression, Erschöpfung entstehen aus Mangel an Lebensfreude und Lebenskraft. Die Freude und das daraus entstehende Kraftpotenzial werden durch aufbauende Gedanken gefördert und durch destruktive Gedanken geschwächt. Die Veränderung zu einer bejahenden Lebenshaltung fängt bei den Gedanken an. Ist der Mensch positiv gestimmt, begegnet ihm auch vorwiegend Schönes, ist er negativ gestimmt, widerfährt ihm vor allem auch der Unmut der Mitmenschen. Optimisten fördern durch ihre positive Grundhaltung die Lebenskräfte, die noch gesteigert werden können, indem die Liebe zu sich selbst und allen Wesen entwickelt wird. Die Erfahrung, dass im Zustand des Verliebtseins fast unendlich viel Energie zur Verfügung steht, haben sicher schon viele Menschen gemacht. Die Liebe zu sich selbst, den Mitmenschen wie auch zu allen Wesen auf dieser Erde und zu der täglichen Arbeit beflügelt die Kräfte.

> «Achte auf deine Gedanken, denn sie werden Worte.
> Achte auf deine Worte, denn sie werden Handlungen.
> Achte auf deine Handlungen, denn sie werden Gewohnheiten.
> Achte auf deine Gewohnheiten, denn sie werden dein Charakter.
> Achte auf deinen Charakter, denn er wird dein Schicksal.»
>
> *Aus dem Talmud*

Körperliche Wirkungsbereiche

Kalium phosphoricum kommt in den Gehirn-, Nerven- und Muskelzellen und in den Blutkörperchen vor. Es wirkt anregend und stärkt den Sympathikus. Deshalb sollte es, ausgenommen bei akuten Beschwerden, nicht nach 17 Uhr eingenommen werden. Es ist das Antiseptikum der Schüsslermineralstoffe, das heisst, es ist das Mittel, das hilft, Gifte abzubauen, die in den Zellen durch Überlastung entstehen.

Kalium phosphoricum

- Nerven- und Aufbaumittel
- Hauptmittel des Sympathikus

– wirkt nervenstärkend und anregend
– stärkt das mentale Leistungsvermögen
– steigert die Konzentrations- und Lernfähigkeit
– löst und verhindert Lähmungen
– wirkt bei Fieber über 38,5 °C
– Antiseptikum der Schüsslermineralstoffe
– Mittel für die Nervenfunktion und die Erhaltung der Zellen

Jeder Gedanke braucht Kalium phosphoricum!

Organe mit stärkerem Bedarf
– Gehirnzellen
– Herzmuskulatur
– sympathisches Nervensystem

Anwendungsbereiche von Kalium phosphoricum

Angstzustände	Solarplexus, Nacken, Schlafen eincremen
Antriebslosigkeit	Nacken, Schläfen eincremen
Beschwerden durch Überbelastung	betroffene Stellen eincremen; Waschungen, Bäder
Depression	Bäder; Solarplexus, Stirn, Schläfen eincremen
Erschöpfungszustände, vor allem morgens	Solarplexus, Nacken, Schläfen eincremen; Morgendrink
Gedächtnisschwäche	Stirn, Schläfen, Nacken eincremen
Geschwüre, die schlecht heilen	Waschungen, eincremen
Hautirritationen mit stinkender Absonderung	eincremen, Waschungen
Hautjucken, nervös	eincremen, Waschungen, Bäder
Heimweh	Solarplexus eincremen
Herzschwäche	Herzbereich eincremen
Ischias	Schmerzbereich mit Silicea zusammen eincremen
Konzentrationsschwäche	Stirn und Schläfen eincremen
Krämpfe durch Überanstrengung	eincremen
Lähmungen	häufiges Auftragen der Creme
Mundgeruch	Solarplexus, Magenbereich, Hals eincremen; Erholungszeit einplanen
Muskelschwäche	mehrmals täglich eincremen
Nervenschmerzen	zart eincremen
niedriger Blutdruck	Herzbereich eincremen

Stimmungsschwankungen	Solarplexus, Nacken, Schläfen eincremen
Überempfindlichkeit	Solarplexus, Nacken, Schläfen eincremen
Weinerlichkeit	Solarplexus, Nacken, Schläfen eincremen
Wunden heilen schlecht	eincremen, Umschlag
Zahnfleischbluten	Einnehmen, Erholungszeit einplanen

Antlitzdiagnostische Zeichen von Kalium phosphoricum

Aschgrau:

zartes Silbergrau wie Zigarrenasche, meist unter den äusseren Augenwinkeln liegend. Selten tritt die aschgraue Färbung um den Mund herum auf.

Schläfen eingefallen:

Bei den eingefallenen Schläfen ist die Kopfform (Naturell) zu beachten. Die Spannung der Schläfen zeigt zur Kopfinnenseite, wie wenn mit einem Saugnapf im Inneren des Kopfes gezogen würde. Es fehlt an Substanz bei den Schläfen.

Augenstrahlkraft beachten:

Bei Kalium-phosphoricum-Bedarf haben die Augen einen apathischen, leeren, abwesenden, sehr müden, getrübten Ausdruck. Ist der Blick klar und strahlen die Augen, ist kein Kalium phosphoricum nötig.

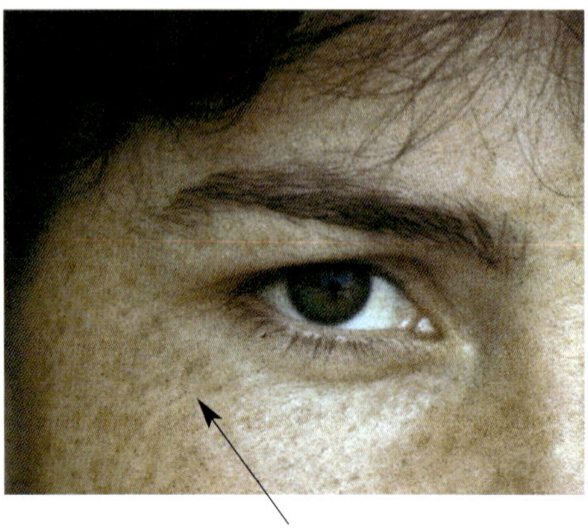

Aschgrau

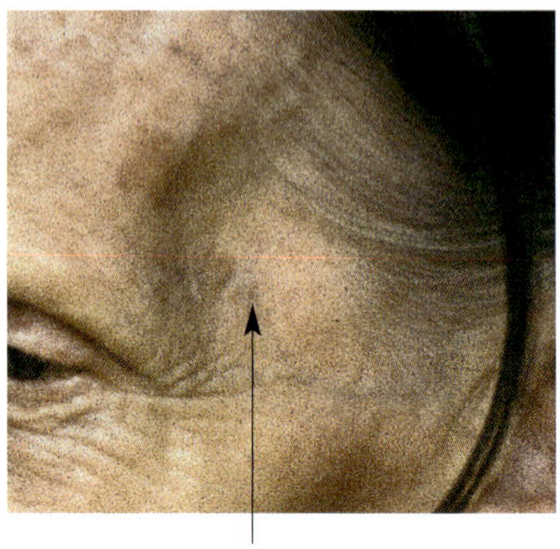

Eingefallene Schläfen

Kalium sulfuricum Nr. 6

Geistig-seelische Entsprechung

Kalium sulfuricum löst die Verdunkelungen der Seele, die durch Ärger, Frust, Wut und Enttäuschung entstehen, nicht geklärt sind und verdrängt wurden. Es hilft, die unbewussten Blockaden und Selbstbestrafungsprogramme zu erkennen, das Schmollen und Nachtragen zu lösen. Dieses Lebenssalz vermag die schmerzlichen Erinnerungen an ungute Situationen zu lösen und sich selbst und anderen zu verzeihen. Durch die reinigende Wirkung fördert es auf harmonische Weise das «Dampf-Ablassen».

Chronische Entzündungen weisen auf eine sich immerzu wiederholende Situation hin. So kann die mit der Entzündung einhergehende entgiftende Wirkung auch eine Aufforderung sein, jene Situationen zu bereinigen, die sich in der Vergangenheit als belastend erwiesen haben. Die die Leberfunktion unterstützende Wirkung wird mit einer im Volksmund gebräuchlichen Redewendung charakterisiert: «Was ist dir über die Leber gelaufen?» Damit wird wiederum eine zu klärende Situation angesprochen. Erfolgt keine Klärung, kann dies zu spannungsgeladenen Verhaltensweisen führen, deren Ursache häufig nicht mehr erkannt wird.

Körperliche Wirkungsbereiche

Kalium sulfuricum ist in den Oberhautzellen, in der Leber, der Milz und den Muskeln enthalten. Es ist das Mittel der dritten Entzündungsstufe. Diese Stufe wird als Reinigungs- oder Ausscheidungsphase bezeichnet. Kalium sulfuricum hilft, die bei einer Entzündung entstehenden Stoffwechselgifte und Erregerreste auszuscheiden. Es ist wirksam bei ockerfarbigen Abschuppungen der Oberhaut, bei Katarrhen mit gelblich bräunlichen Absonderungen (gelblichem Zungenbelag), bestehendem Muskelkater und chronischen Entzündungen. Bei Beschwerden, die sich an der frischen Luft verbessern oder in warmen trockenen Räumen verstärken, erweist sich dieser Mineralstoff als hilfreich.

Kalium sulfuricum

- für alle Symptome, die sich gegen Abend verstärken
- hilft der Leber bei der Entgiftung
- Mittel in der dritten Entzündungsphase
- Oberhaut- und Muskelzellmittel
- löst Müdigkeit um zirka 17 Uhr
- löst Muskelkater
- mildert chronische Entzündungen
- stärkt den venösen Kreislauf

– unterstützt die Ausheilung der Kinderkrankheiten und Infektionen
– unterstützt die Sauerstoffverwertung in den Schleimhäuten und Zellen

Organe mit stärkerem Bedarf

– Oberhaut
– Leber
– Muskeln
– Schleimhäute

Anwendungsbereiche von Kalium sulfuricum

Absonderungen, ockerfarben	entsprechenden Bereich eincremen
Blähungen mit Druckschmerzen	Bauch eincremen
Ekzeme	eincremen, bakterieller Darmaufbau nötig
Entzündungen, chronisch	entsprechenden Bereich eincremen
Hautabschuppung	eincremen
Hautausschläge	eincremen
Hautjucken	vor allem wenn es gegen Abend auftritt oder sich beim Wechsel in warme Räume verstärkt
Husten, bellend, abends stärker	Hals, Brust und Rücken eincremen
Katergefühl nach Infektionen	entsprechende Muskeln eincremen
Lidrandentzündung, chronisch	eincremen, zusätzlich mit Calcium-sulfuricum-Creme
Muskelkater	eincremen
Nasenentzündung mit gelbschleimiger Absonderung	Nasenbereich eincremen
Neurodermitis	eincremen, bakterieller Darmaufbau dringend nötig
Oberhautveränderungen	eincremen, Umschläge
Schmerzen, rheumatisch	Cremenumschläge
Schuppen	eincremen, bei Kopfhautschuppen Spülungen
Schuppenflechte	eincremen, zusätzlich mit Calcium-fluoratum-Creme
Venenentzündung	zart eincremen
Völlegefühl	Bauch eincremen
Zungenbelag, ockerfarbig	Hals eincremen

Antlitzdiagnostische Zeichen von Kalium sulfuricum

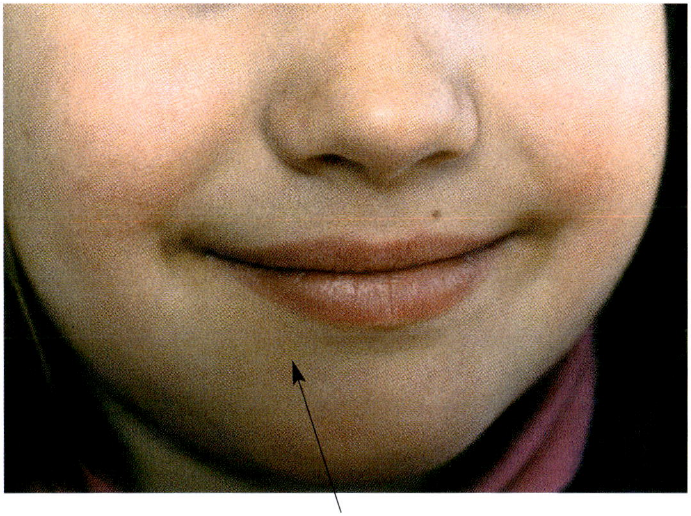

Ocker (braungelb)

Braungelb (ocker):

Die Ockerfärbung kann sich auf dem ganzen Gesicht in jeder Form zeigen. Sehr oft ist die Färbung auch als A-Form von der Nasenwurzel über Nase, Mund und Kinn zu beobachten.

Altersflecken, Pigmentveränderung der Haut, zum Beispiel Sommersprossen, dürfen nicht dem Kalium-sulfuricum-Bedarf zugeordnet werden!

Magnesium phosphoricum Nr. 7

Geistig-seelische Entsprechung

Magnesium phosphoricum schenkt Gelassenheit, Ruhe, Ausgeglichenheit und innere Klarheit. Es sorgt für einen gesunden Rhythmus und löst Spannungen und starke Anspannungen. Zudem verleiht es die Kraft, bei sich zu bleiben und es nicht allen anderen recht machen zu wollen. Ein wichtiges Mittel für alle, die sich ständig bemühen, nichts Falsches zu tun oder niemanden zu belasten. Magnesium stärkt die Herzkräfte und die Mitte, löst Stress, Nervosität, Lampenfieber und innere Unruhe. In Situationen, die geprägt sind von Stress, Verlegenheit, Scham oder starken Gefühlsbewegungen, hat der Mensch den grössten Magnesiumbedarf – es sind jene Situationen, die zu Nervosität führen, wenn der Mensch nicht ganz in seiner Mitte ist. In der eigenen Mitte sein bedeutet, nicht die vielen Rollen, die wir von uns selbst oder die andere von uns erwarten, erfüllen zu müssen. Magnesium unterstützt, Gelassenheit zu erarbeiten, aus der Mitte heraus zu agieren, damit nicht ständig auf die Impulse von aussen reagiert werden muss. Es vermittelt oft blitzartig die Erkenntnis, wo die Grenzen überschritten worden sind, wo der Mensch sich selbst verliert. Dieser Mineralstoff stärkt die Selbsterkenntnis, das Selbstvertrauen und das Selbstwertempfinden.

Körperliche Wirkungsbereiche

Es ist das Hauptmittel der Schüsslermineralstoffe für das vegetative Nervensystem. Magnesium phosphoricum reduziert die Muskelspannung und reguliert die Impulsübertragung in den Muskelnerven. Magnesia befindet sich in den Nerven-, Muskel-, Blutzellen, im Gehirn und im Rückenmark, in den Knochen und Zähnen. Es hilft bei allen blitzartigen, stechenden, wechselnden Schmerzen und bei Schmerzen, die durch Wärme oder Druck gemildert werden.

Magnesium phosphoricum

- Hauptmittel für das vegetative Nervensystem
- fördert die selbständige Zellbewegung
- stärkt die innere Ruhe
- löst Schmerzen, die bohrend, schiessend, stechend sind
- fördert die Funktion der Verdauungsorgane
- reguliert die Funktionen der unwillkürlichen Muskulatur
- nötig für die Regulation der Organfunktionen
- wirkt stresslösend

Organe mit stärkerem Bedarf

- Nervenzellen
- unwillkürliche Muskulatur
- Gehirn
- Herz
- Lungen
- Leber

Anwendungsbereiche von Magnesium phosphoricum

Die Einnahme erfolgt – möglichst immer – mit kurz gekochtem, noch heissem Wasser.

Für Umschläge und Wickel möglichst heisse, feuchte Frotteetücher verwenden. Diese sind immer wieder neu mit heissem Wasser zu tränken und auszuwringen.

Blasenkrampf	eincremen, feuchtheisse Auflagen
Einschlafstörungen	Solarplexus eincremen
Engegefühl im Herzbereich	häufig Herzbereich, Solarplexus eincremen
Erregbarkeit, leichte	häufig Solarplexus eincremen
Gallenkolik	rechte Körperseite eincremen, feuchtheisse Wickel sehr häufig erneuern
Hautaffektionen, aufgrund nervlicher Überlastung	eincremen, Waschungen
Hautjucken, nervös	eincremen, Waschungen
Herzrhythmusstörungen	Herzbereich, kleinen Finger eincremen
Herzschmerzen	Herzbereich, kleinen Finger eincremen
Juckreiz im Brustbeinbereich	eincremen
Kopfschmerzen	Nacken, Schläfen, Stirn eincremen; feuchtheisse Handtücher in den Nacken legen
Krämpfe	eincremen, feuchtheisse Wickel
Menstruationsschmerzen	Unterleib eincremen, feuchtheisse Umschläge
Migräne	Schulter, Nacken, Schläfen, Stirn eincremen; feuchtheisse Handtücher in den Nacken legen
Muskelkrämpfe	eincremen
Nervenschmerzen	häufig eincremen
Nervosität	Solarplexus eincremen
Neuralgieschmerzen	eincremen, zusammen mit Kalium-phosphoricum-Creme
Nierenkolik	unteren Rücken eincremen, feuchtheisse Wickel sehr häufig erneuern
Schmerzen, blitzartig, reissend, bohrend, den Platz häufig wechselnd	Solarplexus, Rücken der Wirbelsäule entlang eincremen
Schmerzen, kolikartig	eincremen und feuchtheisse Auflagen
Schreibkrämpfe	eincremen
Unruhe, innere	Solarplexus eincremen
Verstopfung, chronisch, krampfartig	Bauch, Kreuzbeinbereich, Unterschenkel eincremen; feuchtheisse Umschläge
Wadenkrämpfe	eincremen
Zittern	Solarplexus, Rücken der Wirbelsäule entlang eincremen

Antlitzdiagnostische Zeichen von Magnesium phosphoricum

Zarte Magnesia-Röte:

Leichtes Rosa meist auf den Wangen, der Stirn oder dem Kinn sichtbar. Bei Kleinkindern am späten Nachmittag und Abend oft verstärkt sichtbar.

Verlegenheitsröte:

Scham- oder Verlegenheitsröte, die in Situationen mit intensiveren Bewegungen im Seelischen entsteht.

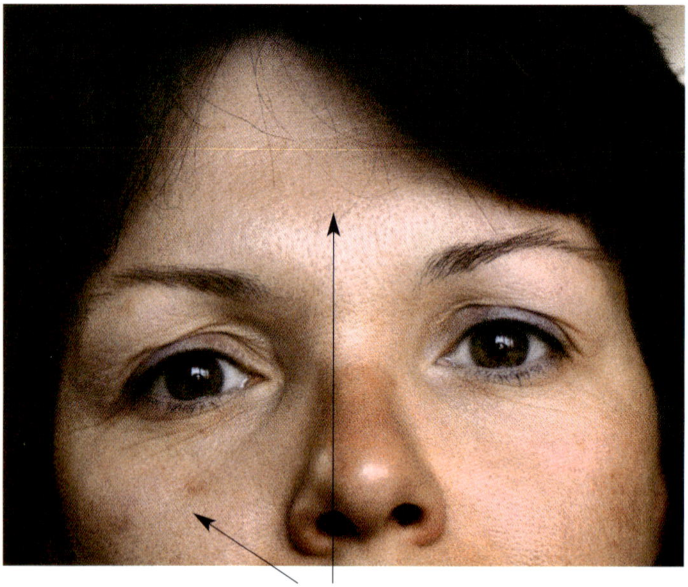

Magnesia-Röte, Verlegenheitsröte

Natrium chloratum Nr. 8

Geistig-seelische Entsprechung

Natrium chloratum – Kochsalz –, das Salz der Erde hilft, das Wasser des Lebens aufzunehmen. Lebendiges Wasser entspringt im Physischen wie auch im Geistig-seelischen aus der Quelle. Wer mit der Quelle verbunden ist und das Wasser zu sich nimmt, wird von der Quelle und deren Reinheit und erneuerndern Kraft zeugen können, er wird selbst für andere zur Quelle. In allen Mysterienschulen und heiligen Schriften gilt das Wasser immer wieder als Gottesgeschenk, welches das Leben auf der Erde erst möglich macht. Wasser bleibt jedoch nur belebend und lebendig, wenn es fliessen kann. Natrium chloratum hilft, den lebendigen Fluss der schöpferischen Kräfte aufrechtzuhalten. Es unterstützt bei Neigung zu Erstarrung in den Gefühlen wie auch bei überschwänglichen unkontrollierbaren Gefühlsausbrüchen, das richtige Mass zu finden.

Körperliche Wirkungsbereiche

Natrium chloratum ist Bestandteil aller Körperflüssigkeiten und Gewebe. Es reguliert den Wasserhaushalt in unserem Körper. Für die Neubildung aller Zellen und der roten Blutkörperchen ist dieses Salz notwendig. Es hilft, Wasser in die Zellen zu führen, und unterstützt dabei die Zufuhr von Nährstoffen. Natrium-chloratum-Mangel zeigt sich als Kältegefühl längs des Rückgrats, auch an Händen oder Füssen, Fliessschnupfen (wässrig), Speichelfluss, Blutarmut; wichtig ist die Anwendung bei Verbrennungen.

Natrium chloratum

- reguliert die Wasseraufnahme und Wasserabgabe der Zellen
- unterstützt die Zellneubildung
- Erste-Hilfe-Mittel bei Verbrennungen
- fördert die Funktion der Geschmacksnerven
- enthalten in allen Geweben und Körperflüssigkeiten

Anwendungsbereiche von Natrium chloratum

Grundsätzlich ist bei allen Symptomen, die auf Natrium chloratum hinweisen, darauf zu achten, dass genügend Flüssigkeit eingenommen wird.

Absonderungen, wässrig, salzig	eincremen, Waschungen
Afterfissuren	zusammen mit Calcium-fluoratum-Creme eincremen
Beschwerden, abnehmend nach Sonnenuntergang	schmerzende Stellen eincremen
Beschwerden, zunehmend mit aufsteigender Sonne	schmerzende Stellen eincremen
Bläschenausschlag	zum Beispiel bei Windpocken, Gürtelrose, häufig eincremen
Enttäuschungen	Solarplexus, Nieren eincremen
Fliessschnupfen	Nasenbereich, Stirn eincremen

Gelenke, knackend	zusammen mit Siliceacreme eincremen
Geschmacksverlust	einnehmen, Salzkonsum überprüfen
Gürtelrose	in der Phase der Bläschenbildung eincremen
Haut, trocken	eincremen
Hautabsonderungen, wässrig	eincremen, Waschungen
Hautpilzerkrankungen	eincremen; Waschungen, Bäder
Insektenstiche	unmittelbar nach Stichen Creme auftragen
kalte Hände und Füsse	zusammen mit Ferrum-phosphoricum-Creme eincremen; Fussbäder, Handbäder
Katarrh, wässrig	Nasenbereich, Stirn eincremen
Lippenbläschen	eventuell mit Magnesium phosphoricum und Kalium chloratum eincremen
Rauchvergiftung	viel und häufig einnehmen
Schleimhäute, trocken	einnehmen
Sonnenbrand	Creme in zehnminütigem Abstand auftragen
Tränen- und Speichelfluss	zu stark oder zu gering: einnehmen
Verbrennungen	Creme in zehnminütigem Abstand auftragen
Verlangen nach Kochsalz	Einnehmen, Salz- und Flüssigkeitskonsum überprüfen

Antlitzdiagnostische Zeichen von Natrium chloratum

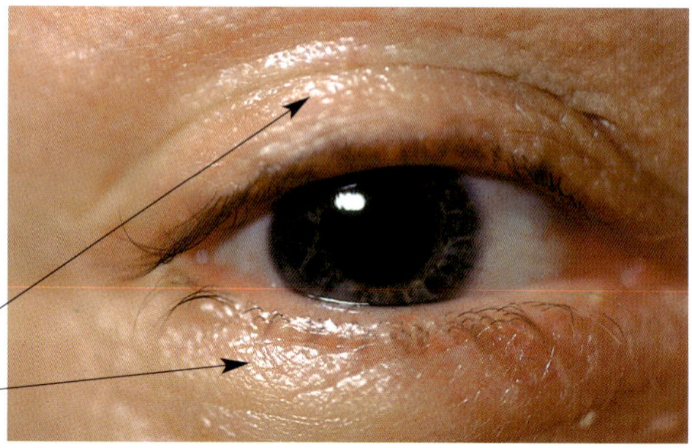

Gelatineglanz

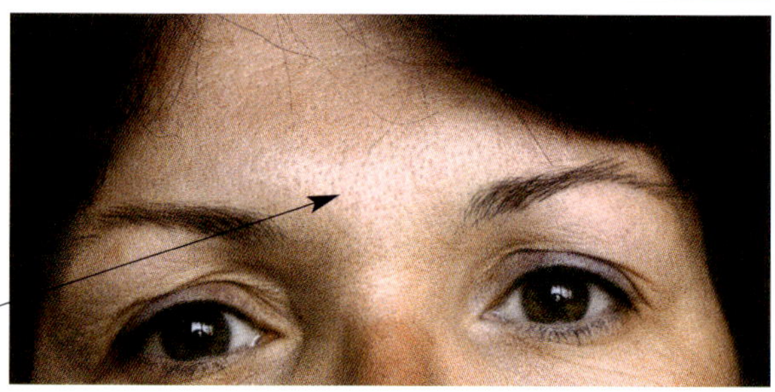

Gedunsen

Gelatineglanz:

ein feuchter, wässriger Glanz, hauptsächlich auf den oberen Augenlidern sichtbar. Der Glanz lässt sich abwischen, bildet sich jedoch in kurzer Zeit wieder in derselben Stärke. Der Gelatineglanz ist auch unterhalb der Augen deutlich zu sehen – jedoch in seiner Kontur nicht als Streifen (wie der Lidrand), sondern als auslaufende glänzende Fläche (feuchtglänzend, nicht schleimig). Der Glanz kann auch im ganzen Gesicht ausschwitzen.

Gedunsen (einzelne Poren):

einzelne vergrösserte Poren, um die sich Wasser gestaut hat. Es entsteht das Bild wie bei einer Orangenschale: vergrösserte Poren, um die sich durch die gestaute Flüssigkeit erhöhte Ränder gebildet haben.

Schmierlidrand:

ein schleimiger, 1 bis 2 mm breiter Streifen, der unterhalb der unteren Wimpern liegt. Der Schleimstreifen ist in seiner Kontur scharf abgegrenzt, wie die Schleimspur einer sehr kleinen Schnecke.

Platzbacken:

prall gespannte, glänzende Wangen. Die Spannung der Wangen ist so stark, dass die Empfindung entsteht, sie würden bei der leisesten Berührung platzen.

Natrium phosphoricum Nr. 9

Geistig-seelische Entsprechung

Natrium phosphoricum steht für den dynamischen Ausgleich von zwei Grundkräften im Menschen, der Säure und der Base oder der männlichen und der weiblichen Seite. Es sind zwei Kräfte, die in der ganzen Schöpfung wirken – von den höchsten Sphären bis in die physische Ebene –, die sich gegenseitig ergänzen, bedingen und beschenken. Die beiden Kräfte sind vom Geschlecht unabhängig in Frau und Mann vorhanden. Die männliche Seite, die Neues erzeugt, die Evolution vorantreibt und beschleunigt, Lebensunfähiges auflöst, das Licht, das Feuer, die Sonne, die Säure. Die weibliche Seite, die das Leben erhält, behütet und Wesen gestaltet, die auf Bewährtem aufbaut, die Kraft, das Wasser, der Mond, die Base.

Wird die männliche Kraft zu stark gelebt, entstehen Übersäuerung, und damit verbunden gesundheitliche Beschwerden, die mit Abbau und Zerstörung der Körpersubstanz einhergehen. Ist die weibliche Seite zu stark, entstehen Ablagerungen, der Körper verhärtet. Die beiden Seiten wirken im Menschen als fliessende Lichtenergien; wird der gegenseitig sich ergänzende Fluss von innen oder von aussen, zum Beispiel durch die Gesellschaftsform, gestört, führt das zur Einschränkung des Wohlbefindens auf allen Ebenen. Werden die Impulse der schöpferischen Kräfte unterdrückt, können diese kreativen, das Leben fördernden Kräfte nicht gelebt werden; es kommt zur Aggression, entweder gegen sich selbst oder nach aussen hin. Vor allem Jugendliche werden in ihren kreativen, neuen, oft auch unkonventionellen Ideen immer wieder zurückgebunden. Die Kräfte werden dann oft in sinnloser Zerstörung und unverständlicher Aggression ausgelebt, weil sie nicht kreativ förderlich eingesetzt werden dürfen. Natrium phosphoricum unterstützt das ruhige, kreative, zukunftsorientierte Arbeiten und hilft bei Überlastung, schlechter Laune, Nervosität und «saurem Reagieren».

Körperliche Wirkungsbereiche

Natrium phosphoricum reguliert den Fettstoffwechsel der Gewebe und unterstützt die Ausscheidung von sauren Stoffwechselprodukten.

Natrium phosphoricum ist in den Blutkörperchen, Muskeln, Gehirn- und Nervenzellen und der Gewebeflüssigkeit vorhanden. Diesem Salz fallen unter anderem folgende Aufgaben zu: Kohlensäureaustausch des Bluts in den Lungen, Abbau der Kohlenhydrate, Lösung der Harnsäure im Blut, Verseifung der Fette. Es hilft das Säure-Basen-Gleichgewicht zu regulieren und ist ein wichtiges Mittel bei fettreicher Ernährung, bei Rheuma, Ischias, Gallensteinen.

Natrium phosphoricum

- hilft überschüssige Säure abzubauen
- unterstützt den Kohlensäureaustausch
- fördert die Ausscheidung der Harnsäure
- reinigt Nerven und Lymphe
- hilft Milchsäureüberschuss abbauen
- unterstützt die Fettverarbeitung

Organe mit stärkerem Bedarf

- Nervenzellen
- Gehirnzellen
- Blutkörperchen
- Gewebeflüssigkeit

Anwendungsbereiche von Natrium phosphoricum

Akne	im Wechsel oder gemeinsam mit Siliceacreme
Aufstossen, saures	einnehmen
Bläschenausschlag mit honiggelbem Inhalt	eincremen, Waschungen, Umschläge
Brustdrüsenentzündung	eincremen, Umschläge
Durchfall, scharf, sauer	Bauch, Unterschenkel eincremen
Eiterungen	zusammen mit Silicea und Calcium sulfuricum eincremen
Erschöpfungszustände	einnehmen
Furunkel	zusammen mit Silicea und Calcium sulfuricum eincremen
Haut, fettig	Waschungen, eincremen
Hautausschläge	Waschungen, eincremen
Ischialgie	zusammen mit Kalium phosphoricum und Silicea eincremen
Lymphdrüsenschwellung	eincremen
Magenbrennen	Magengegend eincremen, einnehmen
Milchschorf	zusammen mit Calcium phosphoricum, Silicea und Calcium sulfuricum eincremen
Mitesser	eincremen
Pickel	zusammen mit Silicea eincremen
Rheumatismus	eincremen
Schweiss, sauer	Waschungen, eincremen
Schweissbildung	besonders bei Aufregung, einnehmen
Schwellung der Talgdrüsen	eincremen
Schwellungen der Gelenke, rheumatisch	zusammen mit Kalium chloratum eincremen; Umschläge, Wickel
Sehnenscheidenentzündung	zusammen mit Ferrum phosphoricum und Silicea eincremen; Umschläge

Antlitzdiagnostische Zeichen von Natrium phosphoricum

Fettglanz:

fettige Haut; die fettige Ausschwitzung ergibt einen speckigen Glanz auf der Haut. Der Glanz ist vorwiegend auf der Stirn, den Nasenflügeln und der Nasenspitze sichtbar; er kann sich jedoch auch auf dem ganzen Gesicht bilden. Der Fettglanz ist auch abwischbar.

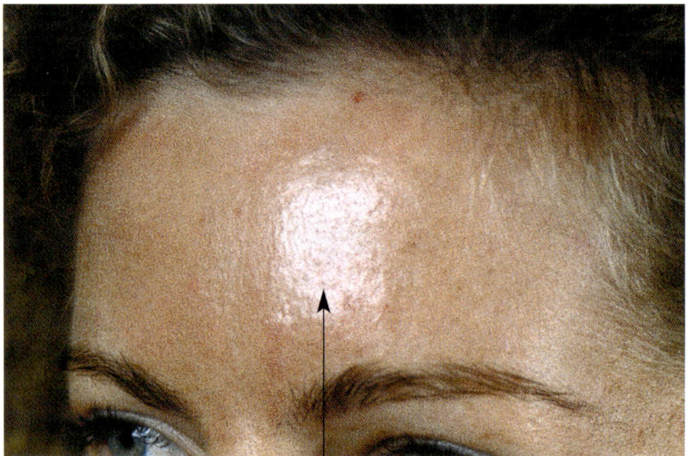

Mitesser:

bilden sich, wenn die Talgdrüsen das Fett nicht mehr ausschwitzen können. Zu Beginn sind sie meistens als gelbliche, leicht erhöhte Punkte, vorwiegend auf der Stirn, zu sehen. Wenn das gestaute harnsaure Fett oxidiert und noch Schmutzpartikel aufnimmt, sind die Mitesser als schwarze Punkte erkennbar.

Fettbacken (Doppelkinn):

Doppelkinn oder Hamsterbacken aus lockerem Fettgewebe.

Natrium sulfuricum Nr. 10

Geistig-seelische Entsprechung

Natrium sulfuricum löst Verdunkelungen der Seele, die durch das Festhalten an Dogmen und Prinzipien in den Seelenhüllen entstehen. Dogmen und Prinzipien aus Religion, Gesellschaft und Familientraditionen behindern die Integration neuer Erfahrungen und Erkenntnisse, weil diese nicht ins Schema passen. In Situationen, in denen argumentiert wird mit: «Man» macht es so oder nicht so, weil es immer so üblich war …, stecken Prinzipien dahinter, die eine neue Lösung nicht zulassen. Vielfach setzen sich Erwachsene gegenüber Kindern mit ähnlichen allgemeinen Redewendungen durch, ohne deren Hintergrund zu prüfen, weil im Augenblick eine gut begründete Erklärung zur Durchsetzung fehlt. Wird der Mensch ständig durch Vorschriften, Prinzipien und Dogmen, die von aussen aufgesetzt oder anerzogen sind, daran gehindert, nach eigenen inneren Impulsen zu handeln, verliert er den Zugang zu sich selbst und kann sich nicht entfalten. Der Mensch erfährt sein eigenes inneres Licht nicht mehr; er wird missmutig, gereizt, melancholisch, antriebslos und möglicherweise sogar lebensüberdrüssig. Natrium sulfuricum hilft zu lösen, was in der Seele gärt, weil es nicht genügend «gekaut» werden konnte; es wandelt und löst die dunklen Einlagerungen und macht offen für Neues.

Körperliche Wirkungsbereiche

Natrium sulfuricum fördert die Ausscheidung der mit Stoffwechsel-Endprodukten beladenen Körperflüssigkeiten. Es ist ein wichtiges Mittel des abbauenden Stoffwechsels. Den abzubauenden Stoffen entzieht es das Wasser und fördert somit deren Ausscheidung. Dieses Salz fördert die Blasen- und Nierentätigkeit und unterstützt den Darm, die Leber und die Bauchspeicheldrüse in ihren Aufgaben.

Natrium sulfuricum

- Hauptausscheidungsmittel
- zieht überschüssiges Wasser an und bringt es zur Ausscheidung
- Abbau von Stoffwechselschlacken und Giftstoffen

Organe mit stärkerem Bedarf

- Nieren
- Blase
- Dickdarm
- Leber
- Bauchspeicheldrüse

Anwendungsbereiche von Natrium sulfuricum

Beine, offene	Umschläge, eincremen
Blasenentzündung	einnehmen zusammen mit Natrium phosphoricum, eincremen
Durchfall mit galligem Geruch	einnehmen, Einlauf
Entgiftung bei Leberstörungen	rechte Rumpfseite bei unterstem Rippenbogen eincremen, Umschläge, Wickel
Frostbeulen	häufig eincremen, Umschläge
Galle erbrechen	rechte Rumpfseite und Oberbauch eincremen, Einlauf

Gallenstauungen	rechte Rumpfseite und Oberbauch eincremen, Einlauf
Hautausschläge, mit grünlich gelblichen oder grünlich eitrigen Absonderungen, periodisch im Frühjahr auftretend	eincremen
Hautpilzerkrankungen	zusammen mit Silicea, Natrium phosphoricum und Kalium chloratum eincremen
Leberbeschwerden	rechte Rumpfseite beim untersten Rippenbogen eincremen, Umschläge, Wickel
Nervenschmerzen, periodisch im Frühjahr auftretend	zart eincremen
Nierenentzündung	Nierenbereich zusammen mit Kalium chloratum eincremen
Nierengriess	Nierenbereich eincremen
Ödem	häufig einnehmen und eincremen
Rheuma	zusammen mit Natrium phosphoricum, Silicea und eventuell Calcium sulfuricum eincremen
Symptome, bei feuchtwarmem oder nebligem Wetter zunehmend	eincremen
Verstopfung	Bauch, Kreuzbeinbereich, Unterschenkel eincremen; genügend Flüssigkeit trinken
Wolf	zusammen mit Natrium chloratum eincremen
Zuckerkrankheit	Magengrubenbereich eincremen
Zungenbelag, grünlich	Hals eincremen

Antlitzdiagnostische Zeichen von Natrium sulfuricum

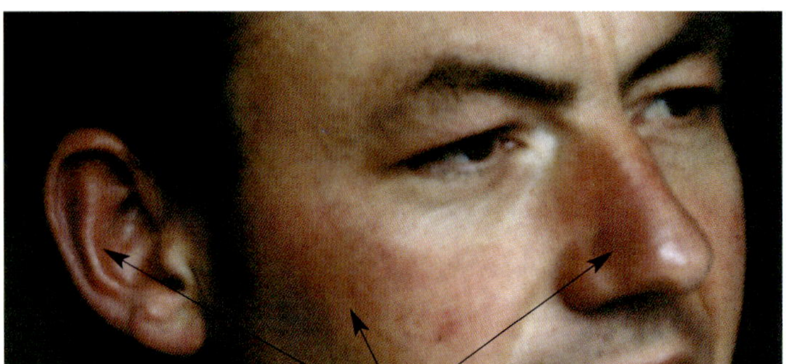

Bläulich violette Röte

Grünlich gelblich:

Diese Farbe zeigt sich meistens um die äusseren Augenwinkel, an der Nasenwurzel oder vor den Ohren; sie kann jedoch auch fleckenartig überall im Gesicht sichtbar werden. Die Farbe hat immer einen mehr oder weniger starken Grünstich.

Bläulich violette Röte:

Die «Schnapsnasenfarbe» ist vorwiegend auf der Nase, den Wangen und Ohren zu finden, kann aber auch im ganzen Gesicht fleckenförmig auftreten.

Silicea Nr. 11

Geistig-seelische Entsprechung

Silizium ist in der Erde und auch im menschlichen Körper ein wichtiges Kommunikations- und Organisationsmittel. Silicea steht auch im Mineralbereich für klare Strukturen, Offenheit und Abgrenzung. Es hilft, Ereignisse zu speichern und diese wieder abrufen zu können. Je nachdem, was wir erinnern, aus dem Inneren wachrufen – es wirkt entweder erhellend, durchlichtend oder belastend und drückend. Teilen wir mit den Mitmenschen das Schöne und Aufbauende, verbreiten wir Licht, und es entsteht eine entsprechende Stimmung. Wird von Kummer, Leid, Betrübnis und Sorgen erzählt, entsteht eine schwere und gedrückte Stimmung in und um die betreffende Person. Es widerfährt dem Menschen das, was er ausstrahlt und wiedergibt.

Der Bergkristall, kristallisiertes Silicea, zeigt uns diese Eigenschaften. Wir erfreuen uns an einem klaren, lichthaften Bergkristall; ist er trübe mit vielen dunklen Einlagerungen, fühlen wir uns wohl kaum angesprochen. Menschliches Verhalten impliziert idealerweise eine klare Abgrenzung und Offenheit für einen Austausch, so dass das lichtvoll Strahlende weitergegeben werden kann. Für Menschen mit Siliceabedarf wäre es eine Aufgabe (zugleich eine Gabe), an der Abgrenzung zu arbeiten, jedoch ohne sich zu verschliessen, den Austausch über das Schöne und Gute zu verstärken, dem Belastenden in der Kommunikation weniger Raum zu geben, den haarspalterischen, Kritik am anderen ausübenden Bereich abzubauen und die den anderen fördernden, lobenden Aussagen zu vermehren.

Körperliche Wirkungsbereiche

Silicea ist enthalten in den Nerven, Haaren, Knochen, Nägeln, der Oberhaut und dem Bindegewebe. Es ist das Zellorganisationsmittel. Siliceamangel führt zu frühzeitigem Altern, zu einer Verschlechterung der Körperverfassung und dadurch zu einer Überempfindlichkeit gegenüber äusseren Eindrücken. Silicea gilt als Verjüngungsmittel der Biochemie. Silicea stärkt und reinigt das Bindegewebe und wirkt als biochemisches Messer bei allen eitrigen Prozessen. Siliceacreme wird als Nährcreme für die Haut und das Bindegewebe eingesetzt.

Silicea

- ist das Schönheitsmittel der Mineralstoffe nach Dr. Schüssler
- stärkt und strafft das Bindegewebe
- gibt den Nerven Widerstandskraft
- stärkt Haare und Nägel
- reguliert die Schweissabsonderung
- löst Eiterungen, Abszesse, Säureablagerungen

Bereiche mit stärkerem Bedarf

- Bindegewebe
- Oberhaut
- Haare und Nägel
- Nerven
- Knochen

Anwendungsbereiche von Silicea

Abszesse	Umschläge, eincremen
Altern, frühzeitig	Silicea als Pflegecreme anwenden
Arterienverkalkung	einnehmen
Bluterguss	eincremen
Drüsenvereiterungen	eincremen, Umschläge
Eiterpusteln	eincremen
Furunkel, Fisteln	eincremen
Fusspilz	zusammen mit Kalium chloratum und Natrium phosphoricum eincremen
Fussschweiss, übelriechend	eincremen
Gerstenkorn	zusammen mit Calcium sulfuricum eincremen
Geschwüre	eincremen, Umschläge
Gewebeschwäche	zusammen mit Calcium fluoratum eincremen
Haarausfall	Spülungen

Haut, trocken oder frühzeitig alternd	Silicea als Pflegecreme anwenden
Hautaffektionen, alle eitrigen	zusammen mit Calcium sulfuricum eincremen, Umschläge
Kopfschmerzen, als Ring um den Kopf	Nacken, Stirn, Schläfen eincremen
Nackenkopfschmerzen, mit Knirschen der Halswirbelsäule und schmerzhafter Bewegungseinschränkung	eincremen
Nagelbrüchigkeit	Nägel und Nagelbetten zusammen mit Calcium fluoratum eincremen
Nagelgeschwüre	Nägel und Nagelbetten zusammen mit Calcium fluoratum eincremen
Nagelpsoriasis	Nägel und Nagelbetten zusammen mit Calcium fluoratum eincremen
Narbengewebe	zusammen mit Calcium fluoratum eincremen
Schläfenschmerzen	häufig eincremen
Schreckhaftigkeit	einnehmen, Solarplexus eincremen
Überbein	zusammen mit Calcium fluoratum und Calcium phosphoricum eincremen
Überempfindlichkeit auf Licht und Geräusche	um die Augen und Ohren, am Nacken eincremen
Verhärtungen	zusammen mit Calcium fluoratum eincremen
Zahn- und Kiefervereiterung	Wangen, Kiefer eincremen

Antlitzdiagnostische Zeichen von Silicea

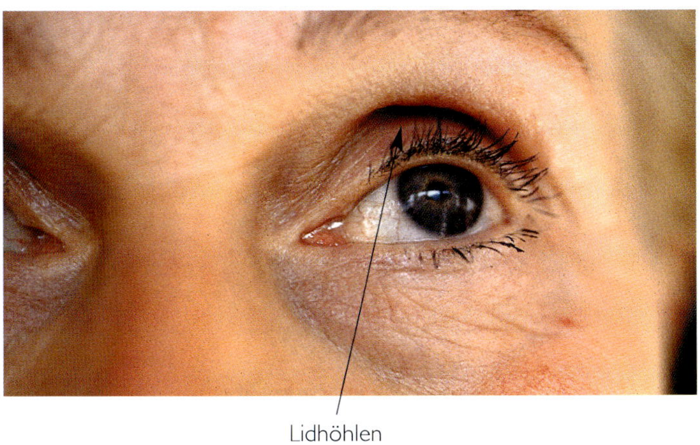

Glasurglanz:

ein glasartiger Glanz, der wie poliert wirkt und sich nicht abwischen lässt. Der Glanz ist hauptsächlich auf der Stirn, dem Nasenrücken und der Nasenspitze zu finden; er kann auch im ganzen Gesicht und auf den Ohren entstehen. Eine Glatze zeigt meistens diesen Glanz.

Lidhöhlen:

Diese Vertiefungen entstehen zwischen den oberen Augenlidern und der Unterstirn. Je tiefer und umfangreicher sie sind, umso grösser ist der Bedarf an Silicea.

Krähenfüsse:

sind tief gezeichnete Falten, die sich von den äusseren Augenwinkeln zu den Schläfen oder auf die Wangen hinziehen. Lachfalten sind keine Krähenfüsse!

Calcium sulfuricum Nr. 12

Geistig-seelische Entsprechung

Calcium sulfuricum hilft, durch die schützende und reinigende Wirkung Gifte auszuleiten, die Organe zu schützen und im Bereich der Geschlechtsorgane die Zeugungskraft und Empfängnisbereitschaft zu erhalten. Es sind die stärksten Lichtkräfte im Menschen, die nicht nur bei der Zeugung strömen, sondern ständig im Leben zeugen. Bleiben diese Kräfte im Strömen, erlebt der Mensch Freude und Glück in sich selbst. Hilfreich, um Blockaden zu lösen, sind Meditation, Atem- und Bewegungsübungen. Der Mensch trägt in sich die Sehnsucht nach diesem Glück; findet er es nicht in sich, sondern sucht im Äusseren, besteht die Gefahr, dass nach Suchtmitteln gegriffen wird. Jedes Suchtmittel unterbindet das freie Fliessen dieser Kräfte und betört die Sinne, die zur feinen Wahrnehmung des fliessenden Lichts frei von Betäubung und Giften sein müssen. Calcium sulfuricum unterstützt die Reinigung der Sinne, des Nervensystems und hilft beim Lösen von falschen Sehn-Süchten.

Wir können uns vorstellen, wie unsere Sexualität sein könnte, wenn wir sie für heilig und geheiligt hielten, für ein Geschenk derselben Kraft, die das Meer, die Wellen und die Sterne geschaffen hat.

Gelingt es, dass die Sakralkräfte aufsteigen können, werden die Energiezentren (Chakren) stärker angeregt, die Energien verfeinert und erhöht; dadurch kann der Mensch ein anderes, feineres und sensibler wahrnehmendes Bewusstsein erlangen.

Es ist möglich, dass jeder Mensch Zugang zur Lebenskraft hat – zur erotischen, ekstatischen Energie des Seins, die zum Menschsein gehört.

«Hier, in diesem Körper, befinden sich die heiligen Flüsse.
Hier sind die Sonne und der Mond ebenso wie alle Wallfahrtsorte …
Ich habe keinen anderen Tempel angetroffen,
der so glückselig ist wie mein eigener Körper.»

Sraha

Körperliche Wirkungsbereiche

Calcium sulfuricum kommt in der Leber, der Galle, im Herzen, im Gehirn, in der Milz, in den Muskeln, den Eierstöcken und in den Hoden vor und hat besonders auf die Schleimhäute eine reinigende Wirkung. Wie Silicea ist es ein hilfreiches Mittel bei allen eitrigen Prozessen, darf aber erst eingesetzt werden, wenn ein Abfluss möglich ist. Calcium sulfuricum regt den Stoffwechsel an und unterstützt die Blutgerinnung.

Es ist ein Mineralstoff, der reinigt und auch schützt. Er hilft, die Magenwände vor zu starkem Einwirken der Säure, die Augäpfel vor dem Ausfluss der Flüssigkeit zu schützen sowie bei den Samen und dem Ei die Membran zu erhalten.

Calcium sulfuricum wird eingesetzt bei Augenentzündung mit Eiterung und Entzündung aller Schleimhäute mit Eiterung, Magenschleimhautveränderung, Magengeschwür, auch bei Eiterbildung im Bereich der Geschlechtsorgane. Es ist ein hervorragendes Mittel bei chronischen Schleimhautprojekten.

Calcium sulfuricum

wirkt als Gewebereinigungs-, Ausleitungs- und Schutzmittel
- für die Augenbindehaut
- für Eierstöcke, Hoden
- für die Schleimhäute von Nase, Mund, Kehle, Speiseröhre, Magen, Zwölffingerdarm, Blase
- bei Eiterungen

Organe mit stärkerem Bedarf

- Gallenblase
- Gehirn
- Geschlechtsorgane
- Herz

– Leber
– Magen
– Milz
– Muskeln

Anwendungsbereiche von Calcium sulfuricum

Wichtig: Bei allen Symptomen mit Eiter muss zuerst mit Silicea zur Öffnung der Ausleitung gearbeitet werden!

Abszesse	Umschläge, eincremen
Afterfisteln	zusammen mit Kalium chloratum und Silicea eincremen
Augenbindehautentzündung	um die Augen eincremen
Blasenentzündung	einnehmen, Blasenbereich eincremen
Brennende Fusssohlen	eincremen
Darmgeschwür	häufig einnehmen, Bauch eincremen
Eierstockeiterung	Bezugszonen eincremen
Ekzeme, eitrig	zusammen mit Natrium phosphoricum und Silicea eincremen, Umschläge
Furunkel	zusammen mit Natrium phosphoricum und Silicea eincremen, Umschläge
Hautausschläge, eitrig	zusammen mit Natrium phosphoricum und Silicea eincremen, Umschläge
Karbunkel	zusammen mit Natrium phosphoricum und Silicea eincremen, Umschläge
Magengeschwür	häufig einnehmen, Magenzone eincremen
Milchschorf	zusammen mit Calcium phosphoricum, Natrium phosphoricum und Silicea eincremen
Hodeneiterungen	eincremen
Nierenentzündungen	Nierenbereich eincremen
Rachitis	eincremen
Rheumatismus	schmerzende Bereiche mit Gelenk- und Muskelcreme eincremen
Schleimhautentzündungen	einnehmen
Stirn- und Nebenhöhlenentzündungen	Nasen- und Stirnbereich eincremen, einnehmen

Antlitzdiagnostische Zeichen von Calcium sulfuricum

Gelblich-gräulich-wächsern:

sieht aus wie eine Mischung von Wächsern, Aschgrau und hellem Ocker.

Schmutzig-grau:

zeigt sich wie ein schmutzig-grauer Schleier vor dem Gesicht. Bei genauerem Hinsehen verschwindet diese Färbung, bei absichtslosem Betrachten des Gesichtes erscheint sie als schmutzig-grauer Vorhang.

Alterspigmente:

Zur Bewertung sind die Anzahl der Pigmentflecken und deren Grösse in einem Verhältnis zur gesamten Gesichtsfläche zu betrachten.

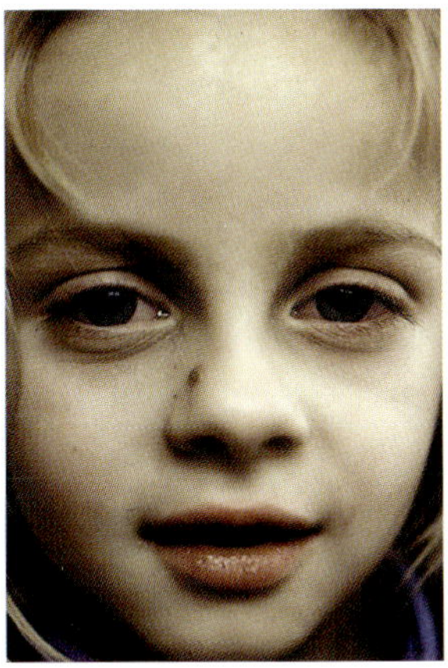

Schmutziges Grau
übers ganze Gesicht

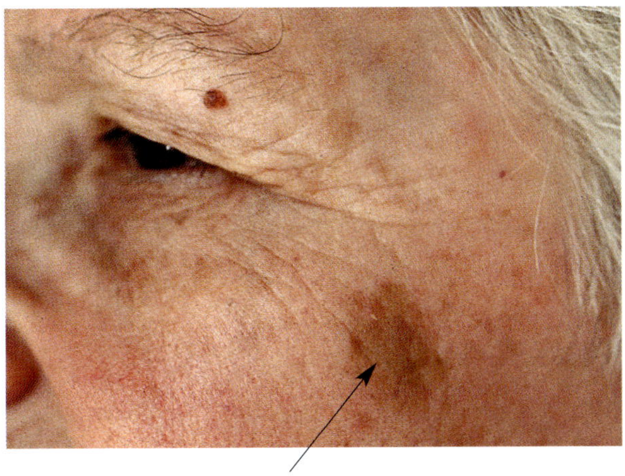

Alterspigment

Gesundheit
Schönheit
Wohlbefinden

Allgemeine Hinweise

Die Haut bedeckt den ganzen Körper, begrenzt und schützt ihn; sie ermöglicht Austausch und Kontakt mit der Umgebung. Um diese Beziehung aufnehmen zu können, ist sie mit unzähligen Tastkörperchen ausgestattet, die mit dem zentralen Nervensystem in Verbindung stehen und alle Reize übermitteln. Die Haut zählt somit auch zu den Nerven-Sinnesorganen. Berührung, Schmerz, Druck, Wärme, Kälte, Lichtstrahlen werden gemeldet und entsprechend «beantwortet».

Ein feiner Säuremantel schützt den ganzen Körper vor Infektionen. Dieser Schutzmantel ist in der heutigen Zeit sehr gefährdet, denn durch die tägliche Anwendung vieler Reinigungs- und Pflegemittel wird er angegriffen oder sogar aufgelöst. Es ist deshalb sorgfältig darauf zu achten, natürliche alkalifreie Produkte anzuwenden. Kosmetik- und Pflegeprodukte auf natürlicher Grundlage helfen der Haut, ihre vielfältigen Aufgaben zu erfüllen, und gehören deshalb in den Bereich der Gesundheitspflege. Die verschiedenen Ausprägungen der Haut, wie Struktur, Glanz, Beschaffenheit, Farbe, Spannung, Unreinheiten, geben Aufschluss über die benötigten Mineralstoffe, Vitamine und Spurenelemente.

Die Haut des ganzen Körpers hat die Aufgabe, den Körper zu schützen, zu umhüllen; es gibt jedoch unterschiedliche Aufgaben der verschiedenen Hautzonen.

Die Gesichtshaut spiegelt uns die seelische und körperliche Gesundheit eines Menschen und ist besonders vielfältig in Farbe, Struktur und Beschaffenheit. Sie wird vom Trigeminusnerv versorgt, dessen Kerngebiete über das Stammhirn mit allen Körperorganen zusammenhängen. Die Projektion von Reizzuständen ist durch den Verlauf der Nervenbahnen genau angeordnet, und daher können Organbezüge im Gesicht abgelesen werden.

Heilkraft des Wassers

Schon die ältesten Kulturen kannten Wasser als natürliches Heilmittel; an seiner Wirksamkeit hat sich bis heute nichts geändert. Besonders bekannt wurde die wohltuende Wirkung des Wassers durch Pfarrer Sebastian Kneipp, der auch als Wasserheiler von Wörishofen (Deutschland, Allgäu) bezeichnet wurde. Wasseranwendungen wirken nicht nur auf der Hautoberfläche. Der gesamte Körperbereich, der mit dem Wasser in Berührung kommt, wird stärker durchblutet. Da eine Verbindung besteht zwischen den Hautnerven und den Nerven, die die inneren Organe versorgen, werden auch diese positiv beeinflusst. Bei kalten Wasseranwendungen ziehen sich die oberflächlichen Blutgefässe blitzschnell zusammen. Nach der Anwendung kommt es reflexartig zu einer Steigerung der Durchblutung und einem damit verbundenen Wärmegefühl.

Durch Bäder, Wickel, Waschungen und Spülungen können die Mineralstoffe nach Dr. Schüssler aufgrund der Osmosewirkung vom Körper gut aufgenommen werden; ausserdem sind es sehr effektive Mittel, um den Körper von Schlacken und Giftstoffen zu befreien.

Wasser ist die wichtigste lebenspendende Substanz im Körper, die alle normalen Funktionen des Körpers verbindet, ja überhaupt ermöglicht, daher ist das Leben unmittelbar vom Wasser abhängig. Es ist folglich sehr wichtig, begleitend zu den Anwendungen genügend Wasser zu sich zu nehmen, besonders auch im Kindesalter. Jede Zelle in einem heranwachsenden Körper braucht 75 Prozent ihres Volumens an Wasser.

Wassermangel im Körper kann zu zahlreichen Beschwerden führen. Die Mineralstoffe nach Dr. Schüssler werden auch viel besser vom Körper aufgenommen, wenn genügend Wasser zugeführt wird. Durch gezielte Wassereinnahme kann sichergestellt werden, dass die im Wasser beförderten Substanzen, die chemischen Botenstoffe und Nährstoffe und die Hormone die lebenswichtigen Organe erreichen.

Generell gilt, dass pro Kilogramm Körpergewicht täglich etwa 30 ml Wasser nötig sind. Kaffee, Tee, Fruchtsäfte sind kein Ersatz für das Wasser; vielmehr ist zusätzliches Wasser nötig, um diese Getränke im Körper zu verarbeiten.

Bei seelischem und körperlichem Stress entsteht zusätzlicher Wasserbedarf, da das vorhandene Wasser zur Stressbewältigung eingesetzt wird.

Leitungswasser sollte, bevor es getrunken wird, in einem Krug eine halbe Stunde stehen. Quellwasser ohne Kohlensäure mit geringem Mineralgehalt ist besonders gut geeignet.

Mineralstoffdrinks

Besonders beliebt ist der individuell gemischte heisse oder kalte Mineralstoffdrink. Dafür werden vorzugsweise Mineralstoffe nach Dr. Schüssler in Pulverform in gutem Quellwasser aufgelöst. Eine Ausnahme bildet das Magnesium, das nur heiss schluckweise getrunken dem Nervensystem zur Verfügung steht. Je 1 gehäufter Teelöffel Mineralstoffpulver wird in ½ Liter Wasser gegeben; es können mehrere Mineralstoffe gemischt werden. Im Idealfall sollten die Mineralstoffe im Wasser nicht mit Metall in Berührung kommen, also mit einem Holzlöffel oder einem Glasstäbchen umrühren. Falls Sie kein Pulver zur Verfügung haben, können Sie auch mit Mineralstofftabletten einen Trank bereiten. Das Pulver hat den Vorteil, dass es kein Tablettiermittel enthält und sich daher restlos auflöst.

Der Sportlerdrink findet immer mehr Anklang, da mit Hilfe dieser Mineralstoffmischung immer mehr Sportler zu Spitzenleistungen fähig sind, ohne ihren Körper zu überfordern.

Sportlermischung

Je 1 gehäufter Teelöffel Mineralstoffpulver (oder je 15 Tabletten)
Nr. 3 Ferrum phosphoricum D12
Nr. 5 Kalium phosphoricum D6
Nr. 7 Magnesium phosphoricum D6
Nr. 9 Natrium phosphoricum D6
in ½ Liter Wasser
Umrühren nur mit einem Holz-, Glas- oder Keramiklöffel.

Drink für werdende Mütter (kalt oder heiss zubereiten)

Je 1 gehäufter Teelöffel Mineralstoffpulver (oder je 15 Tabletten)
Nr. 1 Calcium fluoratum D12
Nr. 2 Calcium phosphoricum D6
Nr. 3 Ferrum phosphoricum D12
in ½ Liter Wasser
Umrühren nur mit einem Holz-, Glas- oder Keramiklöffel.

Zusätzlich empfiehlt sich während der Schwangerschaft der

Heisse Magnesiumdrink

Nr. 7 Magnesium phosphoricum D6
vor dem Frühstück: 1 gestrichener Teelöffel (oder 6 Tabletten)
vor dem Abendessen oder vor dem Schlafengehen: 1 gehäufter Teelöffel (oder 15 Tabletten)
in ¼ Tasse kurz gekochtem, noch heissem Wasser aufgelöst in kleinen Schlucken einnehmen und jedes Schlückchen gut einspeicheln.
Umrühren nur mit einem Holz-, Glas- oder Keramiklöffel.

Drink für Schulkinder

Je 1 gestrichener Teelöffel Mineralstoffpulver (oder je 10 Tabletten)
Nr. 2 Calcium phosphoricum D6
Nr. 3 Ferrum phosphoricum D12
Nr. 5 Kalium phosphoricum D6
Nr. 7 Magnesium phosphoricum D6
in ½ Liter Wasser
Umrühren nur mit einem Holz-, Glas- oder Keramiklöffel.

Bürodrink

Je 1 gehäufter Teelöffel Mineralstoffpulver (oder je 15 Tabletten)
Nr. 3 Ferrum phosphoricum D12
Nr. 5 Kalium phosphoricum D6
Nr. 7 Magnesium phosphoricum D6
Nr. 11 Silicea D12
in ½ Liter Wasser
Umrühren nur mit einem Holz-, Glas- oder Keramiklöffel.

Die Mischungen können je nach Bedarf ergänzt werden; Sie können auch Ihre ganz individuellen Mineralstoffmischungen zubereiten. Wir wünschen Ihnen beim immer wieder neu Kombinieren viel Freude! Intuitiv an die Auswahl heranzugehen lohnt sich. So können Sie seelische oder auch körperliche Facetten von sich und Ihren Lieben entdecken, die Sie bisher vielleicht noch nicht beachtet oder bemerkt haben.

Linkes Glas: Mineralstoffdrink mit aufgelösten Tabletten. Rechtes Glas: Drink mit aufgelöstem Pulver.

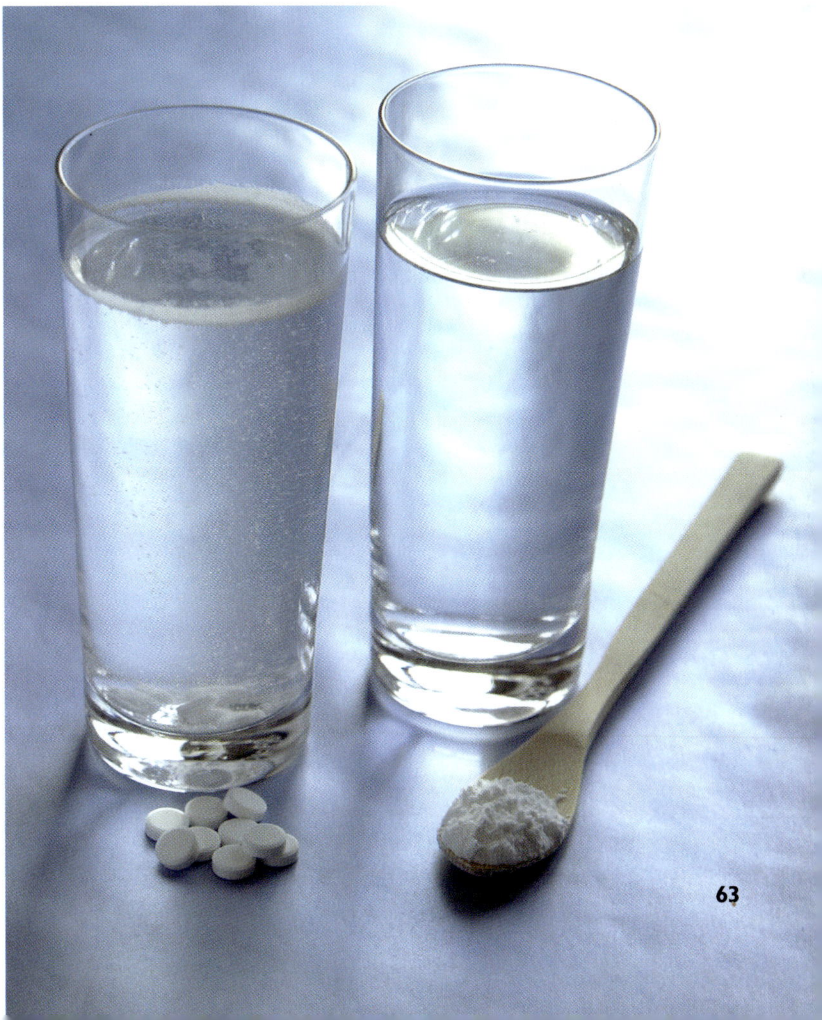

Energiekreislauf der Organfunktionsströme

Gesundheit und Wohlbefinden des Menschen sind gegründet auf einem geordneten Strömen der Lebensenergie durch die Energiebahnen des Körpers. Dieses uralte östliche Wissen war lange Zeit in unserer westlichen Kultur nur wenigen bekannt. Jedoch befassen sich immer mehr Menschen mit östlichen Heilweisen und entdecken dadurch auch diese Energiekreisläufe im menschlichen Körper.

Gewebeschichten (Faszien)

Jedes Organ ist von Gewebeschichten, den Faszien, umgeben. Diese Gewebeschichten befinden sich sowohl im Inneren des Körpers wie auch an der Oberfläche und halten unsere Haut, die Muskeln, die Knochen, die Organe zusammen und sind zugleich Schutz- und Energieschicht.

Für einen ungehinderten Energiefluss müssen die Faszien genügend Feuchtigkeit aufweisen.

Alle Energiebahnen laufen durch die Faszien. Beweglichkeit, Stärke, gute Hautstruktur sind Ausdruck gesunder Gewebeschichten.

Die Faszien entstehen beim Embryo aus dem mittleren Keimblatt.

Die Umhüllungen der inneren Organe entstehen so aus einem einzigen breiten Band.

Damit erklären sich auch «Fernwirkungen» von Behandlungen, da über die Faszien die Kraft und der Zug von Geweben übertragen und weitergeleitet werden.

Mit Hilfe der Mineralstoffcremen können die Gewebeschichten gereinigt und angereichert werden. Wir wenden die Mineralstoffe entsprechend ihren Funktionen an.

Störungen im Energiekreislauf

Blockaden innerhalb der Energieströme führen zu Störungen, die sich als Symptome bemerkbar machen können. Gelingt es, den Energiefluss wieder herzustellen, verschwindet auch oft das Symptom. Bestehen Beschwerden schon längere Zeit, ist es nötig, sich auch die entsprechende Zeit zu gönnen, um die Störung zu beheben.

Im Energiekreislauf im Körper kann es zu Störungen kommen

- durch Verletzungen der Haut
- durch Prellungen oder Stösse
- durch Brüche
- durch enge Kleidung
- durch Narben
- durch seelische Belastungen

Störungen können durch gezielte Arbeit an den Organströmen behoben werden.

Innerhalb von 24 Stunden erfolgt ein Kreislauf durch alle Organfunktionsströme; jeder Organstrom hat zwei Stunden lang seine Maximalzeit, in der er besonders mit Energie versorgt wird. Unten stehende Organuhr verdeutlicht diese Zeiten. Es handelt sich dabei immer um zwei zusammengehörende Energieströme. Jeder Organfunktionsstrom wird von dem ihm vorangehenden angeregt, vom nachfolgenden beruhigt und vom gegenüberliegenden gehemmt. Daraus wird ersichtlich, dass ein sehr komplexer Zusammenhang aller Organfunktionsströme besteht. Um dies genauer zu erfahren, lohnt es sich, sich näher mit der Kunst des Jin Shin Jyutsu® zu befassen (siehe «Körperzonen», Seite 80).

Organuhr

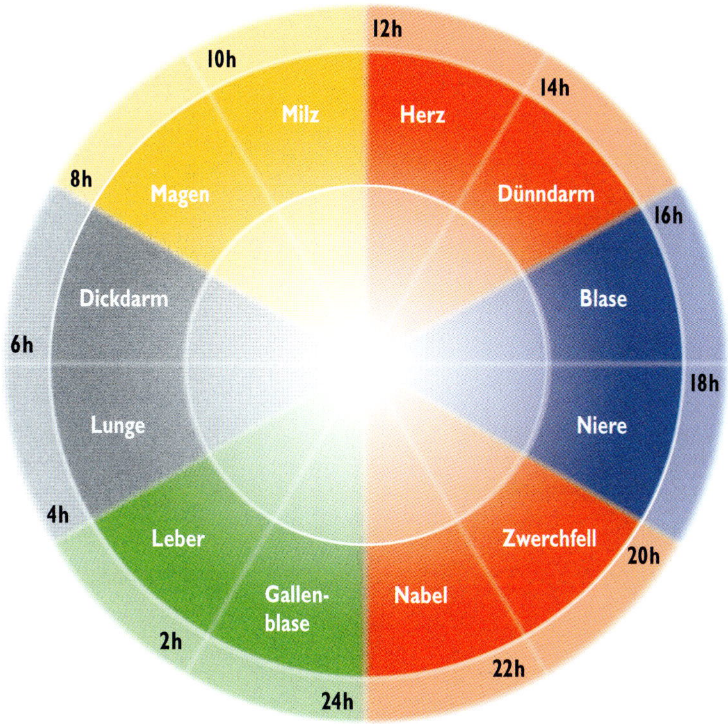

Die einzelnen Organfunktionsströme

Herzfunktionsstrom

Zugeordnetes Sternzeichen:
Löwe
Qualität:
Barmherzigkeit
Themen:
- Begeisterung, Vitalität, Lebensfreude
- Freude, Gelassenheit, Heiterkeit
- Spiritualität
- Herzensangelegenheiten, Liebeskummer:
  sich ein Herz fassen
  es bricht einem das Herz
  das Herz spielt verrückt

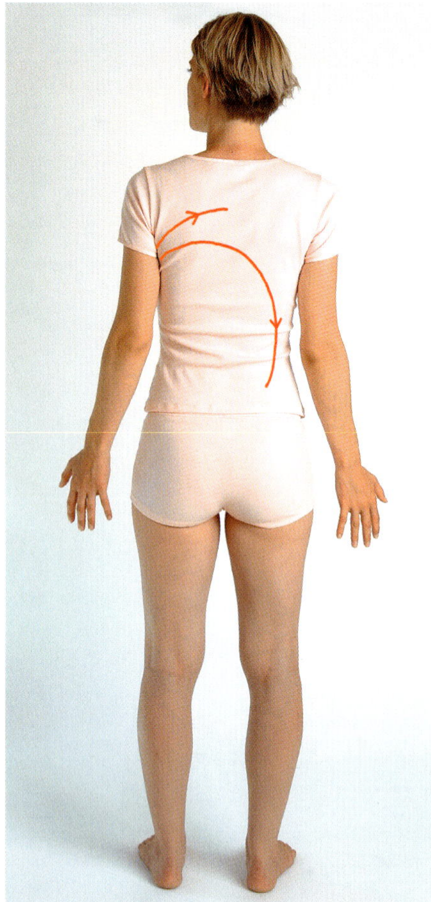

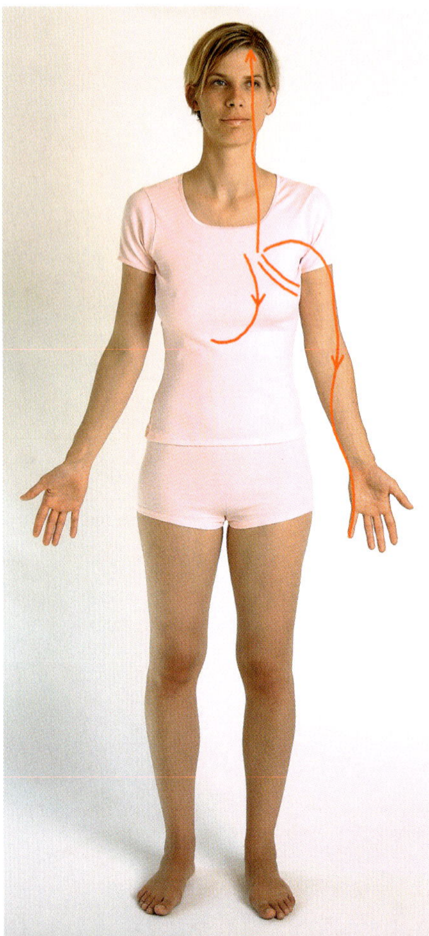

  es schlägt bis zum Hals
  das Herz rutscht einem in die Hose
- Verwirrungen in Gefühls- und Liebesangelegenheiten
- Kommunikation: herzliche Verbindungen zum Mitmenschen und zum Leben, Auseinandersetzung mit der Sprache, beispielsweise Stottern
- zu viel oder zu wenig Feuer im Leben
- eigene Bedürfnisse achten
- Konzentration
- Zentriertheit

Dünndarmfunktionsstrom

Zugeordnetes Sternzeichen:
Jungfrau
Qualitäten:
Achtsamkeit, Feinfühligkeit
Themen:
- «geheimer Jungbrunnen»
- Einzelteile in Zusammenhang mit dem grossen Bild sehen
- Reinheit
- hohe Sensibilität, zu vielen Einflüssen ausgesetzt
- Entscheidungen: Was tut gut und was nicht? – wahrnehmen von nützlichen Aspekten und Gelegenheiten
- Schmetterlinge im Bauch haben

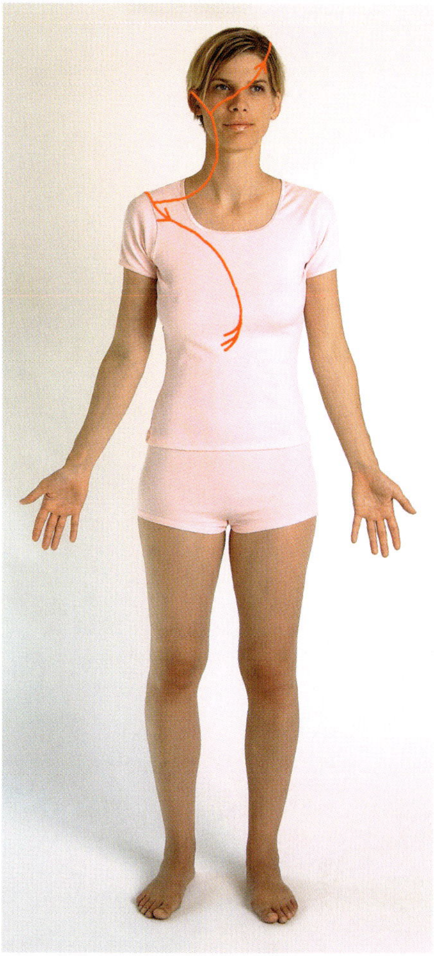

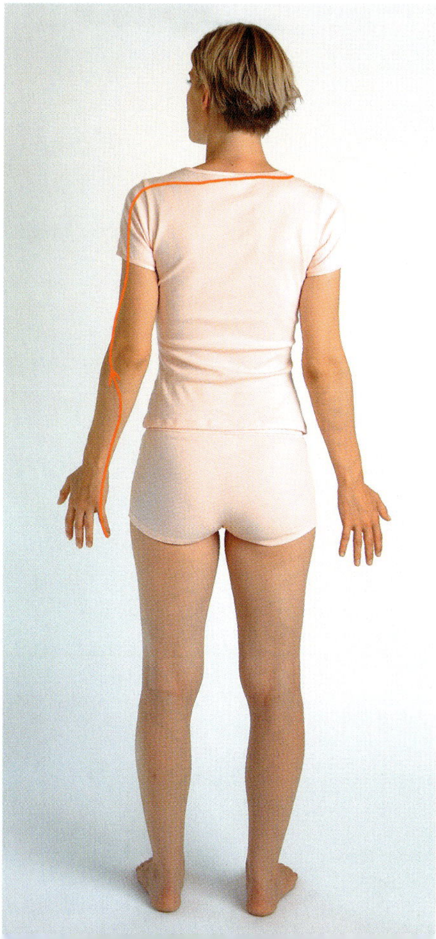

- «es wühlt im Bauch»
- Verdauen von Eindrücken
- Verinnerlichen der Energien
- Sprache
- Gehör
- Halsbeschwerden
- Schulterbeschwerden

Blasenfunktionsstrom

Zugeordnetes Sternzeichen:
Waage
Qualität:
Zufriedenheit
Themen:
- Gelassenheit, im Strom sein, Mitte bilden
- Wo ist die Harmonie? – alles ist ausgelegt auf Harmonie
- Gefühl für Schönheit und Kunst
- Gefühl der Fülle entwickeln (bei Mangel)
- zur Ruhe kommen
- in Einklang sein mit dem materiellen Leben
- «Entgiftung» von Gedanken
- Loslassen von etwas Verbrauchtem und nicht mehr Aktuellem, Abschied mit Tränen
- Konflikte bewusst betrachten
- Vergeben können
- Angst
- Ausgleich des Wasserhaushalts
- Kräftigung der Muskeln
- Krämpfe
- Beschwerden an Kopf, Nacken, Rücken

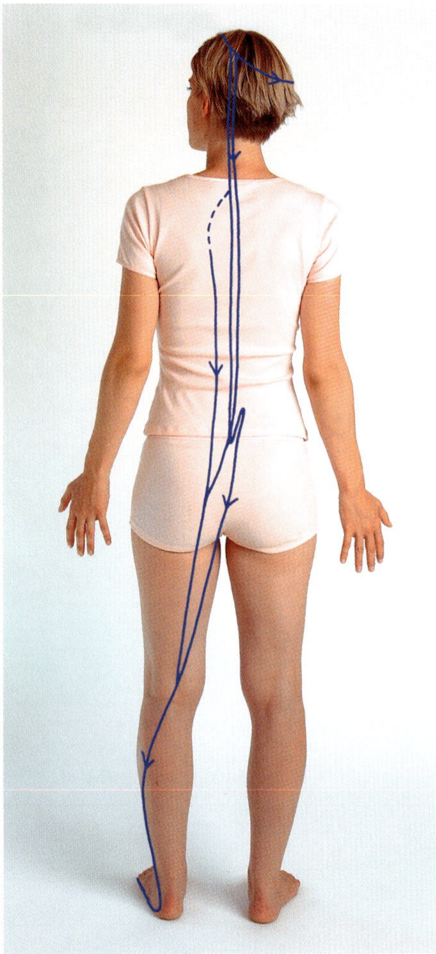

Nierenfunktionsstrom

Zugeordnetes Sternzeichen:
Skorpion (Adler)
Qualität:
Geduld
Themen:
- Loslassen des Eigensinns
- auf den geeigneten Augenblick warten können, etwas weiterzugeben
- Transformation, grosser Wunsch nach Wandlung
- Mysterium der Liebe und des Lebens
- Bewusstsein der Schicksalskräfte
- Speicher unserer physischen Energie, Wurzel unserer Lebenskraft, um in Zeiten des Umbruchs bzw. in Krisen zentriert zu sein
- Kreativität
- Bearbeitung der Beziehungsprobleme: «Es geht mir an die Nieren», partnerschaftlicher Ausgleich zwischen dem inneren männlichen und weiblichen Pol
- Trotz, Groll, Neid
- Mangel an Liebe
- Zweifel, Selbstzerstörung
- aus dem Vertrauen in die Zukunft die Gegenwart bewältigen

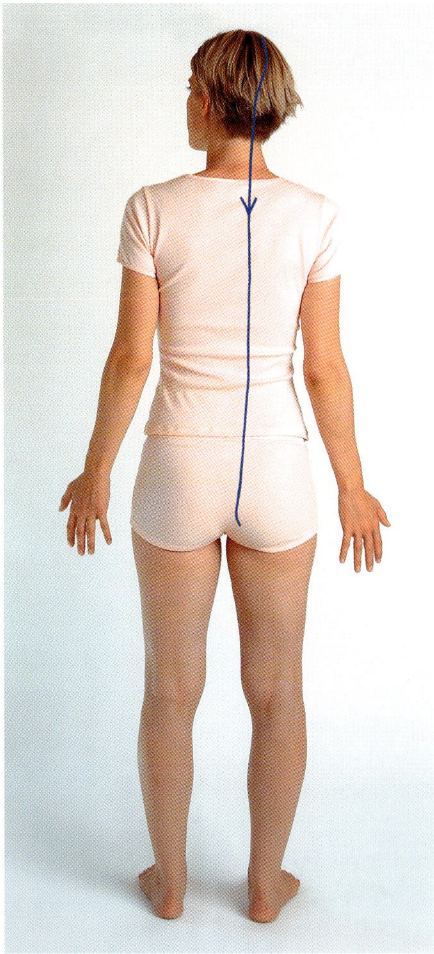

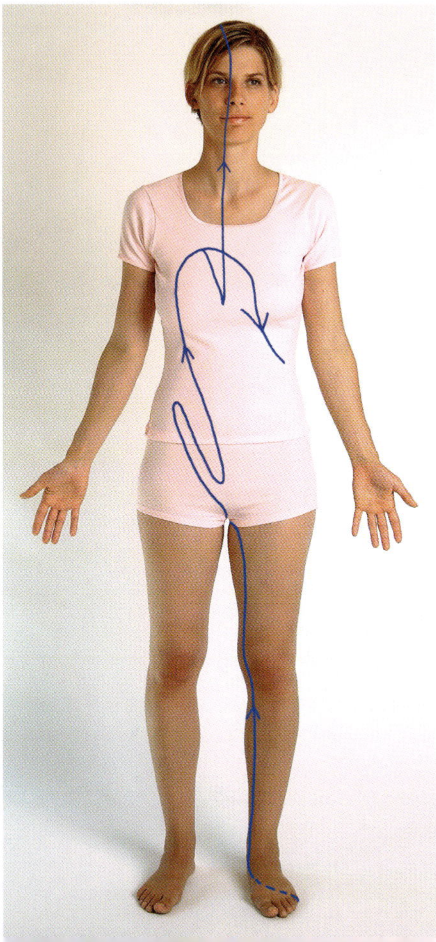

– der Lust im Leben ihren Platz geben
– Versöhnung mit dem eigenen Lebensweg
– Organsenkungen
– Warzen
– Gehirnsubstanzbildung
– Knochen, Mark, Nägel, Haare, Zähne
– Herzbeschwerden
– chronisches Asthma

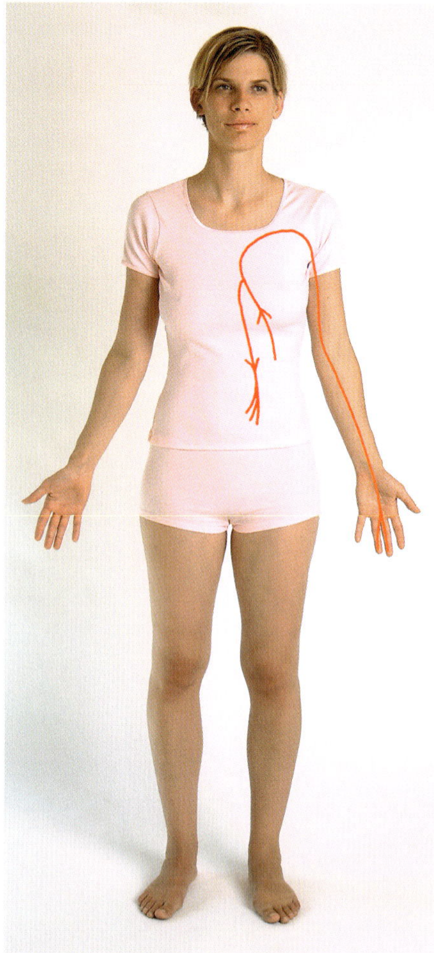

Zwerchfellfunktionsstrom

Zugeordnetes Sternzeichen:
Schütze
Qualität:
Klarheit
Themen:
– Klarheit führt zu Erkenntniskraft
– Gewähltes hohes Ziel ständig durch neue Ideen beleben, gestalten, ausbauen
– Begeisterungsfähigkeit
– Quelle des Lebens – Atmung
– Verbindung zwischen Himmel und Erde, Öffnung der Wahrnehmung nach oben
– Unabhängigkeit von äusseren Einflüssen
– Schläfrigkeit am Tag
– Nachtschichtarbeiter
– extravertierte Menschen
– Herz: Herzschrittmacher, Herzklappenfehler usw.

Nabelfunktionsstrom

Zugeordnetes Sternzeichen:
Steinbock
Qualität:
Mut
Themen:
- Stärken der eigenen Fähigkeiten, Übersicht gewinnen
- Erkennen: Die Erde ist der Garten Gottes
- Verbundenheit mit der Einheit, der höchsten Quelle
- Wissen: Dichteste Schwingung des Seins entsteht, wenn Dunkelheit am grössten ist; das Licht im Inneren ist gross
- in die Tat kommen

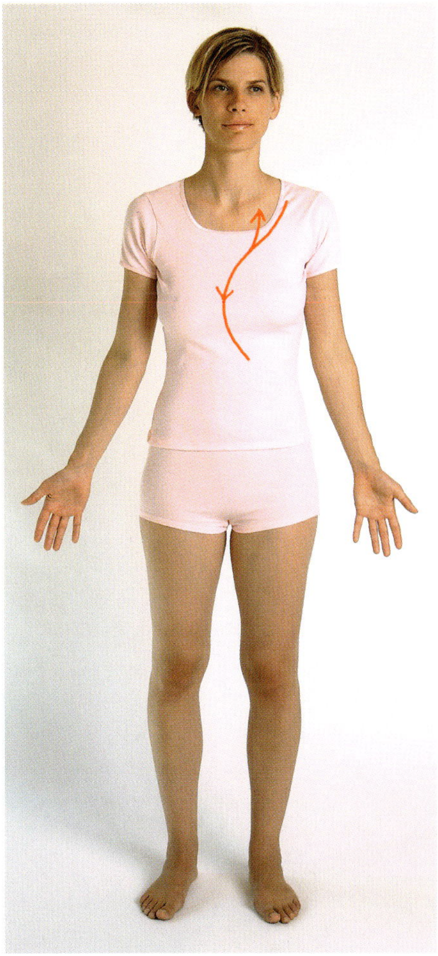

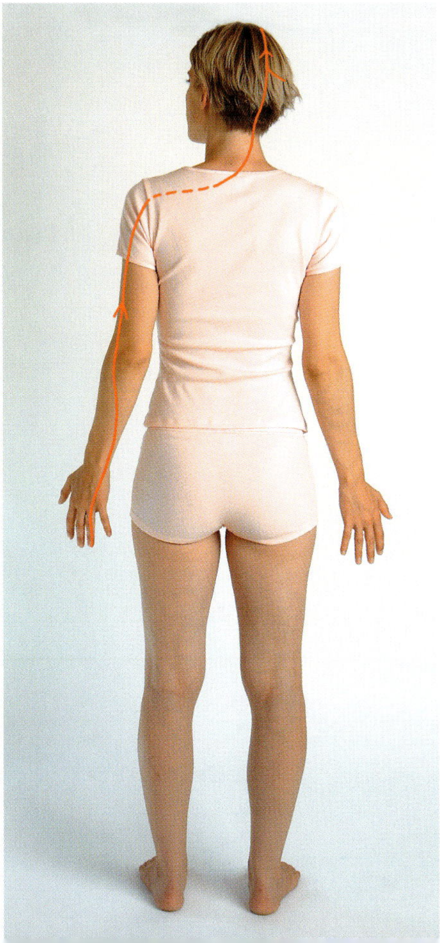

- Gemeinschaftsdenken
- introvertierte Menschen
- Ohren
- Schwangerschaft
- Gehirn und gesunde Wirbelfunktion – Entwicklung und Erhaltung
- Gelenkbeschwerden

Gallenblasenfunktionsstrom

Zugeordnetes Sternzeichen:
Wassermann
Qualität:
Verschwiegenheit
Themen:

- Hingabe, Schweigen, Sammlung
- durch Beobachten Gesetze in der Natur erkennen
- stilles Fliessen führt zur Einheit
- bei Kritik läuft die Galle über, «Gift und Galle spucken»
- Zukunftsbringer, Visionär, der Zeit voraus
- Idealismus
- Entschlusskraft zu handeln
- Schaffenskraft

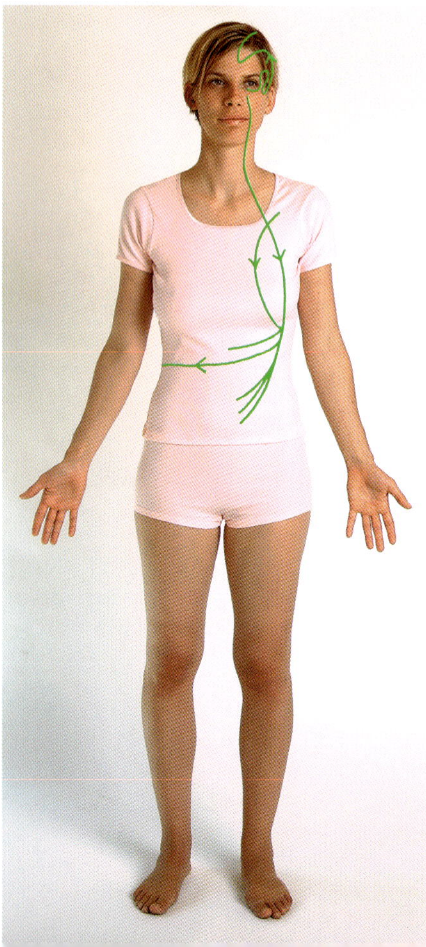

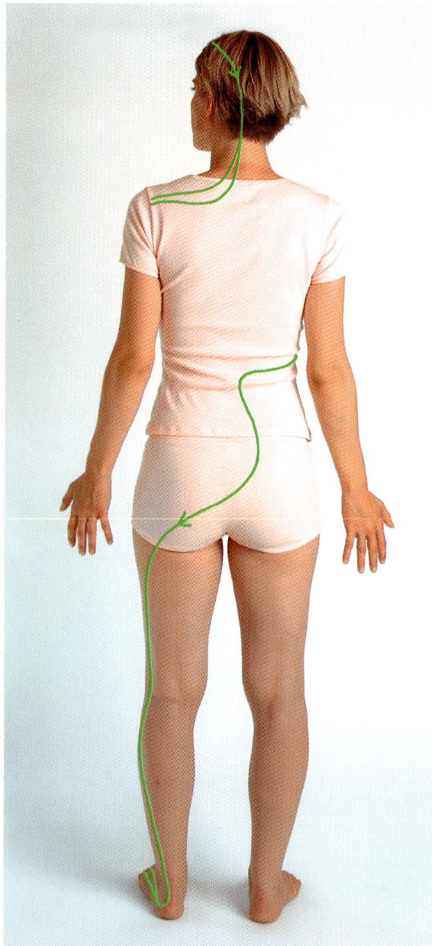

- Was du träumen kannst, ist möglich
- Freiheit, Nonkonformismus
- Stärkung der Intuition
- glanzlose Haut
- schuppige Haut (besonders im Gesicht)
- zwanghaftes Räuspern, Hüsteln
- Beschwerden auf dem Stromverlauf
- Wachstumsschmerzen

Leberfunktionsstrom

Zugeordnetes Sternzeichen:
Fische

Qualität:
Grossmut

Themen:

- Grossmut wird zu Verständnis
- Erlösung ist alles, was kostbar ist
- tiefe Hingabe, grosses Herz
- Einfühlungsvermögen
- Träger der Essenz des Lebens
- Kämpfernatur, für Elan am Morgen
- Erfrischung der Gesamtenergie
- organisieren, planen, wahres Sehen

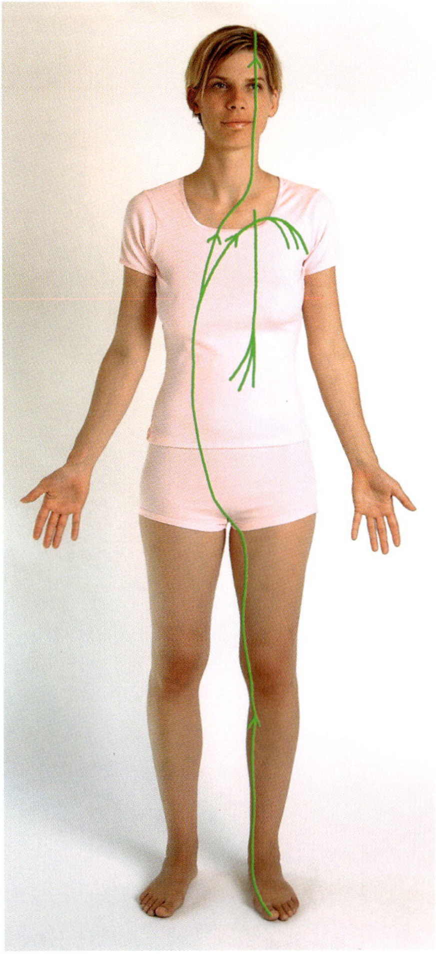

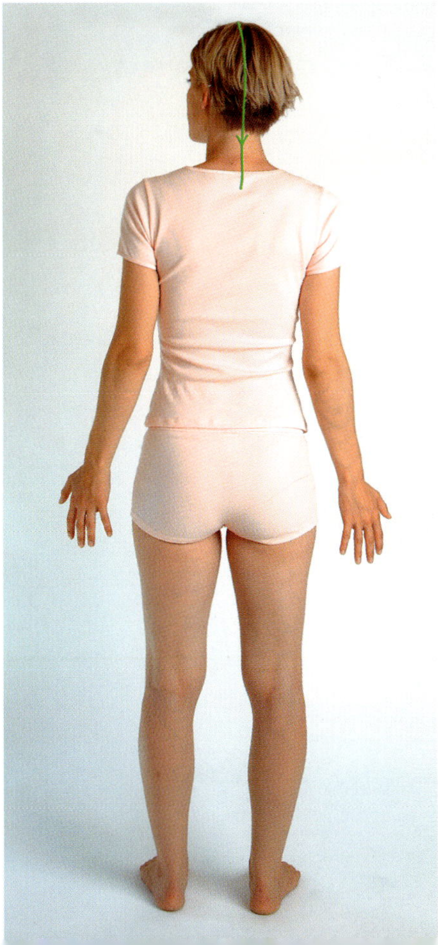

- unterdrückte Aggressionen, «Laus, die über die Leber gelaufen ist»
- Hüftbeschwerden
- Übelkeit
- Augen, zum Beispiel Kurz-, Weitsichtigkeit

Lungenfunktionsstrom

Zugeordnetes Sternzeichen:
Widder
Qualitäten:
Verehrung, Ehrfurcht
Themen:

- Durch Verehrung und Ehrfurcht entsteht Demut, achtungsvolles Staunen, Lob und Dank
- Freude am Leben
- Energie freisetzen, um zu leben
- reine Freude am Leben
- Selbstbewusstsein, Kraft des «Ich Bin»
- geistiges Wachstum, Entwicklung
- gedanklich den alten Dingen nachhängen

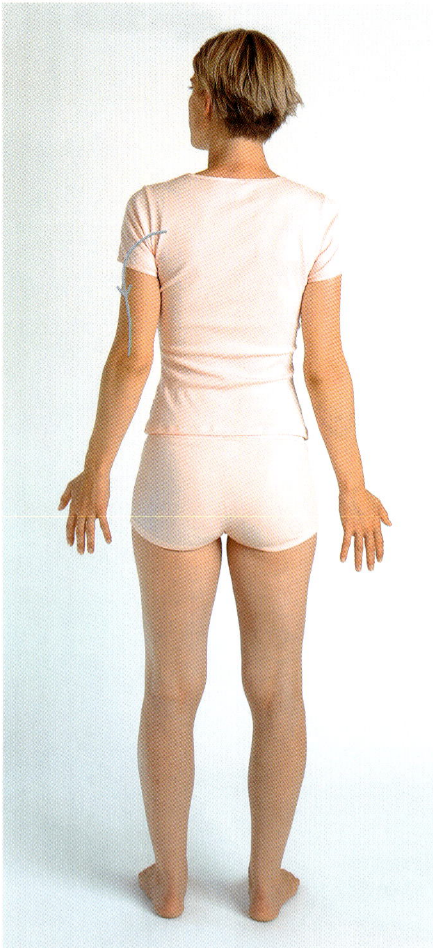

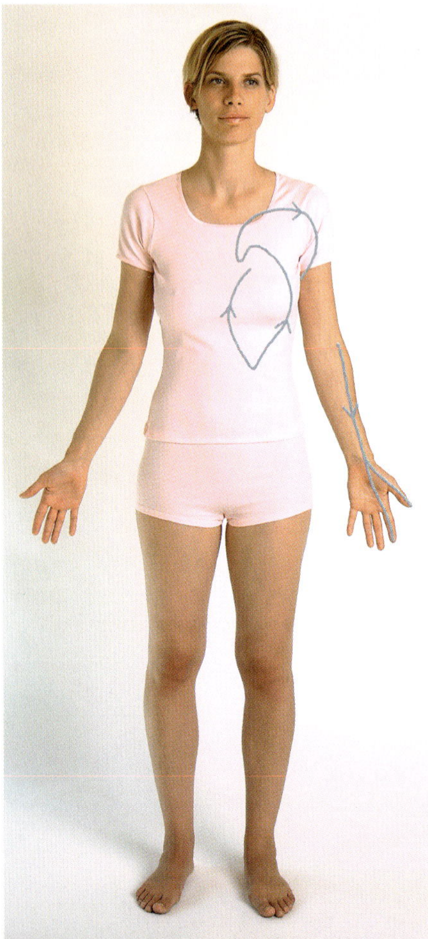

- Schüchternheit, unreifes Verhalten
- Optimismus
- harmonischer Redefluss
- Dinge anpacken, Handlungsfähigkeit
- sich dem Leben und seinem Rhythmus anvertrauen und dem Lebensfluss hingeben
- Stauungen im Brustkorb
- Allergien
- trockene Haut

Dickdarmfunktionsstrom

Zugeordnetes Sternzeichen:
Stier
Qualität:
Gleichmut
Themen:
- Gleichmut führt zu heiterer Ruhe
- Besteigen des inneren Berges, Ausgeglichenheit
- Standpunkte überdenken, sich gegebenenfalls neu orientieren und weiterentwickeln
- Sinn für Schönheit
- Körperbewusstsein
- aus jeder Situation etwas machen
- Handeln

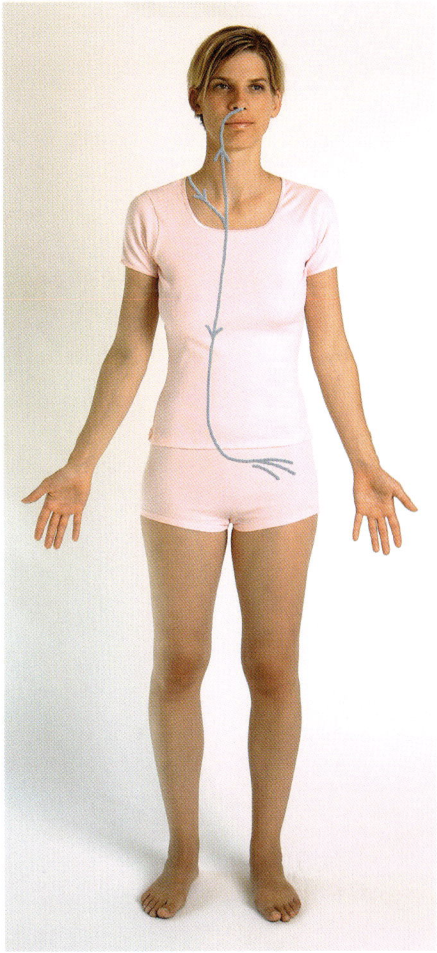

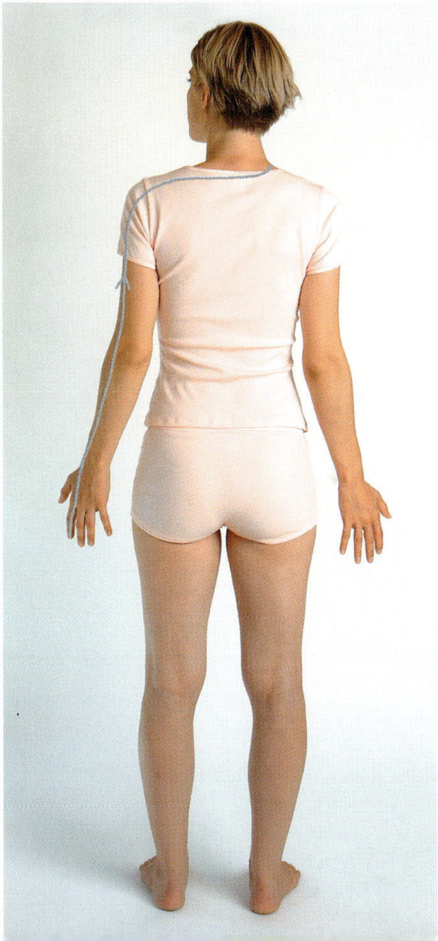

- Gespür für die eigene Kraft
- Energie in Besitz nehmen, halten können – holen, was meines ist
- aufbauendes Denken
- Wert des Mitgebrachten schätzen lernen
- Erdung
- Zurückhaltung
- Wunsch nach Macht und Perfektion
- Festhalten an Überaltetem
- voller Lebensgenuss im Kreislauf von Annehmen und Loslassen, von Nehmen und Geben

- Lust am Besitz und an der Macht durch grosszügiges Denken
- Grundeinstellungen und unbewusste Glaubenssätze bezüglich Reichtum oder Armut
- Augen
- Brust
- Oberarm-, Schulterbeschwerden
- Zähne

Magenfunktionsstrom

Zugeordnetes Sternzeichen:
Zwillinge
Qualität:
Ausdauer
Themen:
- Ausdauer und Standhaftigkeit führen zu Treue
- Durchhaltekraft, Standfestigkeit
- Verbinden von Bewährtem und Neuem
- Freiheit des Geistes, Intelligenz, Wachheit
- Vielfalt, Abwechslung, immer wieder Türen öffnen
- Dinge von der anderen Seite aus betrachten

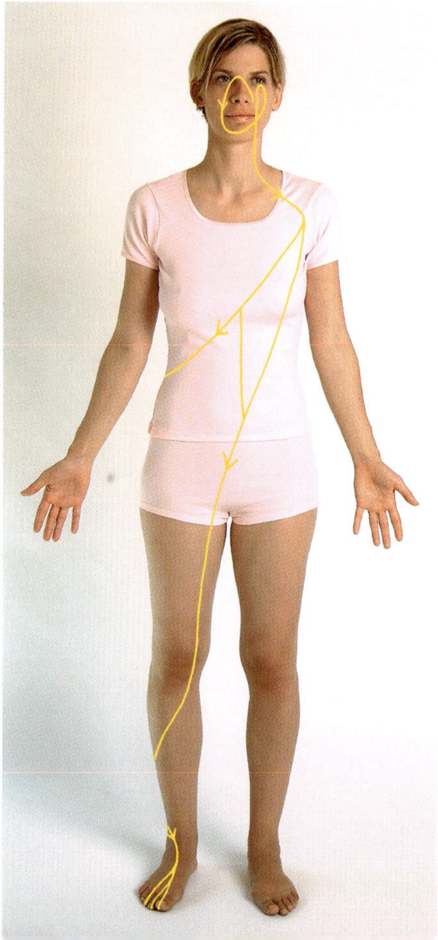

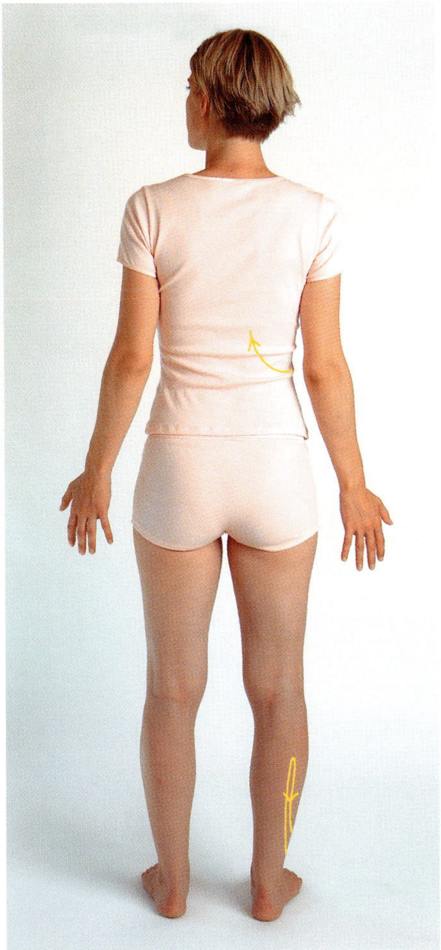

- Hautoberfläche, schwitzend
- aufgesprungene Lippen
- Zähne, Kieferprobleme
- Knieprobleme
- Beschwerden auf dem Stromverlauf

Milzfunktionsstrom

Zugeordnetes Sternzeichen:
Krebs
Qualität:
Selbstlosigkeit
Themen:
- Selbstlosigkeit führt zu Erkenntnis
- Hingabe, Läuterung

- Gelassenheit, Flexibilität, Extreme ausgleichen
- Klarheit des Denkens
- Bewältigen von Konflikten
- Zufriedenheit
- etwas liegt schwer im Magen, etwas in sich hineinfressen, etwas schlucken müssen
- Sehnsucht nach einem konfliktfreien Zusammenleben
- Begierden, die als Ersatz für die Erfüllung im Leben stehen
- Gesichtsneuralgien

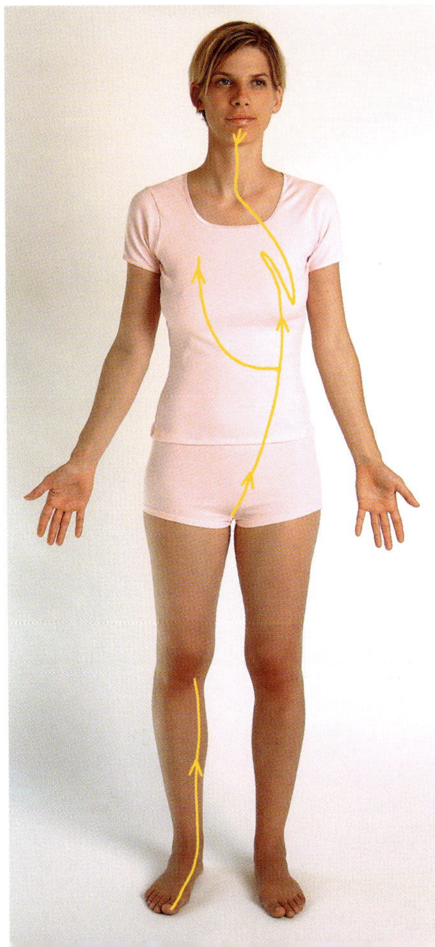

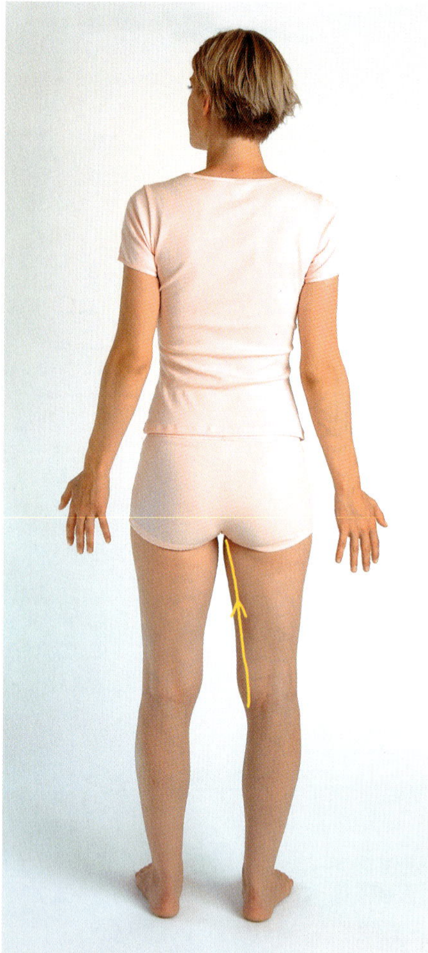

- geistig-seelische Erneuerung
- Abbau von veralteten Lebenskonzepten
- Wiederaufbereiten von Themen in zeitgemässer Form
- Reisekrankheit
- Förderung der Zellatmung
- chronische Müdigkeit
- Kinderkrankheiten
- Sprachschwierigkeiten wie Lispeln
- Hitzegefühl im Körper
- Beschwerden im Hochsommer
- Spannungen in der Brust

- gewohnte oder liebgewonnene Ansichten oder Gewohnheiten überdenken und gegebenenfalls ändern oder loslassen
- Platz an der Sonne
- Quelle der Energie für alle Organe
- Sonnenlicht in den Körper tragen
- sich selbst besser wahrnehmen und fühlen
- sich überall zu Hause fühlen
- Abgrenzung
- Zwänge
- stetige Beschäftigung mit anderen

Ausstreichen der Organfunktionsströme

Die Arbeit mit den Organfunktionsströmen dient vor allem dem Energieausgleich im ganzen Körper; sie erweist sich bei bestimmten Beschwerden als wertvolle Ergänzung zur Behandlung von Körperzonen.

Im Vierundzwanzig-Stunden-Rhythmus versorgen die Organfunktionsströme den ganzen Leib mit Energie; wie sich bereits gezeigt hat, sind diese alle eng miteinander verbunden, so dass häufig bei einer Störung in einem der Organströme der Energieausgleich durch Ausstreichen eines anderen Stroms erfolgt. Das Erfühlen der Organpulse kann exakte Hinweise auf den Energiebedarf oder den Energiestau geben.

Jeder Organfunktionsstrom umfasst eine Fülle von Aufgaben im Körper. Im Rahmen dieses Buches greifen wir nur einige wesentliche heraus. Insbesondere seelische Themen und Tugendkräfte sollen betont werden.

Anregen oder Beruhigen von Energieströmen

Anregen

Das Streichen, Massieren, Auftragen von Mineralstoffcremen im Stromverlauf eines Organfunktionsstromes regt den Energiefluss an. Spiralförmige Massage in Uhrzeigerrichtung wirkt anregend auf den Funktionsstrom. Wärme wirkt auch eher anregend auf den Energiefluss.

Beruhigen

Das Streichen, Massieren, Auftragen von Mineralstoffcremen in Gegenrichtung zum Stromverlauf beruhigt den Energiestrom. Spiralförmige Massage in Gegenuhrzeigerrichtung beruhigt den Strom. Kälte wirkt eher beruhigend auf den Energiefluss.

Mineralstoffe

Alle Mineralstoffcremen können die einzelnen Organfunktionsströme entlasten, unterstützen oder stärken. Die Auswahl kann mit Hilfe der antlitzdiagnostischen Merkmale oder aufgrund der Beschwerden erfolgen.

Körperzonen

Der Organismus des Menschen ist gegliedert in das Nerven-Sinnessystem, das Rhythmische System und das Stoffwechsel-Gliedmassen-System. Diese Dreigliederung kommt auch im Aufbau und in der Funktion der Haut zum Ausdruck. Die Vorgänge in der Haut stehen in enger Beziehung zum gesamten Körper. Das innere Geschehen spiegelt sich an der Oberfläche. Verschiedene Hautzonen stehen in Zusammenhang mit einzelnen Organen (zum Beispiel die nach dem englischen Arzt Dr. Henry Head benannten Headschen Zonen am ganzen Körper oder die Reflexzonen an Händen und Füssen). Demnach sind schmerzende Stellen an der Körperoberfläche, die überempfindlich auf Berührung, Druck, Wärme oder Kälte reagieren, oft ein Hinweis auf Organstörungen, die über die entsprechenden Hautzonen günstig beeinflusst werden können. Der amerikanische Arzt Mackenzie erforschte besonders die Zusammenhänge der Organe mit den Muskelschichten des Körpers. Auch im Bindegewebe wurden entsprechende Organbezugszonen festgestellt. Daraus ergeben sich vielfältige Einsatzmöglichkeiten der Mineralstoffe nach Dr. Schüssler in der äusseren Anwendung.

Durch gezielte Reflexzonenbehandlung kann die Eigenregulation des Körpers angeregt werden. In unserer Betrachtung gehen wir nicht auf Akupunktur oder andere Massnahmen ein. Wir befassen uns ausschliesslich mit der Anwendung der Mineralstoffe nach Dr. Schüssler in Cremeform oder als Wasseranwendungen mit aufgelösten Mineralstoffen.

Dabei ist besonders die Arndt-Schulzesche-Regel zu beachten, die besagt, dass schwache Reize den Körper anregen können, starke Reize in ihrer Wirkung eher hemmend sein können.

Hände und Füsse spiegeln je Reflexzonen des ganzen Körpers; es bilden sich analog alle drei Bereiche ab: der obere Bereich des Kopfes, der mittlere Bereich der Brust und der untere Bereich des Stoffwechsels und der Gliedmassen. Indem wir Hände und Füsse mit Cremen oder Bädern behandeln, sprechen wir also den Mensch in seiner Ganzheit an. Mit den Händen können wir etwas ergreifen, wir können handeln. Durch das Einreiben der Hände oder ein Handbad kann die Handlungskraft unterstützt werden. Die Behandlung der Füsse, mit denen wir die Erde berühren, uns fortbewegen, kann die Fähigkeiten der Bewegung und Wandlung fördern.

Auf diese Weise können wir mehr und mehr Themenbereiche verbinden und mit Kopf, Herz und Hand das Leben gestalten. Diese Betrachtung zeigt uns, dass das Einbeziehen der Hände und Füsse vor allem in der Gesundheitspflege und Krankheitsvorbeugung einen festen Platz einnehmen sollte.

Die innere Arbeit

Die Arbeit am Körper umfasst auch noch weitere Dimensionen. Karlfried Graf Dürckheim schreibt dazu: «Am Anfang aller Verwandlung steht das Bereitwerden zum Spüren, Ernstnehmen, Annehmen und Zulassen der Gestimmtheiten und Impulse, in denen das Wesen sich auftut. Diese Verwandlung betrifft immer den Menschen als ganzen. Einmal muss das wirklich begriffen werden, was das bedeutet: Sich selbst und den anderen ernst zu nehmen in der Ganzheit, Tiefe und Einheit des personalen Subjekts. Dann erst wird man sich in der rechten Weise sowohl um die Bereinigung des inneren Lebens als auch um die Richtigstellung der äusseren Haltung bemühen» (zit. in Malin 1986).

Körper und Seele sind zwei Seiten der Weise, in denen sich der Mensch immer zugleich innerlich und äusserlich bewegt; dies bedeutet, dass man, wenn man am Inneren ansetzt, den Leib mitverändert und, wo immer man den Leib verändert, zugleich eine innere Veränderung herbeiführt.

In diesem Sinne kann die Arbeit der äusseren Anwendungen der Mineralstoffe den Menschen bei der inneren Arbeit unterstützen und begleiten.

Harmonisieren mittels Finger und Zehen

Die Hände sind Träger wichtiger Symbole, die im Orient heute noch überall verstanden werden, selbst von einfachen Menschen. Es gibt in Indien und in anderen östlichen Kulturen eine Fülle von Handhaltungen und Fingerstellungen, so genannte Mudras, die ein komplexes System für die Harmonisierung von Geist, Seele und Körper darstellen. Bei uns im Westen ist dieses Wissen verschüttet und den meisten Menschen nur noch unbewusst zugänglich. Mehr und mehr jedoch besinnen wir uns auf unsere kulturellen Wurzeln und finden Zugang zur Bedeutung von Riten.

«Das ist der Daumen, der schüttelt die Pflaumen, der hebt sie auf …» Diesen Abzählreim aus der Kinderzeit kennt jeder von uns! Aber wer weiss schon, welches tiefere Wissen sich hinter dieser jahrtausendealten magischen Fingerformel verbirgt? Wer weiss, dass in vorchristlicher Zeit der Daumen für die Seele des Kindes stand, der Zeigefinger der «Mutterfinger» war, der Mittelfinger der «Vaterfinger», dessen Einwirkung als Phallussymbol bis in unsere Zeit reicht?

Im Folgenden werden wir detailliert auf die einzelnen Finger und Zehen eingehen samt ihren typischen Qualitäten sowie einige wenige Fingerstellungen erwähnen. Weiterführende Literatur finden Sie im Anhang.

Grundlage für diese Harmonisierung bildet neben den Mineralstoffen nach Dr. Schüssler die Kunst des Jin Shin Jyutsu® – eine Methode, durch Berühren spezifischer Körperzonen den Energiefluss zu balancieren (siehe hierzu auch Kapitel «Handmassage», Seite 122).

Übersicht – das Zusammenspiel von Körper, Seele und Geist

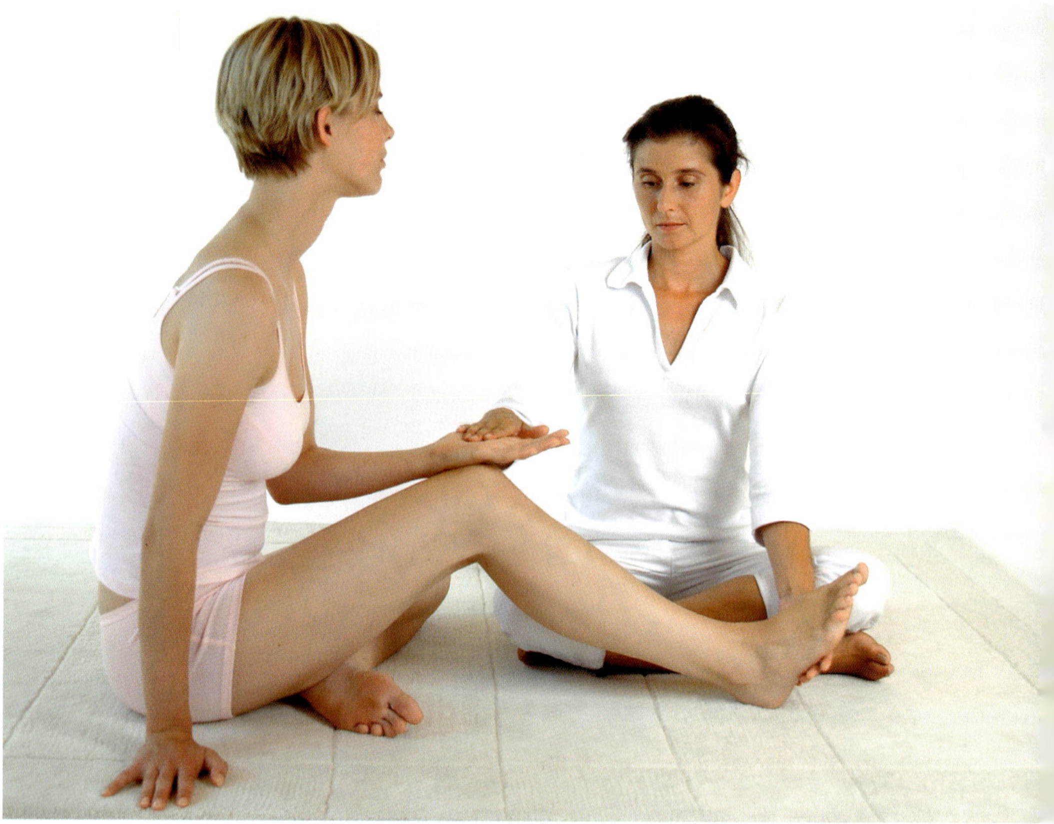

Handflächen und Fusssohlen halten

- Neubelebung des ganzen Organismus
- bei Ermüdung
- zur Augenentlastung
- verbessert die Durchblutung der Füsse
- zum Ausgleich der weiblichen und männlichen Energien

Daumen halten

– stärkt Urvertrauen – wandelt Sorge, Kummer, Ängstlichkeit
– allgemeine Ermüdungserscheinungen des Tages
– fördert gesunde Verdauung
– löst Spannungen in Kopf, Schultern und den Lungen
– harmonisiert Milz-, Magenfunktionsstrom

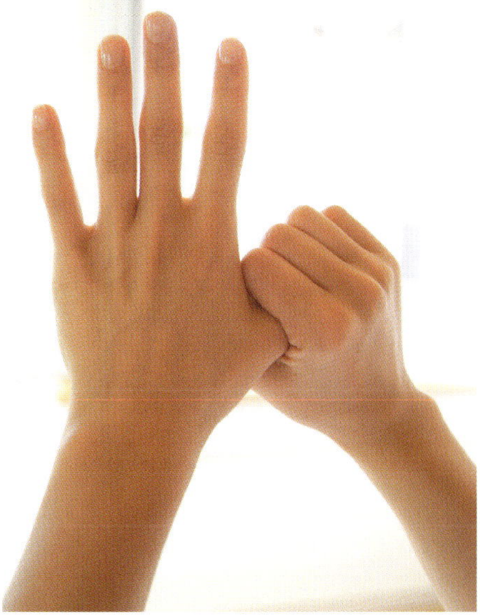

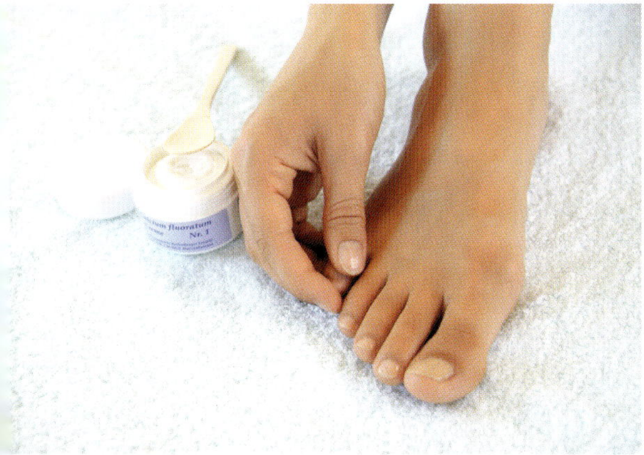

Kleine Zehen halten

– stärken Vertrauen, geben Sicherheit – lösen Angst, Unsicherheit, Eifersucht, Rachegefühle, Starrköpfigkeit
– lösen Verspannungen im Rücken
– fördern Ausscheidungsfunktion und Aufnahme der Nahrung
– stärken Fortpflanzungsfunktion
– stärken Blasen- und Nierenfunktion

Halten von Daumen und gegenüberliegender kleiner Zehe

«Ich fühle mich sicher, geborgen, geliebt.»
«Ich kenne keine Langeweile.»

– ins Gleichgewicht kommen
– Verbesserung der Atmung
– für regelmässigen Herzschlag
– Ausgleich der Verdauung
– Nervenberuhigung
– Stärkung der Ausdauer
– fördert Selbstsicherheit
– unterstützt beim Abnehmen
– gleicht den Zuckerspiegel aus
– hilft bei Fieber
– löst Blähungen

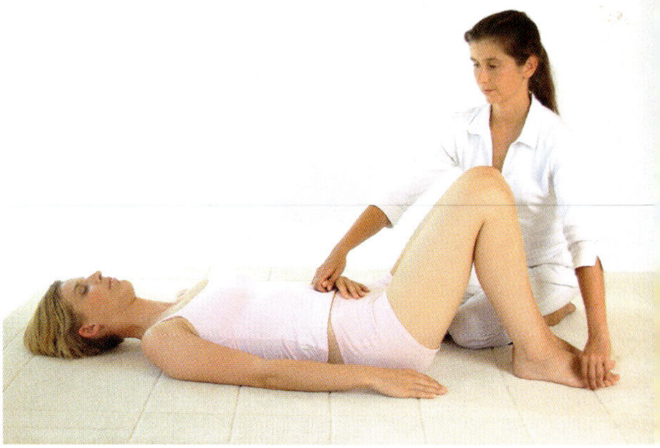

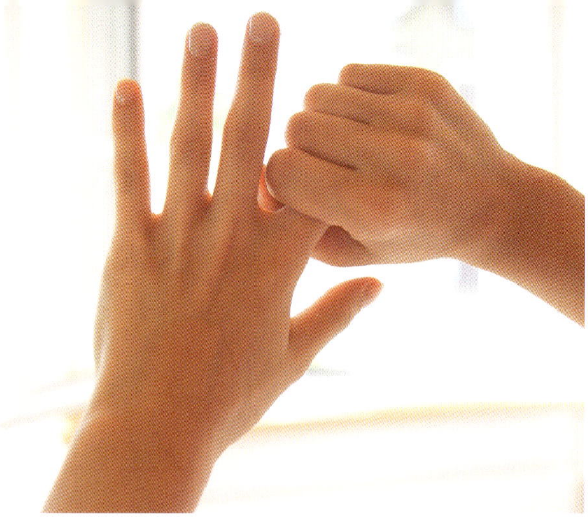

Vierte Zehe halten

– stärkt Leber, Gallenblase, Milz und Bauchspeicheldrüse
– fördert den freien Fluss der Gedanken
– erleichtert das Lösen von Rückenspannungen, Belastungen im Bereich der Atmung und Verdauung

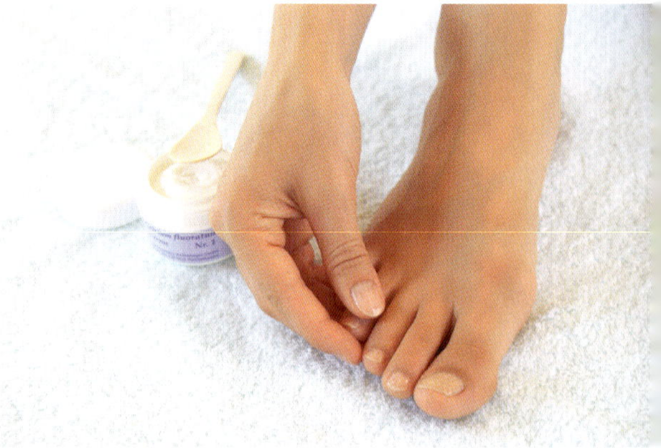

Zeigefinger halten

– gibt Zuversicht, Lebensfreude – hilfreich bei Angst, Schüchternheit, Frustration, Perfektionismus
– Erneuerung von Knochen und Knochenmark
– stärkt Zähne und Zahnfleisch
– hilft Babys beim Zahnen
– vorbeugend gegen Haarausfall und Ergrauen der Haare
– stärkt den ganzen Kreislauf
– bei Ohrenproblemen
– Tennisarm, Beschwerden am Handgelenk und den Fingern
– stärkt die Nägel
– stärkt den Rücken
– harmonisiert Nieren- und Blasenfunktionsstrom

Halten von Zeigefinger und gegenüberliegender vierter Zehe

– Nägelkauen
– Nagelbettentzündungen
– Ödeme
– Rückenbeschwerden
– Negativität
– Blähungen
– Kopfschmerzen
– Depressionen
– lähmende Angst
– Angstschweiss

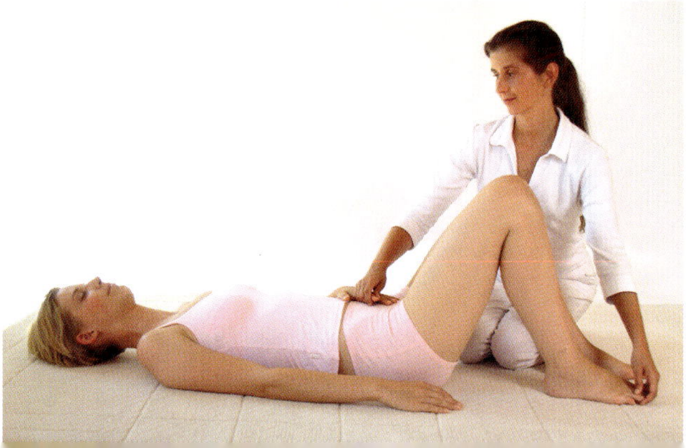

Mittelfinger halten

«Je mehr ich loslasse, umso mehr kann ich empfangen.»

- stärkt Veränderungskraft
- hilfreich bei Wut, Ärger, Feigheit, Reizbarkeit, Ohnmachtgefühl
- harmonisiert Leber- und Gallenblasenfunktionsstrom

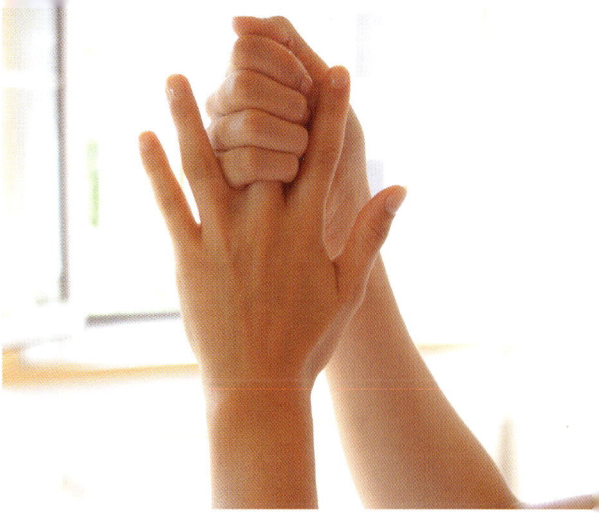

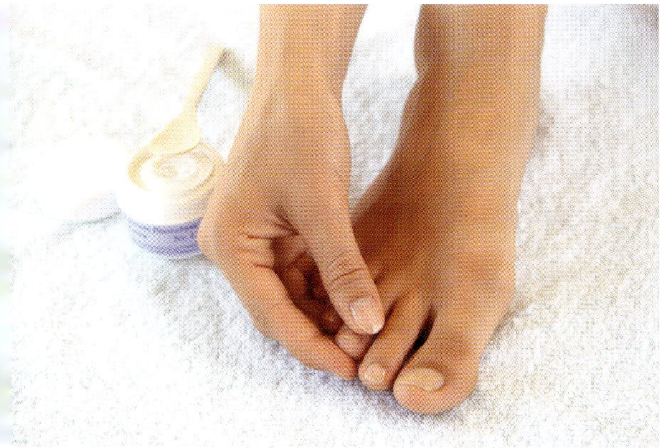

Mittlere Zehe halten

- allgemeine Harmonisierung der Atmung und Verdauung

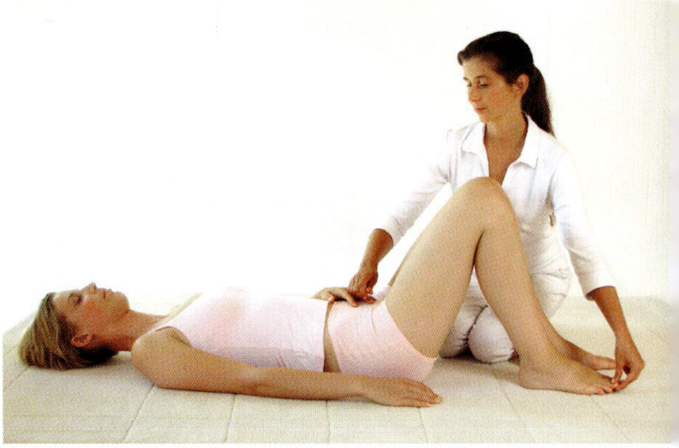

Halten von Mittelfinger und gegenüberliegender mittlerer Zehe

- wieder «Herr im eigenen Haus» sein
- Regeneration bei Müdigkeit
- bei abgehärmtem Aussehen
- Neigung zu blauen Flecken
- Migräne
- Augenentlastung
- Verdauung
- Hyperaktivität
- Ausgleich zwischen Säuren und Basen
- fördert die Milchbildung bei stillenden Müttern
- unterstützt Entspannung
- hilft bei Schluckbeschwerden
- hilft bei Sprechproblemen
- unterstützt das Hören

Ringfinger halten

– fördert das Loslassen, stärkt das Zutrauen – bei Trauer und Traurigkeit
– fördert den gesunden Menschenverstand
– inspiriert zu einer bejahenden Lebenshaltung
– harmonisiert Lungen- und Dickdarmfunktionsstrom

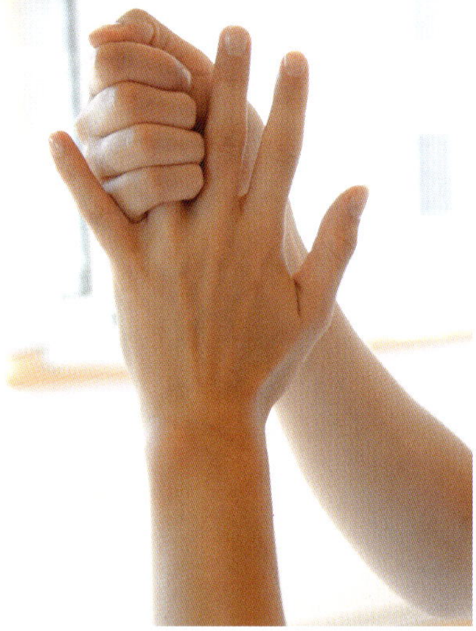

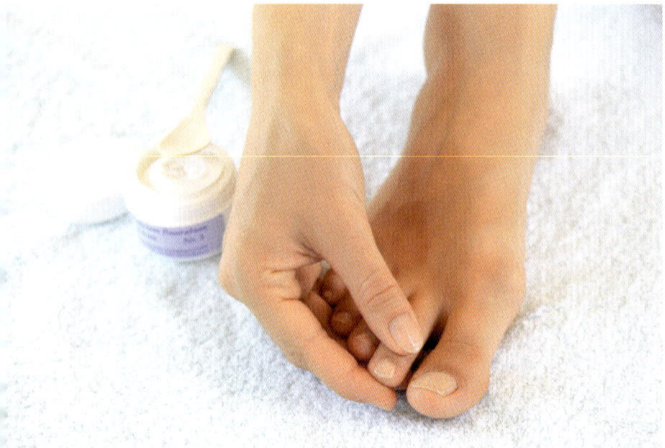

Zweite Zehe halten

– Augenzehe
– stärkt die Augenkraft

Halten von Ringfinger und gegenüberliegender zweiter Zehe

– bei allen Augenthemen
– löst Spannung und Enge im Brustkorb
– bei energielosem Herumliegen
– bringt Freude ins Sein
– hilft Gedanken zu reinigen – löst Schleim
– Gefühllosigkeit
– Hautprobleme
– Reinigung des Bindegewebes
– seelisches Gleichgewicht erlangen
– Energetisierung aller Körperfunktionen

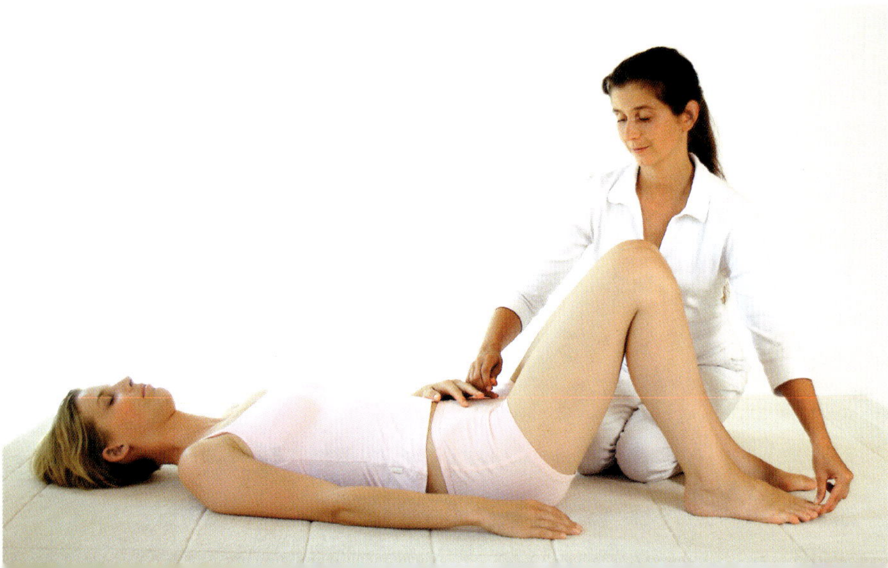

Kleinen Finger halten

«Das Leben ist mühelos.»

- zu sich stehen
- stärkt Ich-Kraft
- löst Bemühung und Verstellung
- harmonisiert Herz- und Dünndarmfunktionsstrom

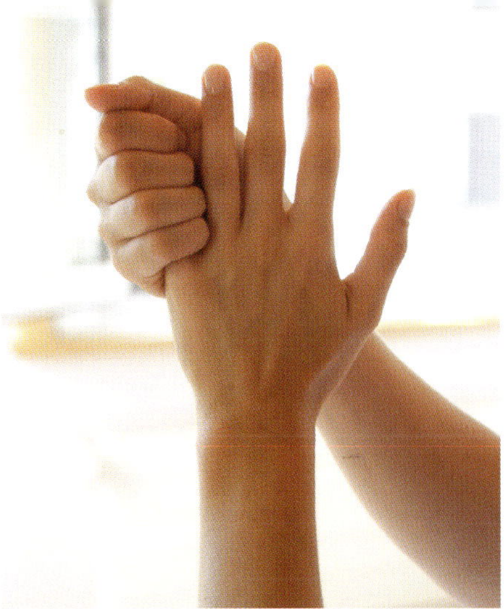

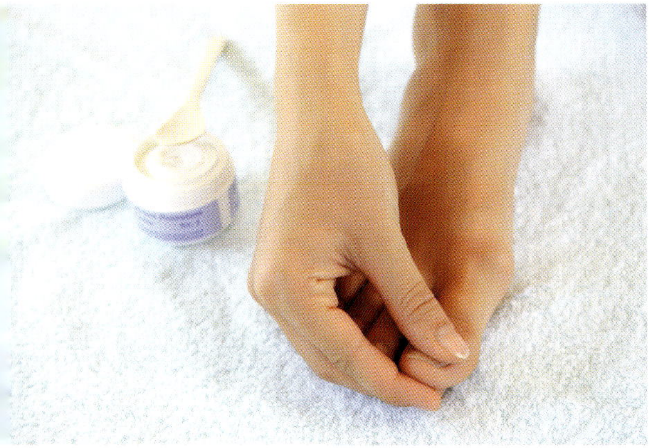

Grosse Zehe halten

- unterstützt die Funktion von Magen-, Milz-, Leber- und Gallenblasenenergie

Halten von kleinem Finger und gegenüberliegender grosser Zehe

- harmonisiert das Gefässsystem
- bei Schweissausbrüchen, die einem peinlich sind
- ständiges Durstgefühl
- Sodbrennen
- Krampfadern
- fördert gesunden Schlaf und Schlafrhythmus
- hilft Lachen und Freude ins Leben zu bringen
- trockene Haut
- nach Beinbruch, Fussverstauchung
- Unfallneigung
- hilft das Naschen zu lassen
- unterstützt beim Wasserlassen
- fördert Flexibilität

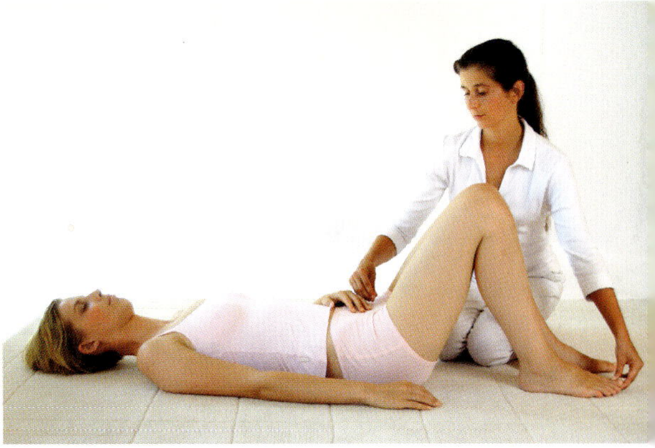

- Osteoporose
- Knochenarbeit – «wenn mir etwas in die Knochen fährt ...»

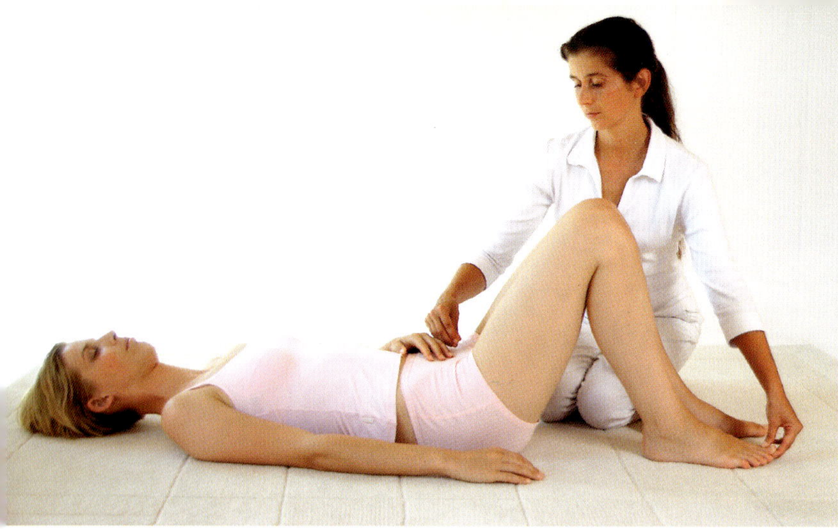

Finger-Zehen-Kreis

Mit der einen Hand ohne Druck die grosse Zehe am rechtem Fuss, mit der anderen Hand den kleinen Finger der linken Hand halten, bis der Puls spürbar ist und die beiden Pulse übereinstimmen. Dann die nächste Zehe und den Ringfinger halten und erneut das übereinstimmende Pulsieren abwarten. Auf diese Weise Zehe um Zehe und Finger um Finger beider Füsse und Hände über Kreuz halten.

Diese einfache Übung hilft den Energien freier zu strömen; sie stärkt die Koordination und kann als tägliche Unterstützung dienen. Es gäbe noch viel dazu zu sagen, manches kommt jedoch erst durch die Erfahrung …

Die Übung hat keinerlei ungute «Nebenwirkungen»!

Beim Jin Shin Jyutsu® geht es darum, durch die blosse Berührung (über die Kleidung) von jeweils zwei «Orten» am Körper gestaute Energie ins Fliessen zu bringen, sich sozusagen zwischen Himmel und Erde besser einfinden zu können (siehe hierzu auch Kapitel «Handmassage», Seite 122). Lebensenergie ist stets in Fülle da, wir können sie oft nur nicht nutzen. All diese einfachen Übungen dienen dazu, die körpereigenen Energieströme zu harmonisieren.

Zu dieser energetischen Lösung auf der Basis des Jin Shin Jyutsu® fügen sich in der Praxis die Mineralstoffe nach Dr. Schüssler sehr gut ein. Die Mineralstoffe können in Cremeform auf verschiedene Arten eingesetzt werden.

Oft genügt es, sich vor dem Halten der Finger bzw. der Finger und Zehen mit einer gewählten Mineralstoffcreme die Hände einzureiben. Diese Anwendungsform dient insbesondere zur Vorbeugung und Erhaltung der Gesundheit.

Bei schon bestehenden Beschwerden ist es eine gute Unterstützung, Hände und Füsse – je nach Befinden – mit den Mineralstoffcremen zu versorgen. Es geht in erster Linie um die Grundentstörung durch einfaches Halten der Finger und Zehen.

Hinzu kann als Weiterführung die Reflexzonenbehandlung kommen.

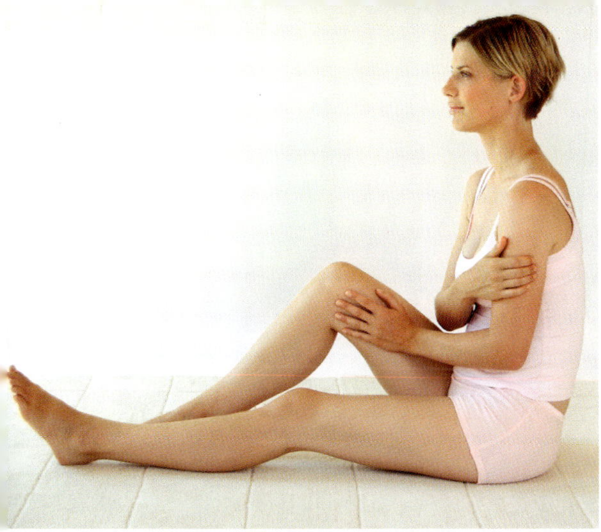

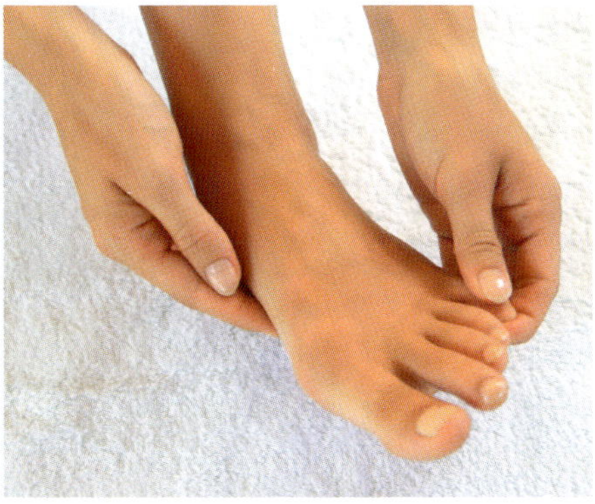

Fusssohle und kleine Zehe

Mitte der Fusssohle am höchsten Punkt der Wölbung und die kleine Zehe am gleichen Fuss halten.

- bei akuten stechenden Schmerzen Magnesium-phosphoricum-Creme
- bei hohem Fieber Kalium-phosphoricum-Creme
- bei Hornhaut an der Fusssohle Calcium-fluoratum-Creme
- bei Asthma, Bronchitis Ferrum-phosphoricum-, Magnesium-phosphoricum-Creme

Halten von Oberschenkel und gegenüberliegendem Oberarm

Diese Stellen (siehe Bild links oben) in der dargestellten Weise zu halten hilft, vieles auszugleichen, zu stärken, zu lösen. Wir nennen im Rahmen dieses Buches nur einige Themen. Sie können die genannten oder selbst gewählten Cremen auf die entsprechenden Stellen auftragen, dann die Stellen halten, bis ein übereinstimmendes Pulsen entsteht.

Nr. 1 Calcium fluoratum
Spannungen und Schmerzen im Knie (mit Magnesium-phosphoricum-Creme)

Nr. 2 Calcium phosphoricum
Beschwerden im Kopf, Ohrenthemen, Gleichgewicht (mit Silicea-Creme)

Nr. 3 Ferrum phosphoricum
Stärken des Immunsystems, für die Stimme und bei Stimmverlust (mit Kalium-chloratum-Creme)

Nr. 4 Kalium chloratum
Schilddrüsenfunktion harmonisieren (mit Calcium-fluoratum-Creme)

Nr. 5 Kalium phosphoricum
Wiederbelebung der Sprachfähigkeit nach Schlaganfall (mit Calcium-phosphoricum-Creme)

Nr. 7 Magnesium phosphoricum
Spannungen im Brustraum, Beklemmung, Schulter- und Nackenthemen (mit Calcium-phosphoricum-Creme), für ausgewogenen Appetit

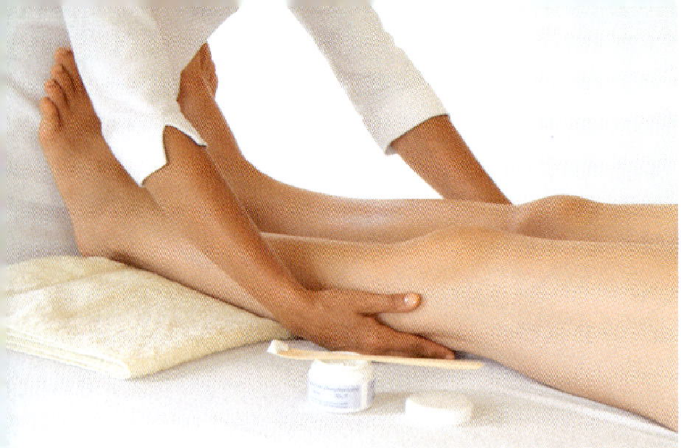

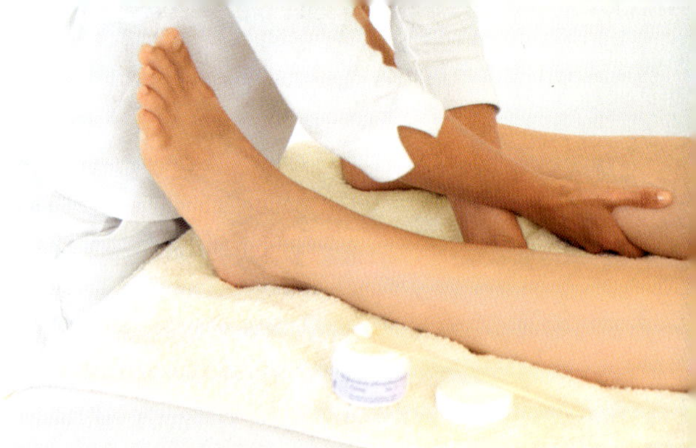

Die Waden

Für alle Hautthemen, um die tiefen Hautschichten zu reinigen und zu regenerieren, zum Beispiel bei Verbrennungen, Sonnenbrand. Waden in allen Positionen auf beiden Seiten parallel und überkreuzt halten.

1. Beginnen bei den Kniekehlen,
2. Mitte der Waden,
3. in der Höhe der Fussgelenke.

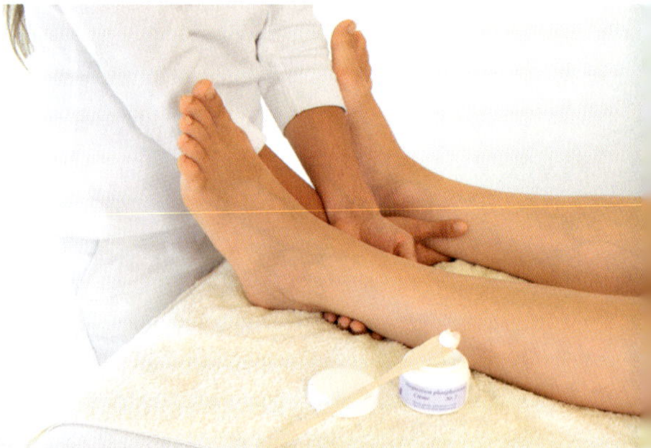

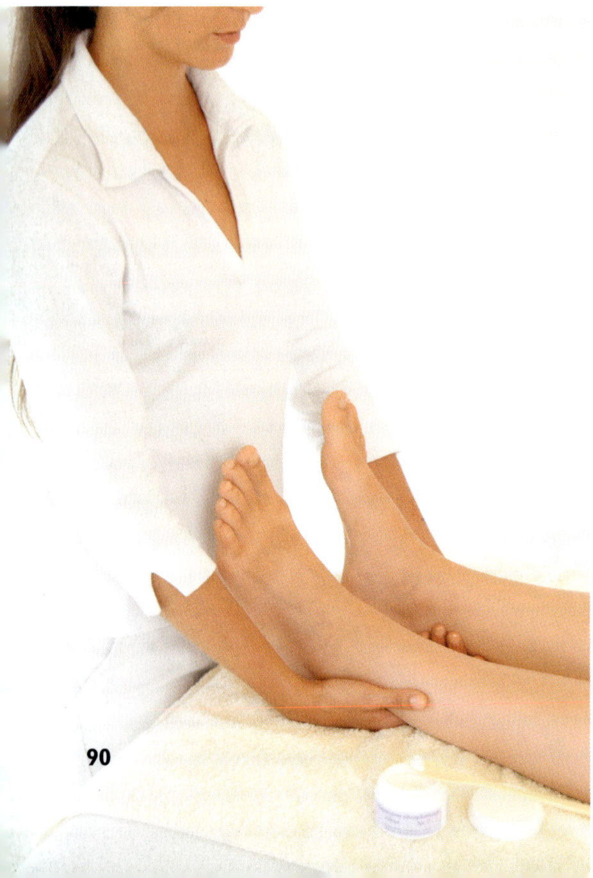

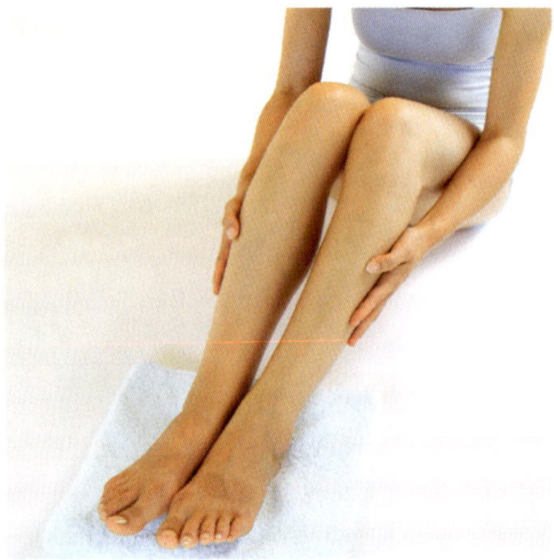

Die Übung kann auch als Selbsthilfe durchgeführt werden.

Äussere Anwendungen der Mineral-stoffe

Anwendungen mit Wasser

Hand- und Fussbäder

Bei allen Hand- und Fussbädern gilt ein wichtiger Grundsatz: Nur wenn Hände und Füsse durchwärmt sind, können Mineralstoffe und Kräuter ihre volle Wirkung erzielen! Dies gilt in besonderem Masse für Wasseranwendungen. Bei kalten Händen und Füssen ist daher die Cremeanwendung vorzuziehen.

In den Händen und den Füssen bildet sich analog der ganze Mensch ab. Da die Gliedmassen mit dem Stoffwechselsystem zusammenhängen, können die Stoffwechselvorgänge im Körper mit Hand- und Fussbädern sehr gut unterstützt werden. Über Hand- und Fussbäder lässt sich der ganze Körper beleben, beruhigen, harmonisieren, und die Wirkstoffe können vom Organismus gut aufgenommen werden.

Über die entsprechenden Hand- bzw. Fussreflexzonen kann der ganze Körper angesprochen werden. Ausserdem können – je nach Bedarf – die Organströme aktiviert oder beruhigt werden.

Folgende Organströme können über die Füsse erreicht werden:

Magenstrom, Milzstrom,
Leberstrom, Gallenblasenstrom,
Nierenstrom, Blasenstrom.

Folgende Organströme können über die Hände erreicht werden:

Lungenstrom, Dickdarmstrom,
Herzstrom, Dünndarmstrom.

(Genaueres zu den Organströmen erfahren Sie in dem Buch: «Heilende Berührung» von Alice Burmeister und Tom Monte)

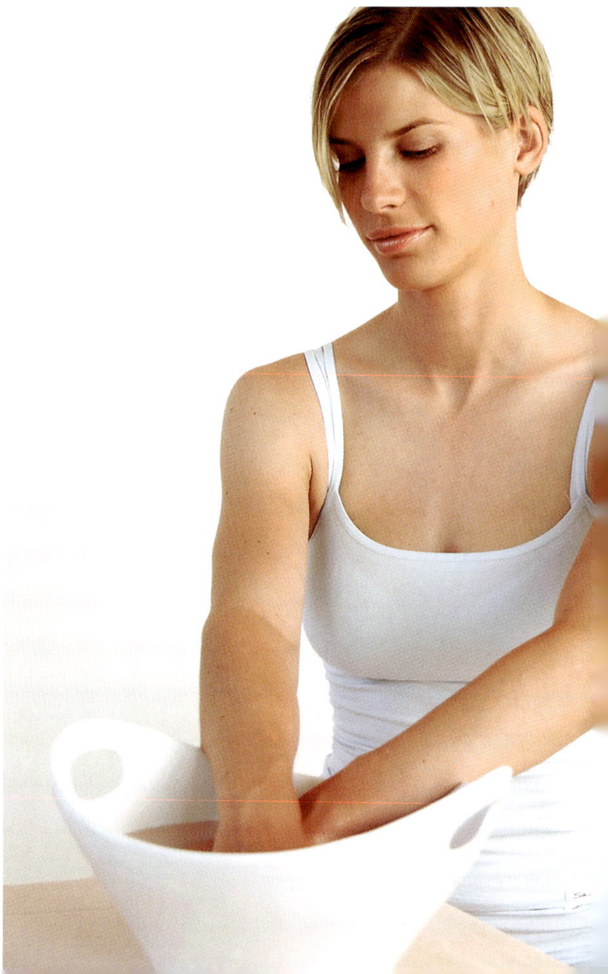

Handbad

Wir können die Mineralstoffe ihrer Funktion entsprechend gezielt einsetzen; ausserdem können wir durch Zugabe von ätherischen Ölen, Blütenessenzen-Ölen oder Blütenessenzen die Wirkung des Bades abrunden.

Wasser in der gewünschten Temperatur in ein Becken oder in eine Schüssel oder Energieschale geben. Die benötigten Mineralstoffe (zirka 20 Tabletten oder 2 Esslöffel Pulver) einrühren. Von den Ölen oder Blütenessenzen sind nur wenige Tropfen nötig. (Um die volle Wirkung eines zugefügten Öles zu erzielen, ist es sehr hilfreich, das Öl mit Hilfe von Achterschwüngen ins Badewasser zu mischen.) Mineralstoffpulver hat gegenüber Mineralstoffen in Tablettenform den grossen Vorteil, dass es sich im Wasser vollkommen auflöst.

Harmonische Gefässe können die Wirkung der Anwendungen enorm unterstützen. Wir haben in unserer Arbeit entdeckt, dass Tongefässe für Fuss- oder Handbäder mit Mineralstoffen nach Dr. Schüssler sehr gut geeignet sind. Der Einsatz so genannter Energieschalen aus Ton lohnt sich sehr, da durch die Form dieser Schalen ein rascher Energieausgleich geschieht und die eigenen Energien des Menschen wieder gut in Fluss kommen. Ausserdem reduziert sich die Anzahl der benötigten Mineralstofftabletten. Die Energieschalen sind in verschiedenen Grössen bei der Naturprodukte Kellenberger GmbH erhältlich.

Auch für Arm- und Handbäder sind die Energieschalen hervorragend geeignet (siehe Abbildung Seite 94).

Im Allgemeinen werden für Hand- wie für Fussbäder 20 bis 30 Mineralstofftabletten in warmem Wasser aufgelöst. Das Bad soll etwa 15 bis 20 Minuten dauern. Als Ergänzung zu den aufgelösten Mineralstoffen eignen sich ganz besonders die Kräuterblütenöle der Flower Essence Society aus Kalifornien (Johanniskraut, Ringelblume, Beifuss, Löwenzahn und Arnika). Es kann je 1 Teelöffel des entsprechenden Öls in das Fuss- oder Handbad mit Achterbewegungen eingerührt werden. Selbstgemachte Kräuteröle und qualitativ einwandfreie Öle anderer Hersteller können ebenso zur Anwendung kommen.

Wichtig bei diesen Anwendungen ist, dass der Raum warm ist und die Knie mit einer Decke gewärmt werden. Während des Bades öffnet sich der Mensch für die feinen Energien, daher soll es in einer angenehmen Atmosphäre ohne Berieselung durch Fernseher, Radio oder Lesestoff durchgeführt werden.

Da dieses Bad nicht viel Zeit in Anspruch nimmt, ist es möglich, es regelmässig, täglich oder im eigenen Rhythmus, den jeweiligen Bedürfnissen entsprechend, anzuwenden. Die Mineralstoffe und auch Blütenessenzen können immer wieder neu abgestimmt werden.

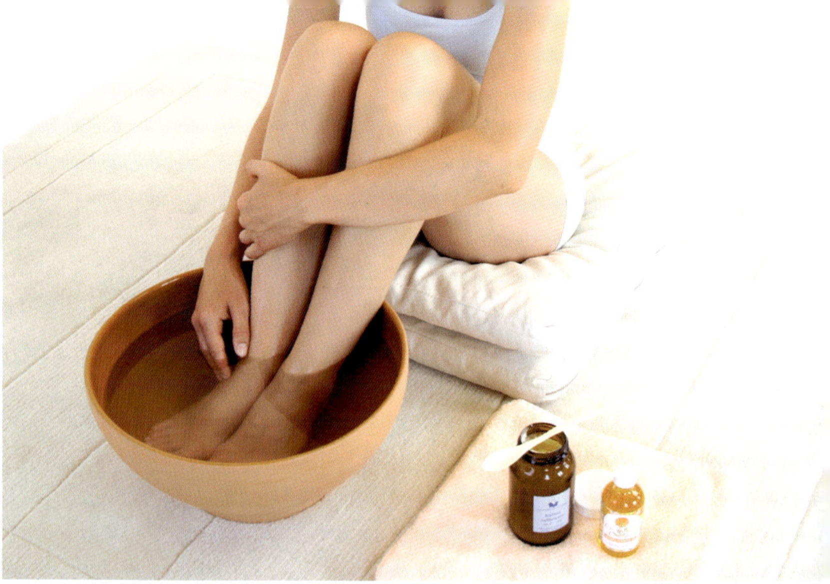

Energieschale –
Fussbad

Ansteigendes Fussbad: Dauer: zirka 20 Minuten

Die Füllhöhe des Wassers reicht zu Beginn bis knapp unter die Knöchel. Die Anfangstemperatur des Wassers liegt bei 36 °C und steigt langsam auf 40 °C bis maximal 42 °C an. Während 10 bis 15 Minuten langsam, jedoch gleichmässig heisses Wasser zugiessen. Nach dem Zugiessen des heissen Wassers reicht das Wasser bis etwas über die Fussknöchel – falls nötig, Wasser abschöpfen.

Nach dem Ansteigenden Fussbad werden die Füsse abgetrocknet, mit Calcium-fluoratum-Creme oder einer anderen Mineralstoffcreme Ihrer Wahl eingerieben. Am besten gleich Socken überziehen, damit die Füsse warm bleiben.

Wichtig: Nach dem Ansteigenden Fussbad etwa 30 Minuten im Liegen ruhen.

Hinweise zum Ansteigenden Fussbad

Das Ansteigende Fussbad hat sehr viele positive Wirkungen:

Der Anstieg der Wassertemperatur führt zu vermehrtem arteriellem Blutzufluss bzw. zu venösem Abfluss.

Durch den Temperaturanstieg des Wassers werden die inneren Organe erwärmt und regeneriert. Die Fussreflexzonen werden durch das Ansteigende Fussbad angeregt, dies wirkt sich auf den ganzen Körper aus. Das Ansteigende Fuss- oder Armbad löst über die Nervenbahnen am ganzen Körper Reaktionen aus.

Anwendung des Ansteigenden Fuss- oder Armbades

Bei Schlafstörungen, Durchblutungsstörungen, kalten Füssen, Akne, Arthrosen, Kreuzschmerzen, Osteoporose, Muskelrheuma, Nierenfunktionsstörungen, Prostataentzündungen, Schnupfen, Halsentzündungen, Bronchialleiden, Altersschwerhörigkeit, Ischias, Kreuzschmerzen, Nervenschmerzen, Ohrenbeschwerden, Magen-Darm-Störungen, Verdauungsstörungen, Unterleibsbeschwerden und zur Entschlackung.

Absteigendes Fussbad: Dauer: zirka 10 Minuten

Wichtige Voraussetzung für diese Anwendung ist ein warmer Körper, besonders die Füsse müssen warm sein.

Eine kleine Plastikwanne in die Badewanne stellen und mit warmem Wasser füllen (32 °C bis 36 °C), die Beine hineinstellen. Während des Bades solange kaltes Wasser nachgiessen, bis die Wassertemperatur um 10° bis 15° gesenkt ist. Der Überlauf kann in der Badewanne leicht abfliessen.

Bei kleinen Kindern kann das Absteigende Fussbad auch im Handwaschbecken durchgeführt werden.

Anwendung des Absteigenden Fussbades

Bei Fieber.

Vollbäder

Die regelmässige Durchführung von Bädern kann die Gesundheit wirkungsvoll unterstützen und wenn nötig die Genesung fördern. Dabei kann durch unterschiedliche Wassertemperatur und Badedauer eine spezifische Wirkung erzielt werden.

Vollbad mit Hausbadesalz nach Dr. K. Hickethier

Zur Entschlackung, als Hilfe zur Ausscheidung und Unterstützung für die Hautfunktion; enthält Kaolinerde mit Mineralstoffen nach Dr. Schüssler, welche die Haut reinigen.

Die beste Wirkung wird bei einer Badedauer von 6 bis 8 Minuten erzielt, die Wassertemperatur sollte nicht höher als 37 °C sein.

Entschlackungsbad

Vollbad bei 37 °C, Dauer 30 bis 60 Minuten. (Bei Fieber die Temperatur 1 bis 2 Grad unter der Mundtemperatur wählen.)

Einige Minuten lang entspannt im Wasser liegen. Dann den ganzen Körper mit unparfümierter Seife gründlich einseifen. Danach wieder entspannt im Wasser liegen. Bei Kältegefühl etwas warmes Wasser zulaufen lassen. Bei eventuell auftretendem Gefühl der Überwärmung etwas kühles Wasser zugeben. Nach einiger Zeit kann der Köper erneut eingeseift und dabei sanft gebürstet werden, beginnend bei Händen und Armen, dann an Füssen und Beinen, enden mit dem Rumpf.

Zum Abschluss nochmals 10 Minuten im Wasser liegen, dann nur oberflächlich abtrocknen und ins Bett legen.

Anwendung des Entschlackungsbades

Besonders abends vor dem Schlafengehen, täglich anwendbar.

Zur Entgiftung, Entschlackung des ganzen Körpers bei Rheuma, Gicht und Ischias, bei Schlafstörungen.

Abschliessend kann auf schmerzende Stellen oder am ganzen Körper die Gelenks- und Muskelcreme aufgetragen werden. Nach diesem Entschlackungsbad ist die Haut besonders aufnahmefähig für Mineralstoffe nach Dr. Schüssler.

Nährbad mit Mineralstoffpulver

Vollbad, Wassertemperatur 1°C unter der Körpertemperatur. Dies fordert vom Organismus, seine eigenen Wärmekräfte zu mobilisieren; die Ich-Kraft des Menschen wird gestärkt.

Je 2 Esslöffel Mineralstoffpulver von 1 bis 3 Mineralstoffen nach Wahl im Badewasser auflösen (notfalls auch mit aufgelösten Tabletten möglich). Badedauer 20 bis 30 Minuten.

Gönnen Sie sich und Ihren Lieben dieses Badevergnügen, und erfahren Sie, dass Ihr Körper die Mineralstoffe sehr gerne über die Haut aufnimmt:

nach einem anstrengenden Tag (zum Beispiel einer Wanderung oder im Garten): Ferrum phosphoricum, Kalium phosphoricum;

bei Infektanfälligkeit und im Anfangsstadium eines Infektes: Ferrum phosphoricum;

bei Unruhe und Schlafstörungen: Calcium phosphoricum, Magnesium phosphoricum, Silicea.

Serienwaschung mit Mineralstoffen

Die Serienwaschung wirkt sehr belebend auf die Herz- und Kreislauftätigkeit; sie regt die Entgiftung an und bringt dadurch oft spürbare Erleichterung. Bei allen Erkältungs- und Infektionskrankheiten kann diese unterstützend eingesetzt werden.

Wichtig ist dabei, dass der Körper gut durchwärmt ist; ganz besonders ist auch hier auf warme Füsse zu achten.

Für eine Serienwaschung mit Mineralstoffen werden etwa 20 Tabletten oder 2 Teelöffel Pulver in etwa 3 Liter kaltem Wasser aufgelöst. Mit einem in diese Lösung eingetauchten, etwas ausgedrückten Waschlappen wird der Körper sehr rasch abgewaschen, am besten in folgender Reihenfolge: Hand, Arm, Achselhöhle auf beiden Seiten, Hals, Brust, Bauch, die Seiten, der Rücken, Fuss, Bein, Gesäss auf beiden Seiten. Anschliessend ohne Abtrocknen zum Nachwirken ins warme Bett legen.

Die Waschung soll nicht länger als 2 Minuten dauern; sie kann im Abstand von einer halben oder ganzen Stunde so oft wiederholt werden, bis der Mensch zum Schwitzen kommt. Durch Trinken von heissem Kräutertee und Auflegen von Wärmeflaschen kann dieser Vorgang noch unterstützt werden.

Mineralstoffe für die Serienwaschung

Die Mineralstoffe nach Dr. Schüssler können Sie je nach Befinden auswählen.
Zum Entgiften: Kalium chloratum, Natrium phosphoricum, Natrium sulfuricum, Silicea.
Bei Fieber bis 38,5 °C: Ferrum phosphoricum, Kalium chloratum.
Bei Fieber über 38,5 °C: Kalium phosphoricum.

Weitere Anwendungshinweise finden Sie im Nachschlageteil, Seite 173 ff.

Wickel und Kompressen

Durch Umschläge und Wickel kann der Heilungsprozess auf der körperlichen, seelischen und geistigen Ebene sehr wirkungsvoll unterstützt werden; allerdings ist die sachgemässe, sorgfältige Durchführung äusserst wichtig. Insbesondere ist zu beachten, dass Erkältungsgefahr vermieden wird. Dafür kann es hilfreich sein, sich die Grundlagen zur fachgerechten Anwendung von Wickeln und anderen äusseren Anwendungen in einem praktischen Kurs anzueignen. Buchempfehlungen zu diesem Thema finden Sie in unserer Literaturliste, als besonders hilfreich hat sich das Buch «Wohltuende Wickel» von Maya Thüler erwiesen.

Wickel und Umschläge mit Mineralstoffen nach Dr. Schüssler haben die den eingesetzten Mineralstoffen entsprechende Wirkung. Es kann auch Wärme oder Kälte wirksam eingesetzt werden. So können Entzündungen an Ort und Stelle behandelt werden, belastende Stoffe über die Haut ausgeleitet werden, Schmerzen gelindert werden, um nur einige Möglichkeiten zu nennen. Die Beschreibungen der einzelnen Mineralstoffe und Cremen geben Anhaltspunkte zu den verschiedenen Einsatzbereichen. Die Wahl der Anwendung richtet sich nach der jeweiligen Situation, nach der Körpertemperatur, dem Alter, der Verfassung des Menschen. Es können im Rahmen unseres Buches nur wegweisende Richtlinien gegeben werden. Sie finden Anwendungsmöglichkeiten im Nachschlageteil.

Wickel, Umschläge und Kompressen können sowohl mit den Cremen als auch mit in Wasser aufgelösten Mineralstoffen durchgeführt werden. Für kühle und warme Anwendungen eignen sich die Cremen und die Wasseranwendung, für heisse Anwendungen kommt eher die Wasseranwendung in Frage. Die Cremenanwendung ist im Allgemeinen einfacher als die Wasseranwendung, da ein «Wasserwickel» nur dann seine hilfreiche Wirkung entfalten kann, wenn er fachgerecht anlegt wird.

Die Wassertemperatur muss individuell gewählt werden; dabei ist das Temperaturempfinden des einzelnen Menschen zu berücksichtigen. Bei Fieber kann die Wassertemperatur 2 °C unter der Körpertemperatur liegen und dadurch abkühlend wirken. Warme Wickel sollen immer etwas wärmer als die Körpertemperatur sein, dürfen jedoch nicht zu heiss angelegt werden. Heisse Wickel sollen so heiss wie möglich angelegt werden, je nachdem, wie heiss es der Mensch erträgt (Wickeltuch sehr gut auswringen – so kann die Hitze besser ertragen werden). Kühle Wickel und Kompressen sollen etwa die Temperatur des Leitungswassers (ungefähr 17 °C) haben.

Warme Füsse sind eine wichtige Voraussetzung bei allen Wickelanwendungen, da sonst die Wärme des Wickels zum Erwärmen der Füsse verbraucht wird und nicht die gewünschte Wirkung erzielt wird. Ausserdem empfiehlt es sich, alles gut vorzubereiten; während der Einwirkung des Wickels sollten Radio, Fernsehen, Telefon und Besuch «ausgeschaltet» bleiben – dies wurde bereits bei den Hand- und Fussbädern erwähnt.

Bestandteile eines Wickels

Der Wickel besteht aus einem feuchten Innentuch aus grobem Leinen, einem trockenen Zwischentuch aus Baumwolle, einem Aussentuch aus Wolle oder Flanell.

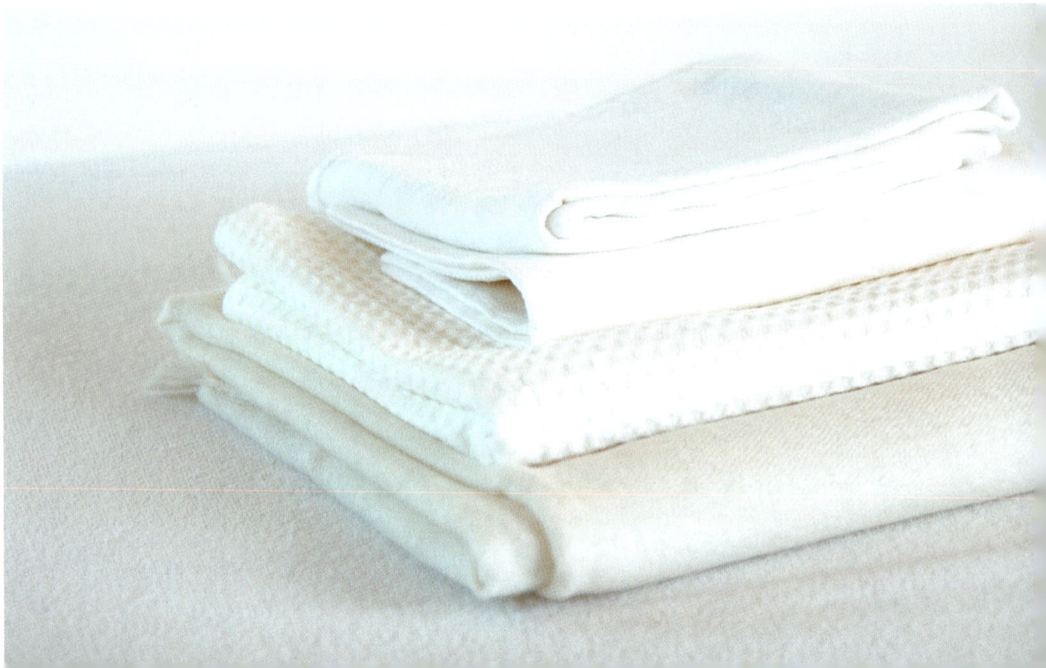

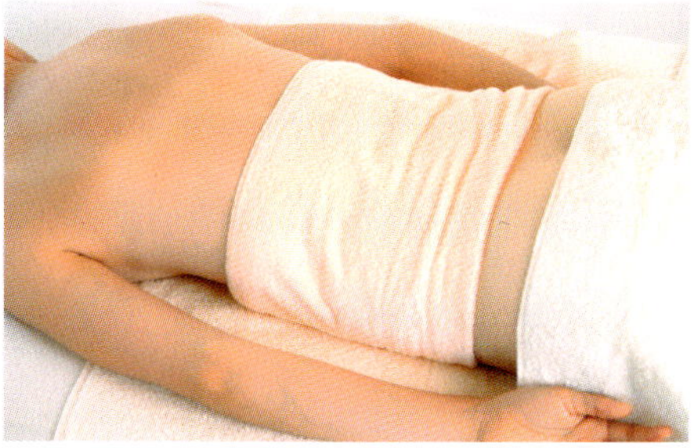 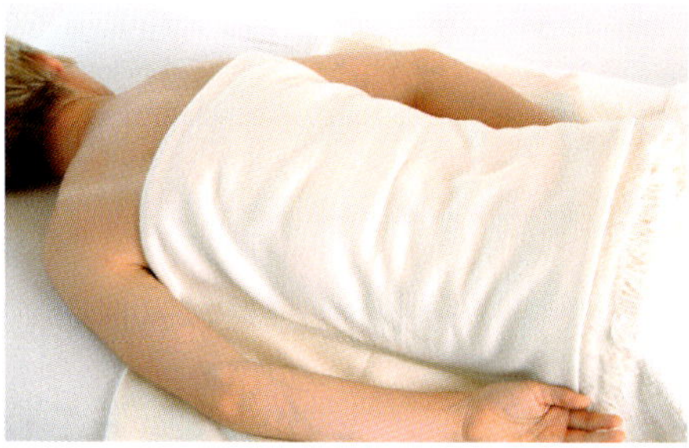

Anwendungsmöglichkeiten von heissen Wickeln
– Organstärkung
– Stärkung der Abwehrkraft
– Krampfneigung
– Anregung der Verdauungsorgane
– Muskelentspannung
– Koliken
– Durchwärmung bei Kältegefühl
– Anregung der Durchblutung
– Nervenstärkung

Anwendungsmöglichkeiten von kalten Wickeln
– Prellungen
– Verstauchungen
– akute Entzündungen im Anfangsstadium
– Fieber

Bauchwickel (heiss)

Ungefähr 20 Tabletten des jeweiligen Mineralstoffs werden in heissem Wasser aufgelöst.

Dieser Wickel hilft Schmerzen zu lindern, dient der Entspannung der Nerven, kann bei Schlafstörungen, Blähungen, Menstruationsschmerzen, Verdauungsbeschwerden, Krämpfen, zur Unterstützung von Leber und Nieren, bei kalten Füssen eingesetzt werden.

Brustwickel (heiss)

Ungefähr 20 Tabletten des jeweiligen Mineralstoffs werden in heissem Wasser aufgelöst.

Der Brustwickel ist besonders hilfreich bei Husten und Angstzuständen. Hier hat sich besonders der zusätzliche Einsatz von Johanniskrautblütenöl (Saint John's Shield) bewährt.

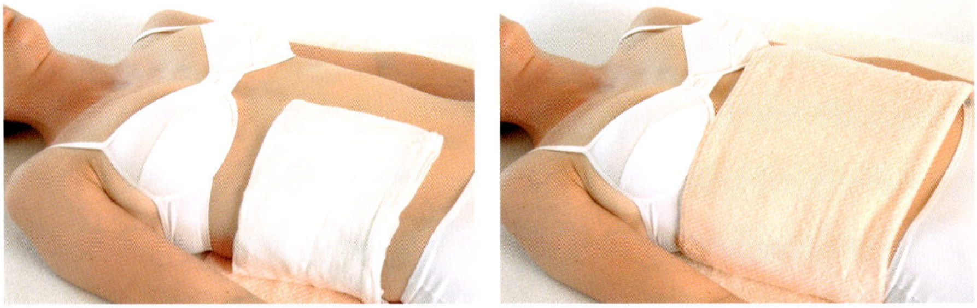

Leberkompresse

Handgelenkswickel (kühl)

Ungefähr 20 Tabletten des jeweiligen Mineralstoffs werden in kühlem oder lauwarmem Wasser aufgelöst; die Handgelenkswickel werden immer an beiden Armen angelegt.

Bei Fieber und kalten Füssen sind diese Wickel anzuwenden. Er kommt besonders dann in Frage, wenn aufgrund kalter Füsse kein Wadenwickel möglich ist. Es kann auch sein, dass manche Menschen, besonders Kinder, den Wickel am Handgelenk dem Wadenwickel vorziehen.

Wadenwickel (kalt)

Wichtig: Der ganze Körper muss warm sein, auch Hände und Füsse, sonst müssen diese zuerst aufgewärmt werden!

Ungefähr 20 Tabletten des jeweiligen Mineralstoffs werden in kühlem oder lauwarmem Wasser aufgelöst; Baumwollkniestrümpfe eintauchen, gut auswringen, anziehen, darüber ein etwas grösseres Paar trockene Strümpfe anziehen. Die Wadenwickel werden immer an beiden Beinen angelegt. Herkömmliche Wadenwickel werden mit entsprechenden Tüchern durchgeführt. Dabei ist es besonders wichtig, dass die Tücher straff anliegen, jedoch nicht zu stark spannen.

Wadenwickel sind besonders bei hohem Fieber oder bei Einschlafschwierigkeiten geeignet.

Kompressen

Kompressen können sowohl mit in Wasser aufgelösten Mineralstoffen wie auch mit Cremen durchgeführt werden. Auch hier gilt es, wie schon bei den Wickeln erwähnt, die Temperatur- und Mittelwahl dem Befinden des Menschen und den sich zeigenden Symptomen anzupassen. Es können organspezifische Kompressen angewendet werden; hilfreich kann es auch sein, wenn auf Schmerzstellen oder an deren Reflexzonen Kompressen angebracht werden. Zur Warmhaltung empfiehlt sich bei heissen Kompressen die zusätzliche Anwendung einer Wärmflasche.

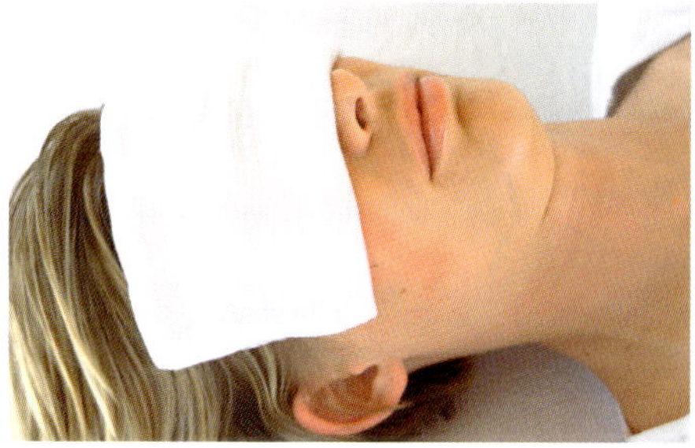

Augenkompresse

Augenkompresse

Dafür werden 10 bis 15 Tabletten des entsprechenden Mineralstoffs in ¼ Liter abgekochtem Wasser aufgelöst. Ein in diese Lösung eingetauchtes Tüchlein gut auswringen und so warm, wie es angenehm ist, auf die Augenlider legen.

Leberkompresse

10 bis 20 Tabletten der jeweiligen Mineralstoffe in etwa ½ Liter heissem Wasser auflösen. Kompresse möglichst warm in der Lebergegend im unteren Bereich des Brustkorbs, auf der rechten Körperhälfte, auflegen.

Nierenkompresse

10 bis 20 Tabletten der jeweiligen Mineralstoffe in etwa ½ Liter heissem Wasser auflösen. Kompresse möglichst warm in der Nierengegend auflegen. Die Nierenkompresse soll immer beide Nieren bedecken. Die Nierengegend mit einem Wolltuch oder -schal warm halten.

Gesichtskompresse

Die Mineralstoffcremen können auch sehr gut im Sinne der Schönheitspflege eingesetzt werden. Bei trockener Haut kann zum Beispiel die Natrium-chloratum-Creme auf das Gesicht aufgetragen werden. Die Aufnahme des Mineralstoffs durch die Haut wird durch eine heisse Gesichtskompresse unterstützt. Dies wirkt gleichzeitig entspannend, wenn man sich dabei etwas Ruhe gönnt. In gleicher Weise können bei verschiedenen Hautmerkmalen die Cremen ausgewählt werden (siehe Kapitel «Mineralstoffcremenanwendung», Seite 103, oder im Nachschlageteil, Seite 173 ff.).

Brustkompresse mit Quark

Quark wirkt nicht nur kühlend, abschwellend, schmerzlindernd und entzündungshemmend, sondern hat auch eine entgiftende, krampf- und schleimlösende

Wirkung. Umschläge mit Quark helfen zum Beispiel bei Schwellungen und Entzündungen, Brustdrüsen- und Gelenkentzündungen, Prellungen, Reizhusten, Bronchitis oder Sehnenscheidenentzündung sowie anderen Drüsenentzündungen.

Je 1 Esslöffel Mineralstoffpulver oder 10 zerstossene Mineralstofftabletten von Ferrum phosphoricum, Kalium chloratum, Natrium phosphoricum, Natrium sulfuricum in 250 bis 500 Gramm Magerquark (Bio-Qualität) mischen, etwa 1 Zentimeter dick auf die Haut streichen. Darüber ein Leinentuch breiten und den Umschlag mit einem Baumwolltuch befestigen. Lassen Sie die Quark-Kompresse mindestens 20 Minuten liegen.

Feuchtheisse Rolle

Die Feuchtheisse Rolle eignet sich besonders zur Selbstbehandlung bei nervösen Beschwerden, Schlafstörungen, Verdauungsbeschwerden wie Verstopfung, zur Unterstützung von Leber und Gallenblase, zur Entlastung des Solarplexus und zur Verbesserung der Durchblutung. Von den Mineralstoffen ist vor allem Magnesium als Unterstützung geeignet. Zur Entschlackung kann auch Natrium phosphoricum eingesetzt werden. Grundsätzlich sind alle Mineralstoffe möglich. Die Wahl kann mit Hilfe der Antlitzdiagnose oder aufgrund der Symptome erfolgen.

Vier Frotteetücher der Länge nach falten, das erste und das zweite Tuch so zu einer Rolle wickeln, dass auf der einen Seite eine Spirale herausschaut und auf der anderen Seite ein Trichter entsteht. Das dritte und das vierte Tuch so darüber wickeln, dass der Trichter nicht mehr grösser wird. Die Rolle sehr straff wickeln, damit sie alles Wasser aufsaugt und kein Wasser heraustropft. Es wird genau 1 Liter kochendes Wasser in den Trichter der Rolle eingefüllt. Die Rolle mit dem fünften Tuch so umwickeln, dass die Rolle damit gut gehalten werden kann.

Sobald die Hitze erträglich ist, die Rolle im Uhrzeigersinn über den Körper rollen. Um eine Abkühlung der Tücher zu vermeiden und um die Hitzewirkung möglichst lange zu erhalten, werden sie bei der Behandlung von aussen nach innen abgerollt. Mit starker Wärmeintensität und der Möglichkeit gleichzeitiger mechanischer Beeinflussung der Haut dient die Feuchtheisse Rolle zur intensiven lokalen Durchblutung und hat eine schmerzlindernde und reflektorische Wirkung auf die inneren Organe. Das innerste Tuch wird am Ende flach auf den Körper gelegt und, solange es angenehm warm ist, dort gelassen.

Die Behandlung mit der Feuchtheissen Rolle dauert etwa 20 Minuten. Nach der Behandlung etwa 20 Minuten zugedeckt ruhen.

Es gibt noch eine Reihe von äusseren Anwendungsmöglichkeiten mit Wasser. Sie können viele der herkömmlichen Wasseranwendungen durch die Beigabe von Mineralstoffen nach Dr. Schüssler sehr wirkungsvoll ergänzen.

Mineralstoffcremenanwendung

Zur Akutbehandlung können Mineralstoffcremen stündlich, in chronischen Fällen zwei- bis dreimal täglich leicht einmassiert werden. Bei starken Schmerzen werden sie nur zart aufgetragen; die Cremen können auch für Wickel und Kompressen eingesetzt werden.

Die Mineralstoffcremen eignen sich ebenso hervorragend für Massagen; sie können auf den Körperzonen, entlang der Organfunktionsströme oder Meridiane aufgetragen werden.

Cremenmischungen

Bei manchen Symptomen sind mehrere Mineralstoffe nötig, möglicherweise auch in Cremeform. Es können verschiedene Einzelcremen zusammen angewandt werden, bei längerer Anwendungsdauer ist es jedoch einfacher, eine Cremenmischung herzustellen. Dafür werden die Cremen entweder zu gleichen Teilen gemischt oder die wichtigste Creme weist den grössten Anteil auf. Unserer Erfahrung nach sollte eine Mischung nicht mehr als vier verschiedene Cremen enthalten. Haben Sie das Empfinden, dass in einer besonderen Situation mehr als vier verschiedene Cremen nötig wären, können Sie im Einzelfall weitere hinzufügen.

In der Praxis hat sich gezeigt, dass die Kombination mit einer Blütenessenzcreme (vor allem mit Prunella-Mineralstoffcreme) in vielen Fällen eine zusätzliche Unterstützung ermöglicht. Diese Creme ist auf Ölbasis hergestellt und eignet sich daher besonders gut zur Mischung mit den Mineralstoffcremen. Das Mischungsverhältnis kann natürlich individuell variiert werden. Als ergänzende Beigabe eignen sich ebenso Kräuterblütenöle. Wir arbeiten vor allem mit den sechs Blütenölen der FES aus Kalifornien. Sie können nach Bedarf eingesetzt werden. Im Kapitel über Synergien aus der Pflanzenwelt finden Sie nähere Angaben zu den Kräuterblütenölen. Natürlich können auch andere Öle Ihrer Wahl zur Anwendung kommen.

Hinweise zur praktischen Anwendung der Cremen

Nr. 1 Calcium-fluoratum-Creme

Vorzügliches Mittel bei Hornhaut, Schrunden und Rissen, Krampfadern, verhärteten Drüsen und Lymphknoten, Hämorrhoiden; stärkt die elastischen Gewebe und Bänder und das Bindegewebe, zum Beispiel bei Organsenkungen und während der Schwangerschaft.

Anwendungsbeispiel:

Eine 25-jährige Frau stellte fest, dass sie besonders an den Oberschenkeln sehr starke Bindegewebsrisse hatte. Diese Streifen hatten grosse Ähnlichkeit mit Schwangerschaftsstreifen, obwohl sie noch keine Schwangerschaft hinter sich hatte. Sie erkannte, dass ihre starken emotionalen Schwankungen und ihre Probleme mit ihrem Partner zu diesen Bindegewebeproblemen geführt hatten. Sie begann, mit ihren Kräften besser umzugehen, strich ihre Beine täglich mit der Calcium-fluoratum-Creme ein und nahm sich Zeit für den Selbsthilfe strom für die Milz (nach Mary Burmeister). Nach einem Monat täglicher Anwendung waren die Streifen fast vollständig verschwunden.

Nr. 2 Calcium-phosphoricum-Creme

Zur Stärkung der Knochen, bei Knochenschmerzen in Wachstumsschüben, nach Brüchen, bei knochenharten Überbeinen und Auswüchsen, zur allgemeinen Entspannung und Kräftigung, bei Taubheitsgefühl, Kribbeln, Muskelkrämpfen und -verspannungen.

Beispiel aus der Praxis:

Eine Mutter bat um Hilfe für ihre fünfjährige Tochter, die seit zwei Jahren über starke Schmerzen klagte. Sie war öfter auf spätere Zeiten vertröstet worden, da diese offensichtlichen Wachstumsschmerzen sich auswachsen würden. Sie begann, die Beine ihrer Tochter zweimal täglich mit Calcium-phosphoricum-Creme einzucremen. Schon nach wenigen Tagen war das Mädchen von den Schmerzen befreit. Zusätzlich hatte die Mutter ihrer Tochter täglich drei Stück Calcium-phosphoricum-Tabletten gegeben.

Nr. 3 Ferrum-phosphoricum-Creme

Bei frischen und entzündlichen Verletzungen, Quetschungen, Verstauchungen, Schürfungen; zur Steigerung der Ausdauer der Muskelleistung beim Sport und anderen körperlichen Belastungen.

Bei trockenem, bellendem Husten können Brustbereich und Rücken (besonders zwischen den Schulterblättern) mit Ferrum-phosphoricum-Creme eingerieben werden. Bei frischen Blutergüssen sollte zur besseren Resorption des Ergusses zusätzlich zur Ferrum-phosphoricum-Creme nach Abklingen der Schmerzen die Siliceacreme angewendet werden.

Ferrum-phosphoricum-Creme beim Sport oder bei intensiver Körperbelastung angewandt hilft, die Muskeln mit dem nötigen Sauerstoff zu versorgen, beugt dadurch Muskelkater vor und macht deutlich leistungsfähiger.

Nr. 4 Kalium-chloratum-Creme

Bei Schwellungen durch Entzündungen, Insektenstichen oder Verletzungen; bei Schuppenflechte, Warzen und trockenen, mehlartigen Hautausschlägen.

Bei Husten mit zähem, milchig-weisslichem Auswurf kann Kalium-chloratum-Creme auf Brust und Rücken aufgetragen werden. Kalium-chloratum-Creme ist ein wichtiges Mittel für alle Drüsen sowie zur Entgiftung. Sie kann direkt auf belastete Stellen aufgetragen werden und auch an Händen und Füssen zur Anwendung kommen.

Nr. 5 Kalium-phosphoricum-Creme

Bei Nervenschmerzen und Ischias, eitrigen und nesselausschlagartigen Hautinfektionen, schlecht heilenden Wunden und Geschwüren, Gewebequetschungen, allen Hautstörungen mit stinkender Absonderung, nervösem Hautjucken sowie als Herz- und Nervencreme; bei Überanstrengung.

Kalium-phosphoricum-Creme kann als Herz- und Nervencreme eingesetzt werden. Bei Nervosität und Gereiztheit kann die Creme im Solarplexusbereich und an den Oberarmen aufgetragen werden. Zur Massage der Extremitäten nach Überanstrengung, bei Schwäche (zum Beispiel Schreibkrampf, Wadenkrampf usw.) hat sich Kalium-phosphoricum-Creme bewährt. Gute Erfolge zeigten sich auch bei Lähmungen, zum Beispiel durch Schlaganfall (die entsprechenden Körperbereiche stündlich einreiben). Bei schon lange währenden Beschwerden muss die Anwendung über einen längeren Zeitraum erfolgen!

Einschränkungen, die durch Überanstrengung entstehen, wie Tennisarm, Nervenentzündung, lassen sich mit gutem Erfolg mit Kalium-phosphoricum-Creme behandeln. Vorbeugend kann die Creme vor grosser körperlicher Anstrengung an Armen, Händen, Schultern und Beinen aufgetragen werden, zum Beispiel vor sportlichen Leistungen oder beruflicher Belastung, Garten- und Waldarbeit usw.

Nr. 6 Kalium-sulfuricum-Creme

Bei Hautjucken, vor allem gegen Abend, bei rheumatischen Rücken-, Glieder- und Nackenschmerzen, Hautveränderungen mit Eiterbläschen, harter Haut mit Brennempfindung; bei allen Hautproblemen wie Schuppen, Ekzemen, Neurodermitis, Schuppenflechte sowie allen Oberhautveränderungen.

Bei chronischer Nasenentzündung mit gelb-schleimiger oder ockergelber Absonderung wenig Creme in die Nasenöffnungen geben und verteilen. Bei hartnäckigem Husten mit ockergelbem Auswurf kann die Creme im Brust- und oberen Rückenbereich aufgetragen werden. Kalium sulfuricum hilft bei schon bestehendem Muskelkater.

Nr. 7 Magnesium-phosphoricum-Creme

Vor allem bei Krämpfen und kolikartigen Schmerzen, bei Migräne oder stechenden, krampfartigen Kopfschmerzen, bei Neuralgie, Nervosität und Einschlafstörungen.

Magnesium-phosphoricum-Creme kann bei nervösem Hautjucken, Nervenschmerzen, durch Nervosität oder durch nervliche Überlastung bedingte Hautaffektionen eingesetzt werden.

Bei Krampfzuständen der quer gestreiften (willentlich beeinflussbaren) Muskulatur Magnesium-phosphoricum-Creme kräftig und reichlich einmassieren. Bei Krämpfen und kolikartigen Schmerzen im Magen- und Bauchbereich sanft kreisförmig über dem Magenbereich und zwischen den Schulterblättern, bei Nierenkoliken auch den Nierenbereich einreiben.

Bei Migräne oder stechenden, krampfartigen Kopfschmerzen die Stirn und den Nacken stündlich leicht einreiben (eventuell ist auch Calcium-phosphoricum- oder Ferrum-phosphoricum-Creme wichtig).

Bei Neuralgieschmerzen lohnt sich der Versuch mit Magnesium-phosphoricum-Creme, dazu kann ergänzend im Wechsel Kalium-phosphoricum-Creme eingesetzt werden.

Magnesium-phosphoricum-Creme kann bei Nervosität und Einschlafstörungen im Solarplexus-Bereich und an den Oberarmen aufgetragen werden; bei Juckreiz im Brustbeinbereich ist diese Creme ebenso hilfreich.

Nr. 8 Natrium-chloratum-Creme

Bei Insektenstichen, wässrigen Hautabsonderungen, trockenen Ausschlägen mit weisslichen Schuppen, Afterfissuren, Hautpilzerkrankungen; bei trockener Haut als feuchtigkeitsbildende Creme.

Zur intensiven Pflege, wenn die Haut der Sonne ausgesetzt ist, muss die Natrium-chloratum-Creme häufig aufgetragen werden. Bei leichten Verbrennungen und bei Sonnenbrand Natrium-chloratum-Creme in zehnminütigem Abstand auftragen. Dies gilt nicht für die herkömmlichen Salben, die auf fettiger Salbenbasis bestehen, sondern nur für Mineralstoffcremen auf Ölbasis!

Bei Fliessschnupfen wenig Natrium-chloratum-Creme auf die Nasenschleimhaut geben und verteilen – dies dient auch zur Vorbeugung.

Nr. 9 Natrium-phosphoricum-Creme

Bei Mitessern, Pickeln, fettiger Haut, Akne, Drüsenschwellung, -eiterung, Milchschorf, Brustdrüsenentzündung, Furunkeln, Bläschenausschlag mit honiggelbem Inhalt, saurem Schweiss, als Unterstützung bei rheumatischen Schwellungen der Gelenke.

Anwendungsbeispiel:

Bei einer etwa 40-jährigen Frau zeigten sich auf Stirn und Wangen starker Fettglanz und Mitesser. Dies ist ein Erkennungsmerkmal für den Bedarf an Natrium phosphoricum. Sie begann, mehrmals täglich etwas Natrium-phosphoricum-Creme auf die betreffenden Stellen im Gesicht aufzutragen. Nach drei Wochen hatte sich ihr auffallender Fettglanz so reduziert, dass sie den Mineralstoff nur noch gelegentlich benötigte.

Es zeigte sich, dass gerade jene Stellen, die einen Bedarf anzeigen, besonders für die Aufnahme des Mineralstoffs geeignet sind. Die Frau berichtete uns, dass diese deutliche Änderung in ihrem Gesicht auch zu einer Änderung ihrer inneren Stimmung geführt hatte.

Nr. 10 Natrium-sulfuricum-Creme

Hat sich bei Hautauschlägen mit grünlich gelblichen oder grünlich eitrigen Absonderungen, Frostbeulen, Hautpilzerkrankungen, Hühneraugen, Nervenschmerzen und periodisch im Frühjahr auftretenden Hautleiden bewährt.

Zur Entgiftung bei Leberstörungen kann Natrium-sulfuricum-Creme im Leberbereich und im unteren Rippenbereich am Rücken einmassiert werden.

Bei stockendem Schnupfen oder Stirnhöhlenkatarrh mit Druckgefühl wenig Natrium-sulfuricum-Creme in die Nasenöffnungen einbringen und verteilen.

Natrium-sulfuricum-Creme kann bei Anzeichen wie bläulich roter Hautfärbung sehr wirkungsvoll eingesetzt werden.

Anwendungsbeispiel:

Eine etwa 40-jährige Frau, die seit ihrer Pubertät im Winter unter «Erfrierungserscheinungen» im Gesicht litt – vor allem zeigten sich blaurote Zeichen an Wangen und Kinn –, fing an, mit der Natrium-sulfuricum-Creme zu arbeiten. Gleichzeitig bemerkte sie, dass sie ihre Lebenseinstellung überdachte und schliesslich einige ihrer Prinzipien über Bord werfen konnte. Ihre Haut hat sich derart gebessert, dass diese blauroten Färbungen verschwunden und kein Thema mehr sind. Sie hatte die Creme als Tagescreme zwei- bis dreimal täglich aufgetragen.

Nr. 11 Siliceacreme

Das «Schönheitsmittel»! Als Nährcreme für die Haut und das Bindegewebe, bei trockener oder frühzeitig alternder Haut; unterstützt bei Verhärtungen, Abszessen, Geschwüren, Fusspilz; bei Fussschweiss.

Bei trockener oder frühzeitig alternder Haut hat sich die Creme bewährt; sie ist allerdings, nach Entwöhnung von herkömmlichen kosmetischen Mitteln,

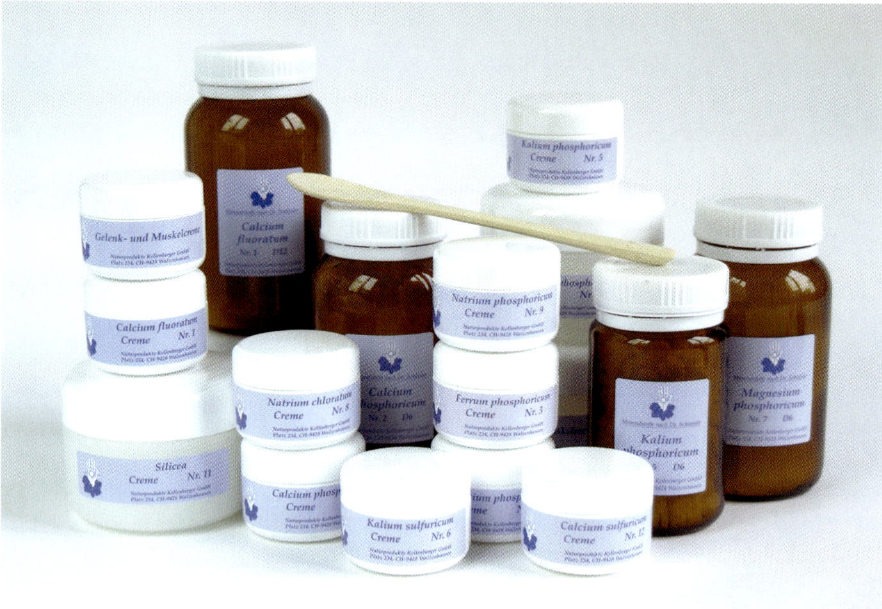

über längere Zeit anzuwenden. Die Siliceacreme wird mit Recht als Verjüngungscreme angepriesen, da sie die frühzeitige Faltenbildung verhindert und das Bindegewebe strafft und reinigt.

Bei Zahn- und Kiefervereiterung kann Siliceacreme auf die Wange, im Nacken und hinter den Ohren aufgetragen werden – dies allerdings sehr häufig, um den gewünschten Erfolg zu erzielen, zum Beispiel stündlich oder in noch kürzeren Abständen.

Nr. 12 Calcium-sulfuricum-Creme

Calcium-sulfuricum-Creme kann bei Entzündungen der Stirn- und Nebenhöhlen im Bereich der Nasenwurzel, der Stirn, der Nasenflügel aufgetragen werden. Bei Abszessen, Furunkeln, Karbunkeln ist es wichtig, vor dem Einsatz von Calcium-sulfuricum-Creme Silicea anzuwenden, um den Abfluss von Sekreten zu ermöglichen.

Bei brennenden Fusssohlen Calcium-sulfuricum-Creme täglich zweimal auftragen.

Bei Altersflecken kann die Calcium-sulfuricum-Creme täglich mehrmals aufgetragen werden.

Massagen

«Ein Kind mit Berührungen zu füttern, seine Haut zu nähren,
ist ebenso wichtig, wie seinen Magen zu füllen.
Berührt, gestreichelt und massiert zu werden,
das ist Nahrung für das Kind –
Nahrung, die genau so wichtig ist, wie Mineralien, Vitamine und Proteine –
Nahrung, die Liebe ist!»

nach Frédérick Leboyer

Diese Aussage von Frederick Leboyer gilt für Kinder und Erwachsene gleichermassen. Berührung an sich ist etwas Kostbares und bringt den Menschen näher zu seinem wahren Wesen, zu seiner Mitte, zu sich. Wenn wir Mineralstoffcremen auf den Körper auftragen, sie sanft einmassieren, nähren wir den Menschen einerseits mit der Berührung, andererseits mit dem entsprechenden Mineralstoff. Eine regelmässige Massage mit den Mineralstoffcremen kann ein wichtiger Beitrag zur Gesunderhaltung, zu seelischem und körperlichem Wohlbefinden sein.

Reflexzonen – Grundentstörung

In der Reflexzonenbehandlung ist die Grundentstörung sehr wichtig. Damit sich etwas verändern kann, ist es in erster Linie notwendig, die seelische Thematik und den körperlichen Zustand zu respektieren, so dass ein Hautgebiet überhaupt reaktionsfähig wird. Erst dann ist ein tieferes Lösen möglich. Die Grundentstörung besteht darin, mit leichtem, gleich bleibendem angenehmem Druck so lange ruhig an einer Stelle zu verweilen, bis die Spannung nachlässt.

Erst nach der Grundentstörung mit dem Auftragen von Cremen oder anderen Anwendungen beginnen.

Streichen

Beim Streichen gleiten wir mit einer Mineralstoffcreme über den gewählten Körperteil. Bei den Armen und Beinen ist es am besten, in der Stromrichtung der Organströme zu streichen, das heisst an den Innenseiten der Füsse und Beine hoch zum Rumpf und an den Aussenseiten wieder bis zu den Zehen nach unten.

Zum Anregen oder Beruhigen von Energieströmen siehe Kapitel «Ausstreichen der Organfunktionsströme», Seite 79.

Massage für Babys und Kinder

«Du, sprich mit mir!
Ja, ich verstehe, was du sagst.
Deine Hände sprechen meine Sprache.
Ich höre mit meiner Haut.
So ein grosses Ohr!
Mein Blick taucht in deinen, offen und tief.
Wie schön deine Stimme klingt!
Umfasse mich mit deiner Liebe, ganz und gar.
Welche Wonne, wie im Paradies,
alle Sinne melden Genuss.
Das ist Seligkeit.
Ich bin!»

Margarita Klein

Kinder lieben Rituale; sie sind meistens noch mit den kosmischen Rhythmen verbunden und können durch das Verständnis der Erwachsenen diese Verbindung leichter aufrechterhalten. Immer wiederkehrende Ereignisse, zum Beispiel regelmässig durchgeführte Massagen, können helfen, Ordnung und Vertrauen zu schaffen.

Bei der Massage eines Kindes geht es in erster Linie um die Zuwendung. Denn wenn das Kind Liebe und Geborgenheit erfährt, kann es sich harmonisch entwickeln und wird vieles im Leben nicht als Störung und Ungleichgewicht erleben. Die Massage ist eine wunderbare Gelegenheit, dem Kind die Mineralstoffe zukommen zu lassen, die es in seiner Entwicklung unterstützen. Oft reicht es, wenn die Mutter oder der Vater, bevor sie mit der Massage beginnen, ihre Hände mit der Mineralstoffcreme, die sie für ihr Kind ausgewählt haben, einreiben.

Das Gesicht des Kindes gibt uns wertvolle Hinweise über die benötigten Mineralstoffe. Die Erfahrung zeigt, dass fast alle Kleinkinder einen besonderen Bedarf an Calcium phosphoricum Nr. 2 haben. Diese Tatsache erklärt sich aus dem seelischen Thema, das mit diesem Mineralstoff verbunden ist, nämlich die eigene Aufgabe im Leben anzunehmen und ganz im Körper anzukommen, vollständig zu inkarnieren. Oft kommt es zu kleinen oder grösseren Unpässlichkeiten des Kindes, da können die Mineralstoffe unschätzbare Hilfe leisten und den Eltern Sicherheit geben. Calcium phosphoricum ist auch sehr wichtig für das Wachstum; es kann bei Wachstumsschmerzen heranwachsender Kinder eingesetzt werden.

Bei Kindern mit wundem, gerötetem Popo ist mit der Ferrum-phosphoricum-Creme schon oft nach wenigen Stunden die Rötung behoben worden. Ein sicheres Anzeichen für den Bedarf dieses Mineralstoffs ist eine stärkere Erwärmung der betroffenen Stelle als die nicht gerötete Haut.

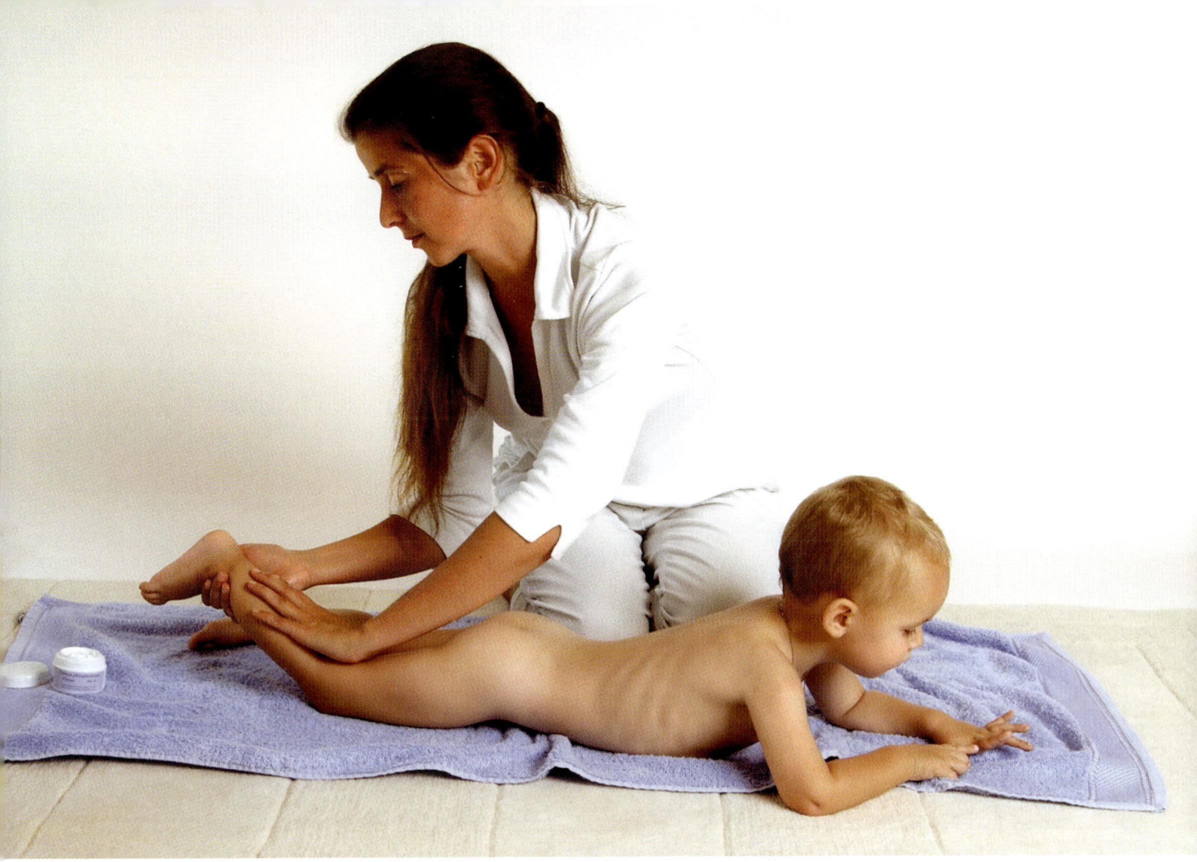

Die Massagetechniken, die sich als besonders hilfreich erwiesen haben, sind die indische Babymassage und die Schmetterlingsmassage nach Eva Reich.

> «Wie das Nordlicht am Nachthimmel flackert, so reagiert unsere Lebensenergie, leuchtet und bewegt sich unter dem Energiefeld, das von der berührenden Hand eines anderen ausströmt. Eine Berührung kann uns von Kopf bis Fuss wieder zusammenfügen, kann die zerbrochenen Teile unserer Lebensenergie über Barrieren fliessen lassen.»
>
> *Eva Reich*

Die Babymassage ist in erster Linie eine Erfahrung für die Sinne. Sie fördert das seelische wie auch das körperliche Wohlbefinden Ihres Kindes, stärkt die Lebenskraft und ist ein uraltes Heilmittel zur Linderung und Verhütung vieler Krankheiten.

Babymassage

Wirkung

Die Babymassage stärkt den Kreislauf, fördert die Verdauung, stärkt das Abwehrsystem und fördert die Gewichtszunahme.

Im seelischen Bereich gewinnt das Kind Vertrauen; es spürt Geborgenheit und Wohlbefinden und fühlt sich angenommen und geliebt; das Selbstwertgefühl wird gestärkt und die Beziehungsfähigkeit des Kindes gefördert.

Die indische Babymassage eignet sich gut zur Behandlung von unruhigen Kindern, von Kindern, die oft erkältet sind, unter Schlafstörungen oder Koliken leiden oder Verdauungsprobleme haben.

Vorbereitung

Der Raum muss angenehm warm sein, da das Baby während der Massage nackt ist. Im Sommer kann auch im Freien massiert werden, das Köpfchen des Kindes muss dabei im Schatten liegen.

Zum Massieren wird ein kaltgepresstes Naturöl (zum Beispiel Olivenoder Mandelöl) verwendet. Es können zusätzlich Mineralstoffcremen zum Einsatz kommen.

Das Baby sollte keinen vollen Magen haben, daher etwa erst eine Stunde nach einer Mahlzeit massieren. Die Massage wird auf dem Boden sitzend durchgeführt, das Baby liegt mit Blickkontakt auf einem weichen Frotteetuch auf Ihren Beinen.

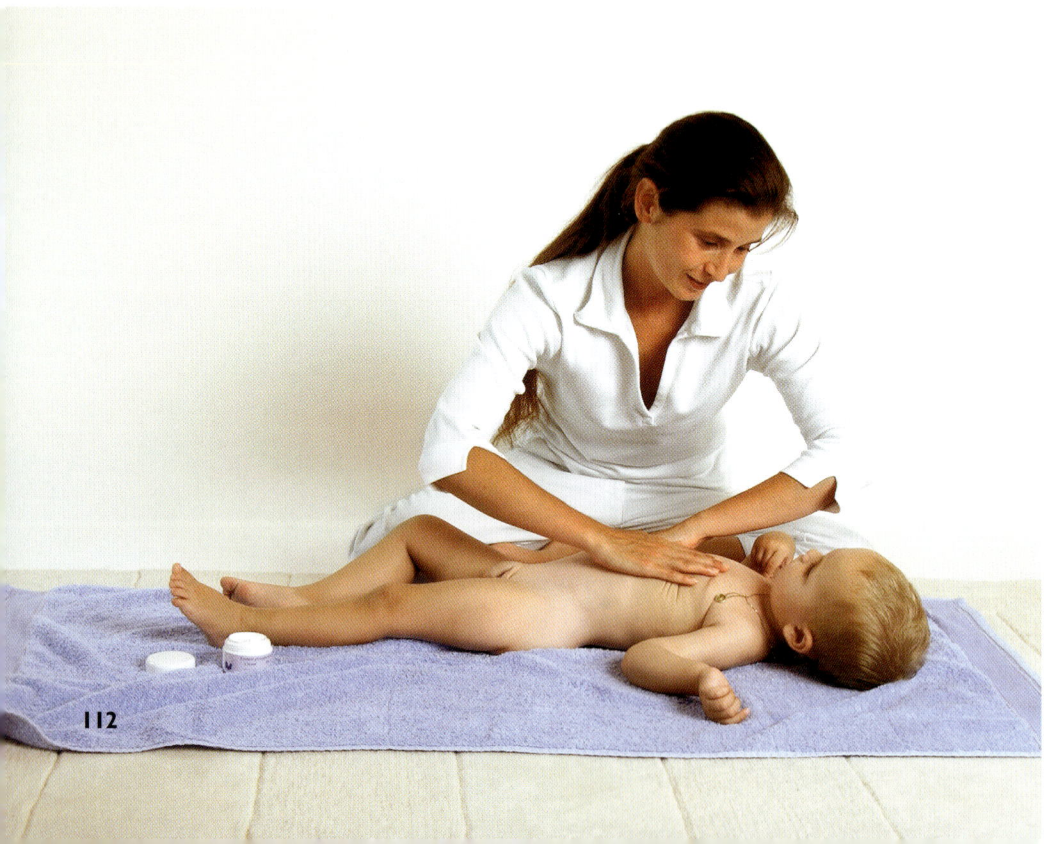

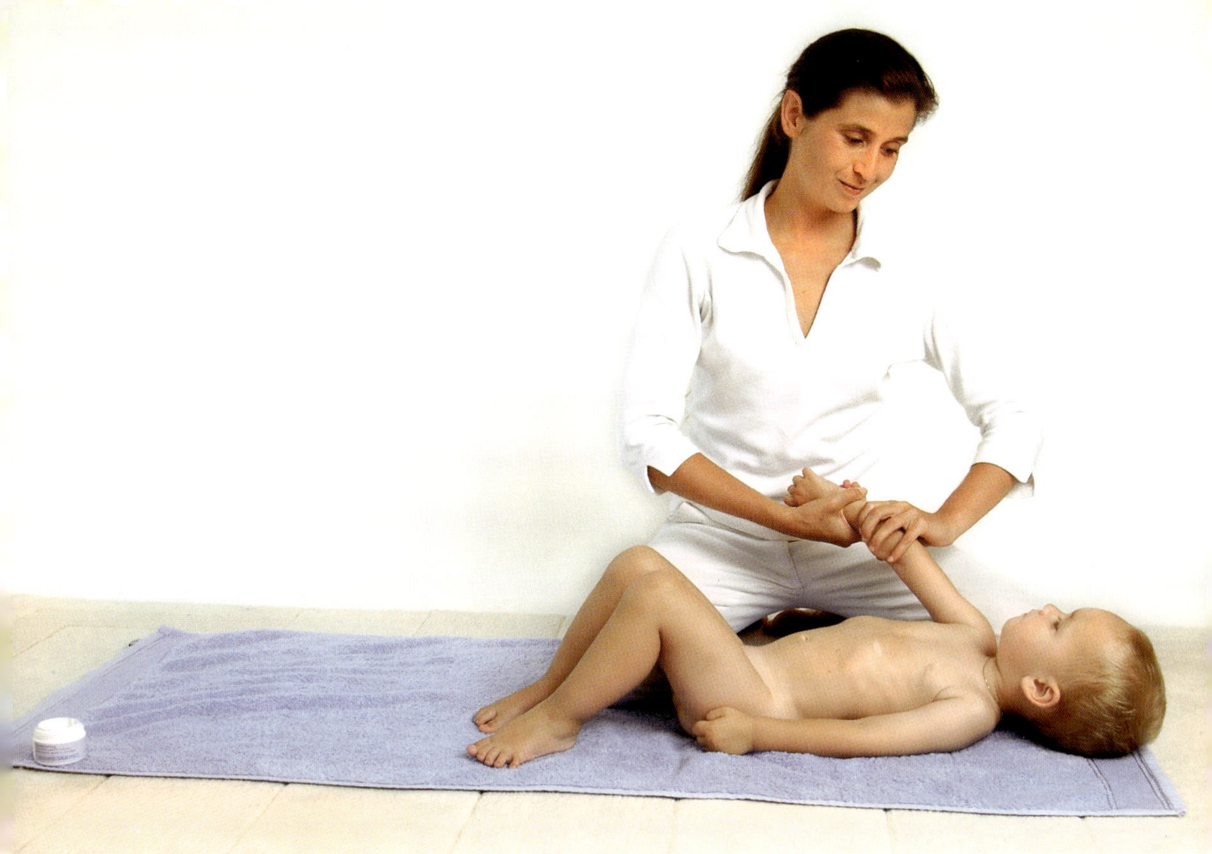

Durchführung

Die Brust

Das Baby liegt auf dem Rücken. Es wird ein wenig Öl und etwas von der ausgewählten Creme auf der Brust des Babys verteilt. Behutsam und langsam wird mit beiden Händen von der Mitte zu den Seiten hin gestrichen. Die Hände kommen zur Brustmitte zurück und streichen erneut. Als Nächstes arbeiten die Hände nacheinander, indem die rechte Hand an der Seite des Kindes beginnt und über die Brust zur gegenüberliegenden Seite streicht. Sobald die rechte Hand die Schulter erreicht hat, beginnt die linke und streicht von der anderen Seite über die Brust zur gegenüberliegenden Schulter. Immer wieder gehen die Bewegungen ineinander über.

Die Arme und Hände

Das Kind liegt auf der rechten Seite, es wird immer mit dem linken Arm begonnen. Mit der linken Hand das Handgelenk des Babys umfassen und seinen Arm strecken. Mit der rechten Hand die Schulter des Kindes umfassen und langsam am Arm des Babys hinunterstreichen. Wenn die rechte Hand das Handgelenk erreicht, wechseln sich die Hände ab und die linke Hand beginnt zu streichen.

Als Nächstes arbeiten beide Hände gleichzeitig. Sie ergreifen beide die Schulter des Kindes, umfassen die Oberärmchen und bewegen sich gleichzeitig mit kreisenden Bewegungen zum Handgelenk des Kindes, wobei sie sich gegeneinander drehen. Der Arm

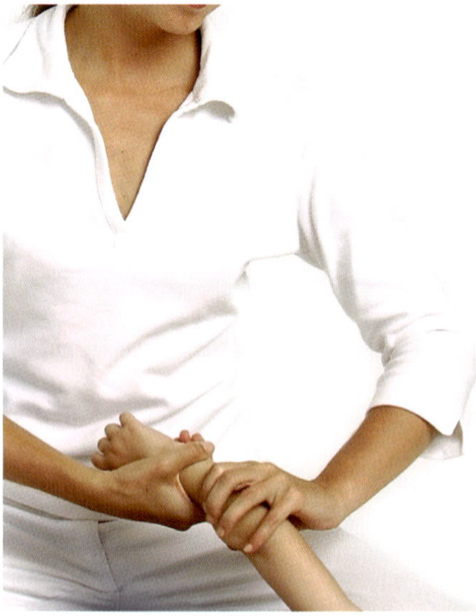

des Kindes wird dabei sanft gedrückt und gleichsam gewunden. Am Handgelenk angelangt, etwas länger verweilen, dann von den Schultern aus erneut beginnen.

Um die Hände des Kindes zu massieren, mit beiden Daumen über die Handfläche des Babys zu den Fingern hin streichen. Anschliessend werden die Finger und die Fingerzwischenräume ausgestrichen.

Das Kind wird nun auf die andere Seite gelegt und der andere Arm wird massiert.

Der Leib

Das Kind liegt auf dem Rücken. Mit den Händen im Wechsel den Bauch massieren. Dabei wird an der Brust begonnen und über den Bauch gestrichen. Eine Hand nach der anderen.

Nach einigen Wiederholungen werden mit der linken Hand die Fussgelenke des Babys nach oben gehalten, mit der rechten wird weiter über den Bauch gestrichen. So geht die Massage tiefer.

Die Beine und Füsse

Das Baby bleibt weiter auf dem Rücken liegen. Die Beine werden nach dem gleichen Prinzip massiert wie die Arme. mit den Händen abwechselnd das erste Beinchen des Babys vom Oberschenkel zum Knöchel hin ausstreichen.

Anschliessend wird dasselbe Bein mit beiden Händen umfasst und mit kreisenden Bewegungen vom Oberschenkel bis zum Knöchel zart «gewrungen». An den Fussgelenken etwas länger verweilen.

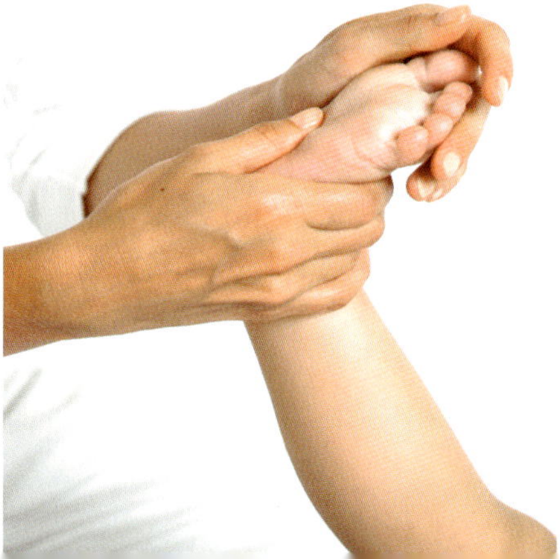

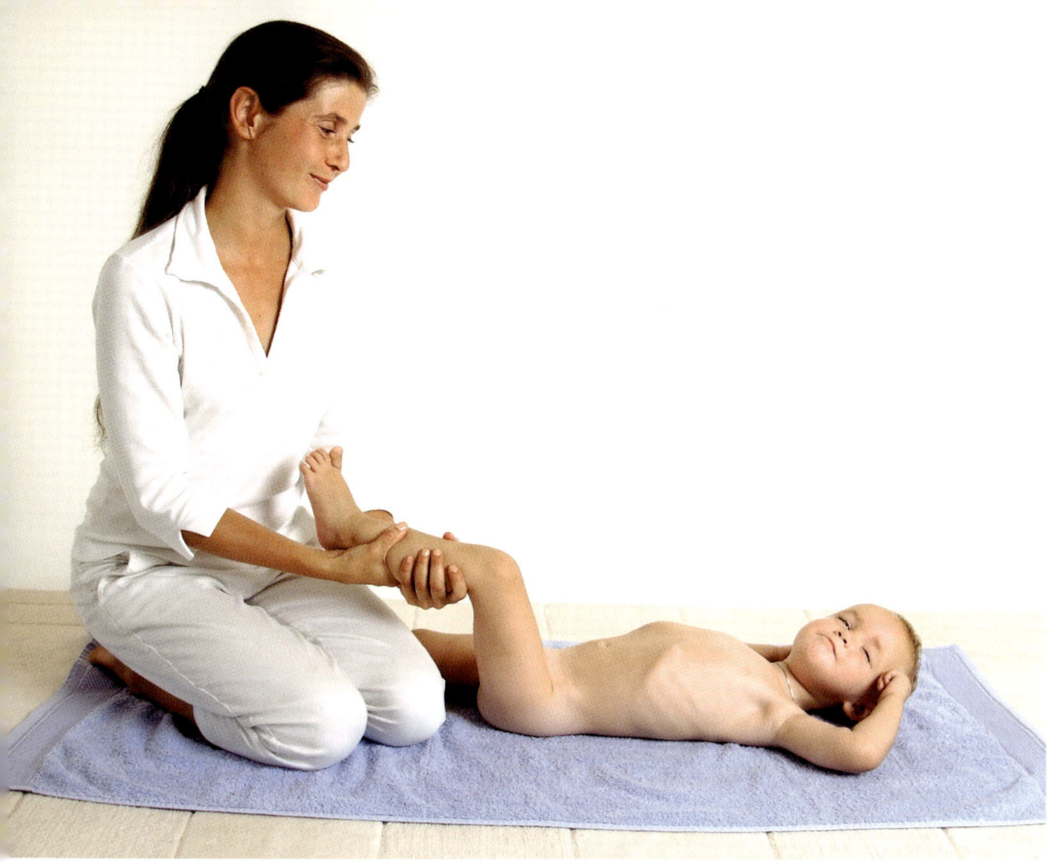

Der Fuss wird massiert, indem mit dem Daumen über die Fusssohle gestrichen wird. Nach einigen Wiederholungen wird mit der flachen Hand über die Fusssohle gestrichen. Erst das eine Beinchen fertig massieren, dann wird mit dem anderen begonnen.

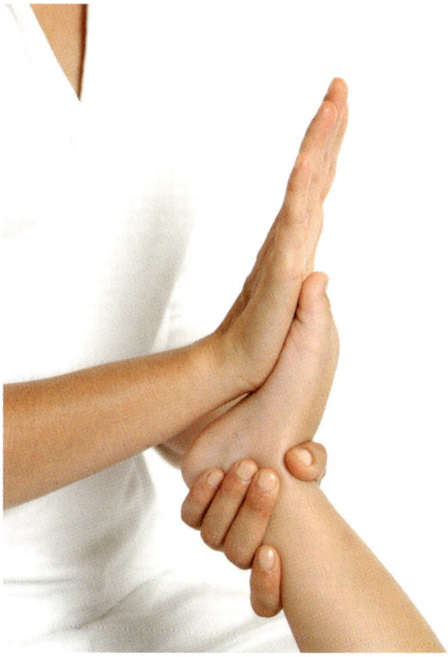

Der Rücken

Die Massage des Rückens ist besonders wichtig. Entlang der Wirbelsäule entstehen leicht Spannungen, die unbemerkt bleiben können und mit wachsendem Alter immer schwieriger zu lösen sind. Dem Rücken sollte daher besonders viel Zeit und Aufmerksamkeit geschenkt werden.

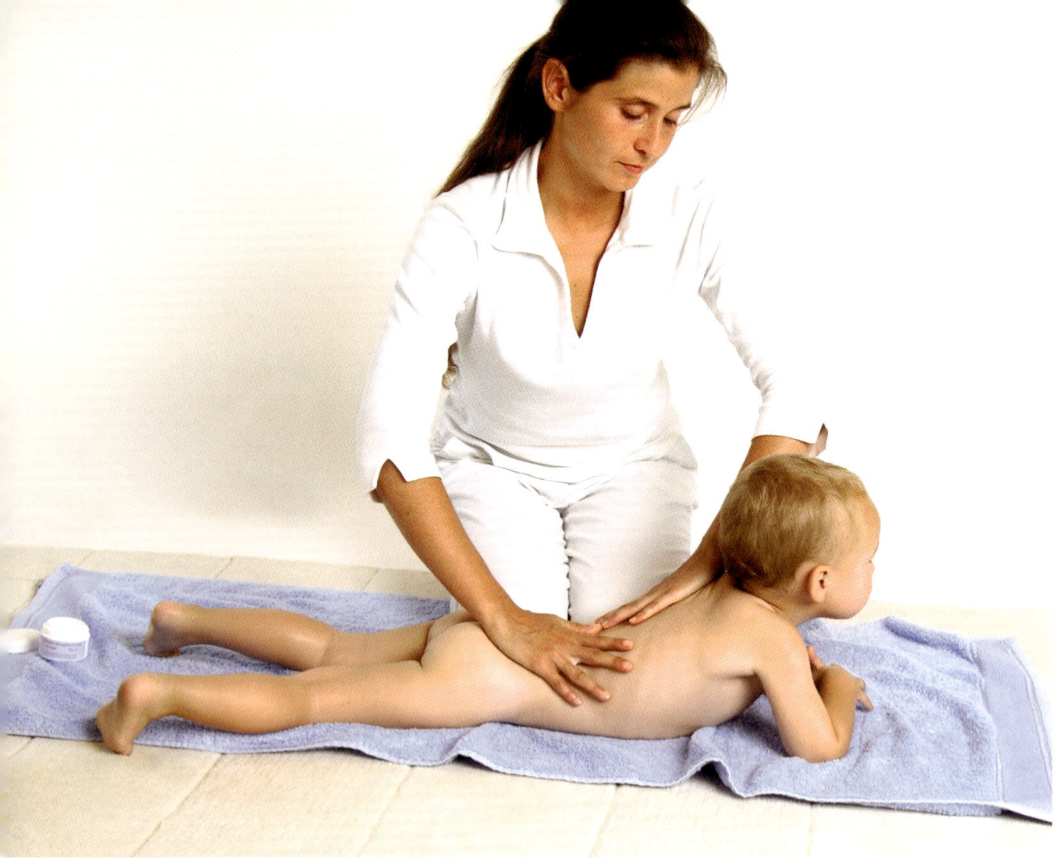

Das Kind liegt auf dem Bauch, quer über Ihren Beinen. Der Kopf zeigt nach links. Die Hände streichen abwechselnd nach vorne über den Rücken und zurück. Während die rechte Hand nach vorne streicht, streicht die linke Hand zurück. So arbeiten die Hände in entgegengesetzte Richtungen quer über den Rücken. Während dieser Streichbewegung bewegen sie sich gleichzeitig von links nach rechts. Am Nacken wird begonnen, langsam bewegen sich die Hände abwärts bis zum Po. Dann wieder nach oben zum Nacken und wieder zurück zum Po. Hier werden zwei Bewegungen verbunden: das Hin-und-her-Streichen quer über den Rücken und das Hinab- und Hinaufgleiten zwischen Nacken und Steissbein.

Als Nächstes arbeiten die Hände gegenläufig. Die linke Hand streicht am Nacken beginnend abwärts an der Wirbelsäule entlang. Langsam und gleichmässig in einer Bewegung. Während die linke Hand über den Rücken streicht, umfasst die rechte Hand die Pobacken.

Nach einigen Wiederholungen umfasst die rechte Hand nun die Fussknöchel des Kindes, und die linke Hand verlängert ihre Bewegung über den Rücken bis zu den Füssen hinunter, in einer einzigen, langen Bewegung. Die Beine des Babys werden leicht gestreckt.

Das Gesicht

Zunächst mit den Fingerspitzen beider Hände von der Mitte der Stirn an den Augenbrauen entlang zu den Seiten streichen. Die Hände kehren zurück und streichen erneut. Anschliessend streichen die Daumen ganz zart mehrmals entlang dem Nasenrücken zur Stirn.

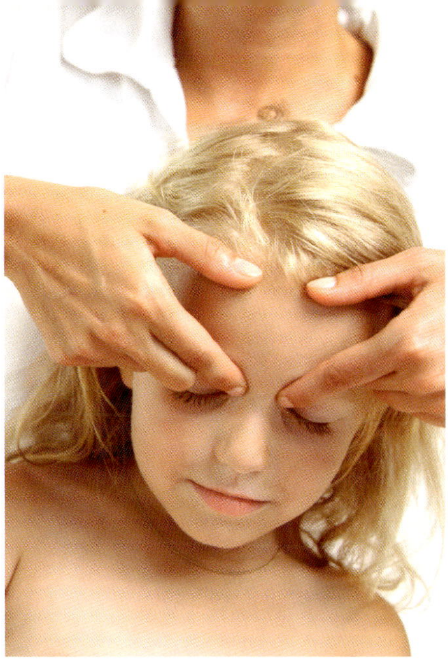

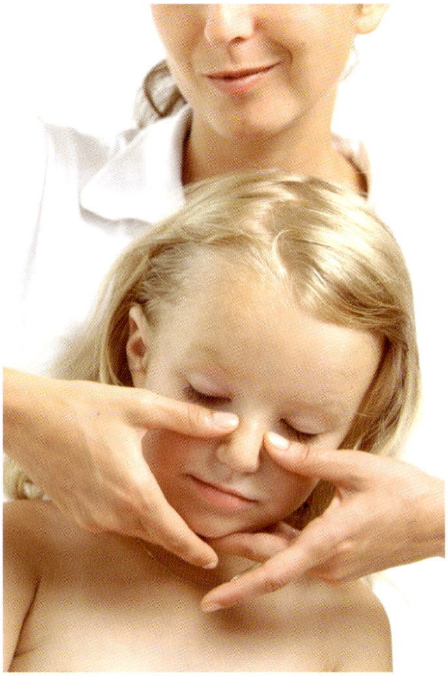

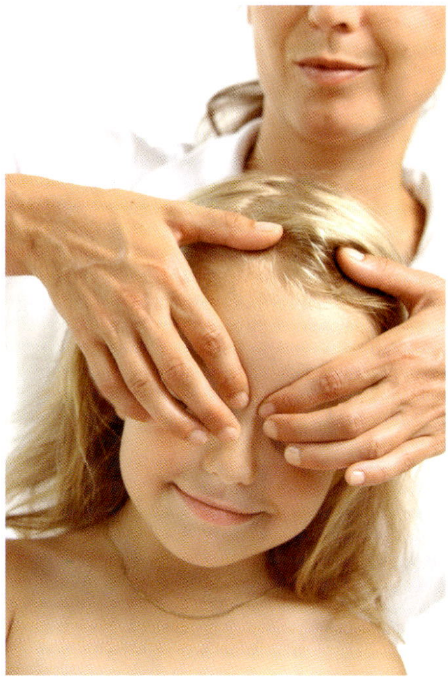

Und abschliessend wird der Nase entlang abwärts gestrichen. Dabei Ihre Daumen auf die geschlossenen Augenlieder des Kindes legen und dann an der Nase entlanggleitend abwärts streichen. Die Daumen bewegen sich leicht seitwärts, so dass die Mundwinkel erreicht werden. Der Mund wird sanft in die Breite gezogen. Die Daumen kehren zurück zu den Augenlidern und streichen wieder.

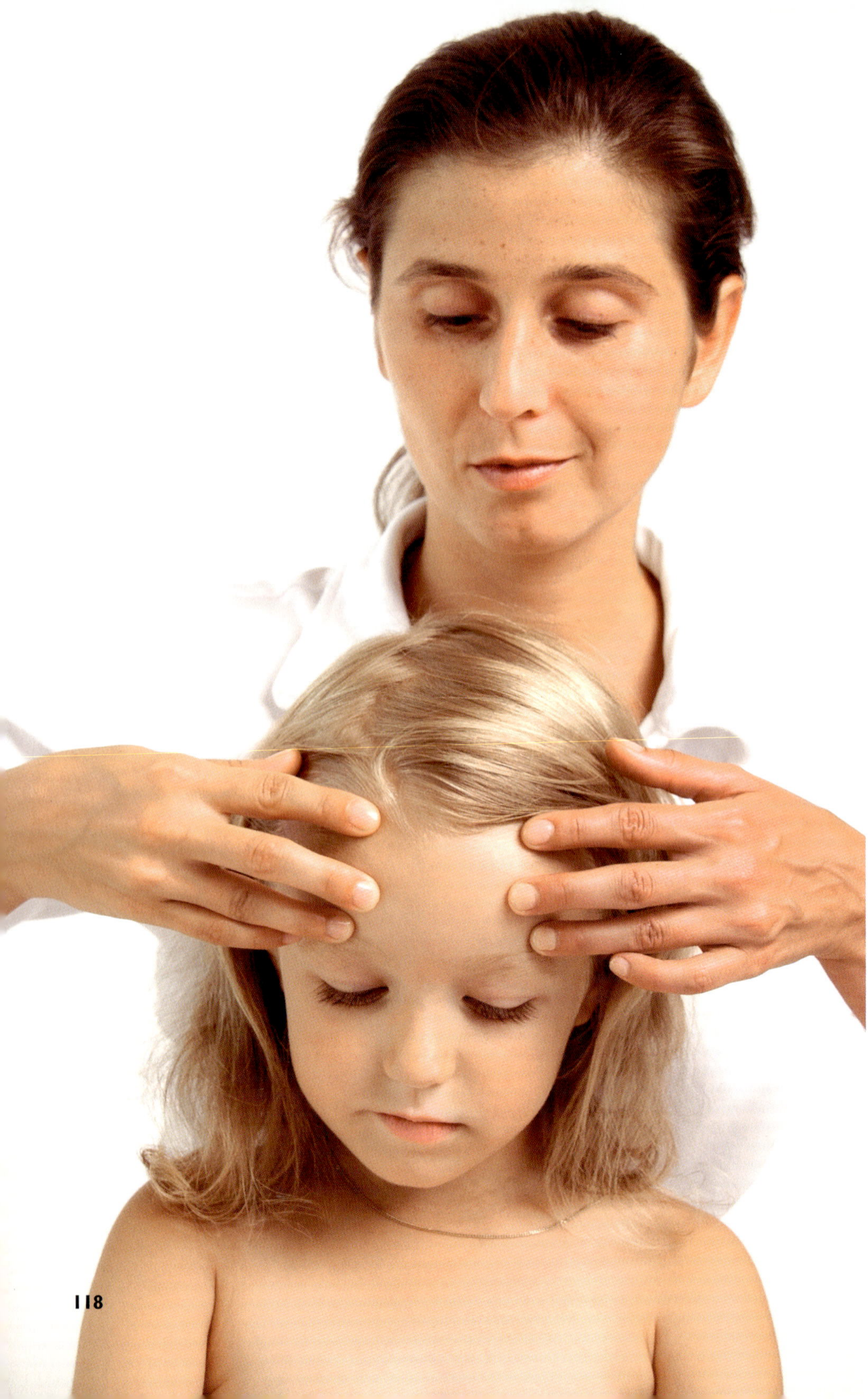

Mit den drei folgenden Übungen wird die Massage abgerundet:

– Mit jeder Hand ein Händchen des Babys halten. Seine Arme werden über der Brust gekreuzt und wieder geöffnet. Beim Öffnen werden die Arme ausgestreckt, als könnten die Flügel entfaltet werden. Mehrmals wiederholen.

– Bei der zweiten Übung werden eine Hand und der gegenüberliegende Fuss des Babys umfasst und diagonal zum Leib gestreckt. Dabei erreicht die Hand den gegenüberliegenden Oberschenkel, und der Fuss berührt die gegenüberliegende Schulter. Nach einigen Wiederholungen werden die andere Hand und der Fuss gestreckt.

– Den Abschluss bildet die Lotos-Stellung. Dabei werden die Füsse des Babys umfasst und die Beine über dem Becken gekreuzt. Dann werden die Beine wieder in die normale Stellung gebracht und wieder gekreuzt. Immer wieder, sehr sanft, sehr langsam, aber mit festem Griff.

Diese Abschlussübungen dehnen und entspannen die Muskulatur, lockern die Gelenke und öffnen sie, so dass sie zu ihrer vollen Beweglichkeit gelangen.

Schmetterlingsmassage nach Dr. Eva Reich

Die Schmetterlingsmassage eignet sich für Neugeborene, Frühgeborene und für kranke Kinder. Auch ältere Kinder und Erwachsene können die Massage geniessen.

Es ist wichtig, sich von den eigenen Händen und von der Beziehung zum Kind leiten zu lassen.

Die Schmetterlingsmassage ist eine sanfte Streichmassage, die sich besonders gut eignet, um Mineralstoffcremen anzuwenden.

Einige Elemente aus der Schmetterlingsmassage:

- Streichen des ganzen Körpers von oben nach unten und von der Mitte zur Seite mit leicht gespreizten Fingern – das Kind wie mit Schmetterlingsflügeln einhüllen.
- Zum Lockern der Muskulatur die ganze Hand oder auch nur zwei Finger auf den Muskel legen und leicht schütteln.
- Kreisende Bewegungen, eine kleine Spirale neben der anderen.
- Beim Kopf beginnend alle Körperteile nacheinander zuerst zart schmetterlingsleicht streichen, dann die Muskeln lockern; zum Abschluss der Massage den ganzen Körper nochmals wie mit Schmetterlingsflügeln einhüllen.

Nabelmassage

Sehr wirksame Organentlastung durch Entgiftung im Nabelbereich

Der Nabel ist das ursprüngliche Zentrum des Körpers und mit allen Organen verbunden. Das Nabelzentrum stellt die Verbindung zur Urkraft her, zum Urbeginn. Es ist der Speicher unserer Lebenskraft, auch unser Willenszentrum, das aktiv an der Umsetzung, der Realisierung auf unserer irdischen Ebene zur Wirkung kommt.

Unser Speicher wird gespeist durch das Licht und die Liebe, die wir aufnehmen und in uns strömen lassen. Dies gilt auf der geistigen, der seelischen und auch auf der körperlichen Ebene.

Ist der Energiefluss gestört, wirkt sich dies auf alle unsere Körpersysteme aus; es sammeln sich Gift- und Abfallstoffe im Nervensystem, im Lymphsystem und in den Blutgefässen. Kommt es zu einem Stau, so hat das negative Auswirkungen auf das Abwehrsystem.

Stoffe, die in den Organen nicht verarbeitet werden können, werden rund um den Nabel abgelagert. Durch eine leichte Massage kann die Haut wirksam entgiftet werden; die Organe können auf diesem Wege entlastet werden, besonders Leber, Milz, Magen, Därme und Nieren. Der Nabelbereich ist eng mit dem Sehsinn verbunden, so dass bei regelmässiger Massage der Nabelgegend auch die Augen entlastet werden.

Durchführung

Im Uhrzeigersinn vom Nabel ausgehend in kleinen Spiralen langsam eine grosse Spirale bilden; vom Nabel aus mit den Fingern in kleinen Kreisen die Haut bearbeiten, das Gewebe lockern, weiterwandern, so dass eine Spirale entsteht.

Im Uhrzeigersinn durchgeführte Spiralen (siehe Bild oben):

- zur allgemeinen Entgiftung
- bei Verstopfung
- Energie wird zugeführt
- bei kaltem, weichem Bauch

Im Gegenuhrzeigersinn durchgeführte Spiralen (siehe Bild unten):

- bei Durchfall
- überschüssige Energie wird abgeleitet, auch bei Energiestau
- bei Anspannung, Nervosität
- bei Hitze im Bauchbereich

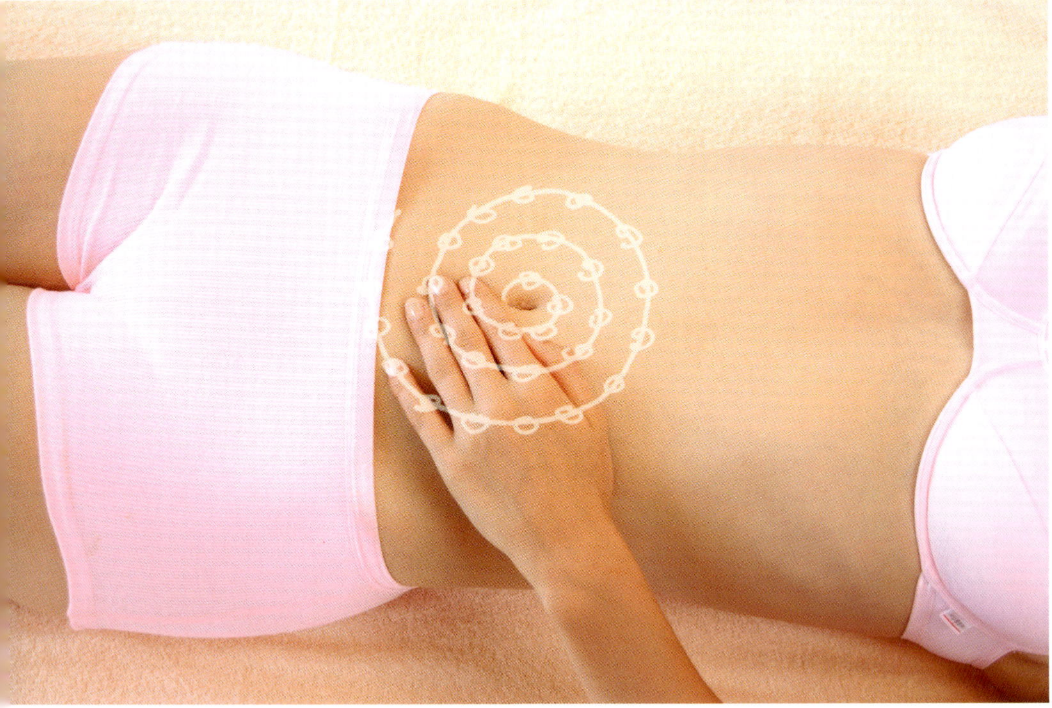

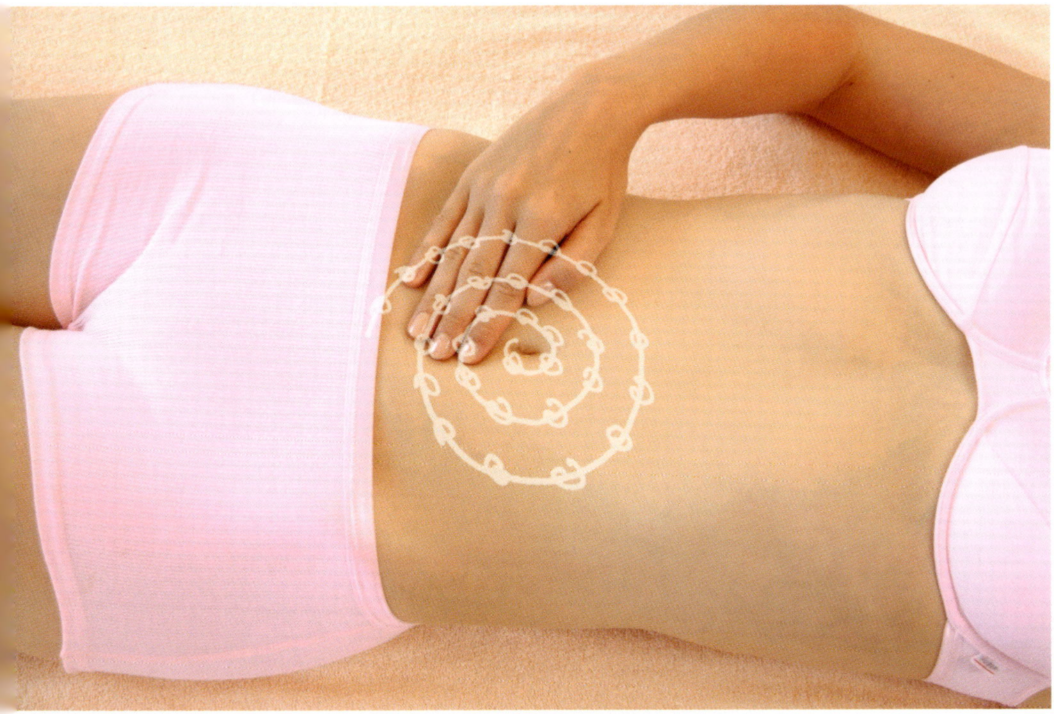

Handmassage

Die Hand ist immer zur Hand!

Mit den Händen können wir etwas ergreifen, wir können handeln. So kann durch das Einreiben der Hände oder ein Handbad die Handlungsfähigkeit unterstützt werden; besonders wirksam für den Energiefluss im Körper ist eine gezielte Handmassage. Mit dieser Massage können auch die Reflexpunkte der Hand angeregt oder beruhigt werden.

Auch bei den Händen finden wir die Dreigliederung des Körpers:

Finger und Daumen:	Kopf- und Halsregion
Mittelhand:	Brust- und Oberbauchorgane
Handwurzel:	Becken- und Unterbauchorgane

Die Hauptlinien der Hand:

Herzlinie (Kreislauf und Ausscheidungssystem)
Kopflinie (Nervensystem)
Lebenslinie (Verdauungs- und Atmungssystem)

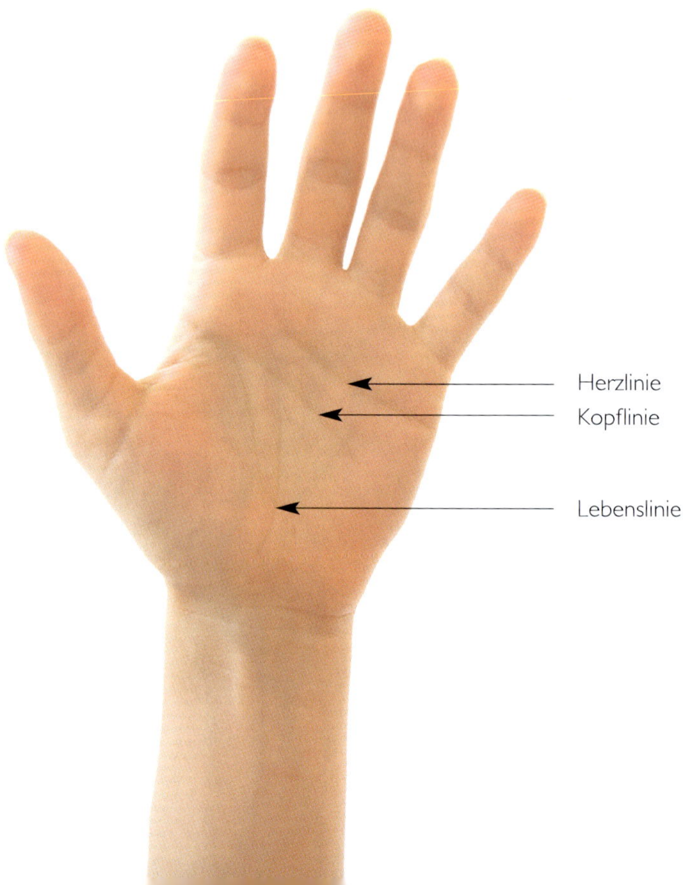

Es gibt auf der Hand auch eine Reihe von Akupunkturpunkten, die in ihrer Lage jedoch variieren. So können wir uns eher auf schmerzhafte Punkte und Bereiche sowie auf kleinfleckige Verfärbungen der Haut konzentrieren. Bei auffälligen Veränderungen der Haut ist es nötig, den Arzt zu Rate zu ziehen!

Durchführung

«Aufwärmen»:

- Aufrecht sitzen, mit den Füssen Bodenkontakt halten, den Körper durchwandern vom Kopf bis zu den Füssen.
- Die Hände so betrachten, als sähen Sie sie zum ersten Mal. Was fällt Ihnen auf?
- Ätherkraft sammeln: Die Hände nehmen Kontakt miteinander auf, indem die Handflächen sich «anschauen». Ganz zart und behutsam bewegen sie sich aufeinander zu, wieder etwas weg – nur so weit, dass sie einander noch wahrnehmen, spüren können. Nach einer Weile kommen sie sich näher; die kostbare Energie zwischen den Händen verdichten wir zu einem «Ball».
- Eventuell die Hände reiben, bis sie gut durchwärmt sind.

Meditative Handmassage

Wichtig:

- Mit einer sanften Massage können wir anregen; wird zu stark massiert, können Vorgänge blockiert werden.
- Grundsätzlich massieren wir zuerst mit der rechten Hand die linke Hand, dann umgekehrt.

Kreisende Bewegungen, leichten Druck und Streichbewegungen vollziehen:

- Beginn in der Mitte der Handfläche.
- Die «Schwimmhäute» zwischen den Fingern am Handrücken, zwischen Daumen und Zeigefinger massieren,
- schließlich die Handlinien der Länge nach massieren,
- dann Handrücken bearbeiten.
- Finger erst halten, dann massieren.
- Dank in die Hände strömen lassen.

Hand und Beziehung zu den Organströmen (Jin Shin Jyutsu®)

Diese Zuordnungen können ein Einstieg in die Kunst des Jin Shin Jyutsu® sein, einer mehrere tausend Jahre alten Kunst zur Harmonisierung der Lebensenergie im Körper. Sie wurde zu Anfang dieses Jahrhunderts von Jiro Murai in Japan neu belebt. Mary Burmeister, seine Schülerin, lehrt die Kunst des Jin Shin Jyutsu seit

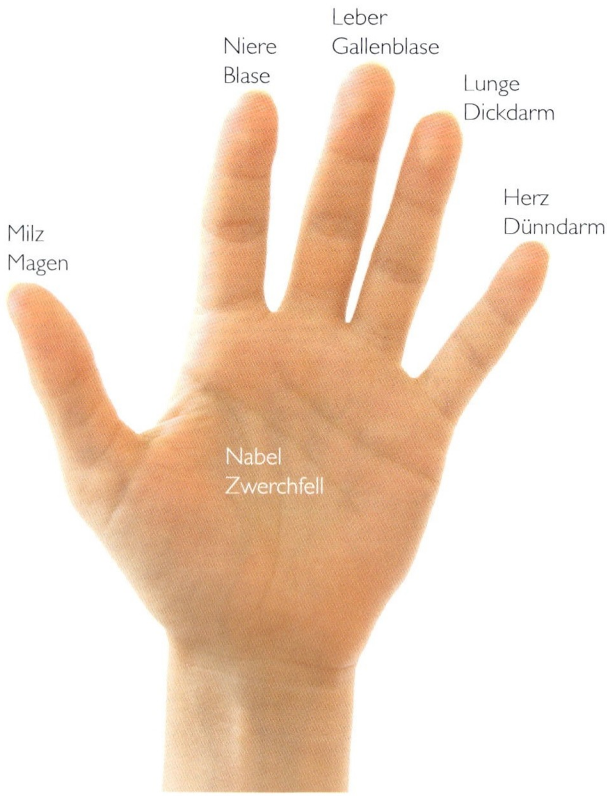

den 1960er Jahren in den Vereinigten Staaten. Im Laufe der Jahre bildete sie bis heute mehrere autorisierte Jin-Shin-Jyutsu-Lehrer aus.

Durch das Ausüben von Jin Shin Jyutsu können wir uns selbst erkennen. Dieser Prozess hilft uns, nach und nach die Botschaften unseres Körpers zu verstehen und zu nutzen, um wieder in Harmonie zu kommen.

Jin Shin Jyutsu kann als Selbsthilfe angewendet oder durch einen ausgebildeten Praktiker ausgeführt werden. Jin Shin Jyutsu beinhaltet keine Massage, Manipulation von Muskeln oder Einsatz von Medikamenten und Substanzen. Bei dieser sanften Methode werden die Finger auf so genannte Sicherheitsenergieschlösser, die sich innerhalb der Energiebahnen befinden, gelegt, um den Energiefluss zu harmonisieren und wiederherzustellen. Dies unterstützt den Abbau von Spannungen oder Gesundheitsstörungen und dient der Erhaltung von Gesundheit, Harmonie und Wohlbefinden. Jin Shin Jyutsu ist eine einfache und kraftvolle Kunst, die durch den Einsatz der eigenen Hände jedem zur Verfügung steht.

Auch wenn ursprünglich bei der Anwendung des Jin Shin Jyutsu nur mit Berührung gearbeitet wird, können wir diese Erkenntnisse auch bei unseren Massagen mit den Mineralstoffcremen nach Dr. Schüssler einsetzen. In unserer Praxis hat sich eine Form herauskristallisiert, die ermöglicht, die Mineralstoffe mit den Organströmen und Sicherheitsenergieschlössern zu verbinden und dadurch die Aufnahme der Mineralstoffe wesentlich zu erleichtern.

Durch die gezielte Handmassage mit Mineralstoffcremen können wir die Organströme unterstützen, vorbeugend Störungen verhindern und schon bestehende Beschwerden beheben. Bei ernsten Störungen ist es sinnvoll, fachkundigen Rat einzuholen oder sich in Behandlung zu begeben.

Folgende Organströme können über die Hände besonders gut erreicht werden: Lungenstrom, Dickdarmstrom, Herzstrom, Dünndarmstrom.

Harmonisieren der Lebenseinstellungen durch die Finger

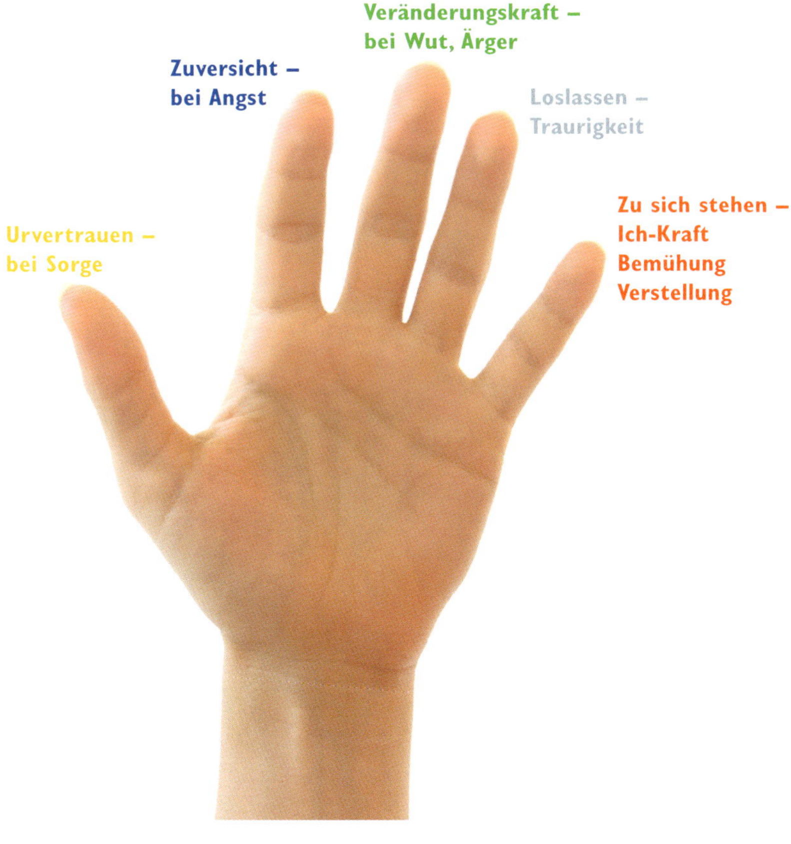

Wenn Ihnen die Arbeit an den Händen Freude bereitet und Sie Lust auf mehr haben, können Sie sich weiteren Möglichkeiten der Harmonisierung zuwenden, beispielsweise mit Reflexzonenmassage.

Die Nase

Es gibt in und auf der Nase eine Reihe von Reflexzonen für alle Organe. So lohnt es sich, die Nase in die äussere Anwendung der Mineralstoffe nach Dr. Schüssler mit einzubeziehen.

Entlang der Nase, auf der Mittellinie, befinden sich Bezugspunkte zu den inneren Organen Niere, Milz, Leber, Herz, Lunge, an der Mitte der Nasenflügel zu den Organen Blase, Dickdarm, Dünndarm, Magen und Gallenblase. Am Übergang von der Nase zum Gesicht befindet sich eine Linie von Bezugspunkten, die vor allem mit dem Bewegungsapparat zusammenhängen.

Abgesehen von diesen Organbezügen, die eine körperumfassende Wirkung erzielen, ist auch eine lokale Einwirkung auf die Nase möglich. Bei wässrig triefender Nase kann durch Auftragen der Natrium-chloratum-Creme oft eine sofortige Besserung eintreten. Ist die Nase verstopft, schafft meistens die Kalium-chloratum-Creme Abhilfe, denn sie hilft die Faserstoffe abzubauen und dadurch die entstan-

Bezugszonen an der Nase (aus: Gleditsch 1983: 50)

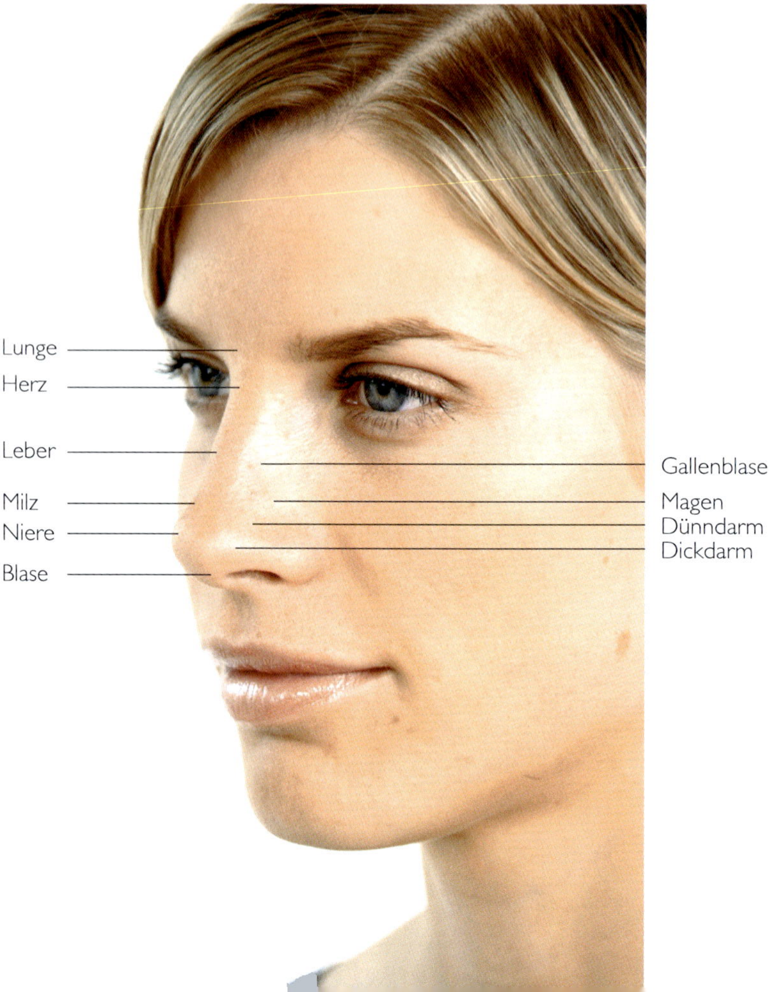

dene Schwellung zu lösen. Bei grünlich gelben Absonderungen kann die Natrium-sulfuricum-Creme eingesetzt werden. Akne und Mitesser deuten auf den Bedarf an Natrium phosphoricum hin, so dass mit dem Einsatz dieser Creme oft eine grundlegende Änderung erzielt werden kann.

Weitere Möglichkeiten des Einsatzes der Mineralstoffcremen können bei den einzelnen Mineralstoffen oder im Nachschlageteil gefunden werden.

Die eigene Intuition zu Rate zu ziehen hat schon manchen verblüffenden Erfolg gebracht. Es gibt nämlich in unserem Innersten eine Instanz, die genau weiss, was wir im Augenblick für die Genesung oder Besserung von Symptomen benötigen. Da alle Symptome auch Botschaften unserer Seele sind, die dadurch auf sich und unsere Bedürfnisse aufmerksam machen möchte, lohnt es sich, dieser Stimme im Innersten Gehör zu schenken.

Ohrmassage nach Dr. Zenz

Am Ohr finden wir die Reflexzonen in ihrer Entsprechung zu den drei Keimblättern und ihrer nervalen Versorgung; die Organzonen zeigen sich in der Form eines auf den Kopf gestellten Embryo.

Im Rahmen dieses Buches über die äusseren Anwendungen der Mineralstoffe nach Dr. Schüssler möchten wir nur auf die Selbstmassage der Ohren hinweisen.

Diese Massage kann eingesetzt werden:

- für das allgemeine Wohlbefinden und zur Gesunderhaltung
- zur Konzentrationsstärkung
- zur Leistungssteigerung, auch im Schulbereich
- zur Nervenstärkung
- bei seelischer Belastung
- in der Rekonvaleszenz
- begleitend bei vielen Organstörungen

Gute Erfahrungen haben wir mit dem Einsatz der einzelnen Mineralstoffcremen im Ohrbereich entsprechend der antlitzdiagnostischen Merkmale gemacht:

wenn ein Ohr oder beide Ohren gerötet und heiss sind – Ferrum-phosphoricum-Creme;
bei wächserner Färbung – Calcium-phosphoricum-Creme;
bei rasch wechselnder Rötung, Schamröte – Magnesium-phosphoricum-Creme.
... um nur einige Merkmale zu nennen, die jeder kennt.

Sie können dieses «Werkzeug» der Antlitzdiagnostik in Kursen erlernen. Natürlich können Sie die Mineralstoffe auch nach dem Befinden oder den Modalitäten wählen.

Gerade im vorbeugenden Bereich ist die Intuition ein sicherer Begleiter in der Auswahl.

Durchführung

Hinweise zur Selbstmassage:
mit Daumen und Zeigefinger massieren;
Sie können beide Ohren gleichzeitig oder nacheinander massieren.

Ausstreichen

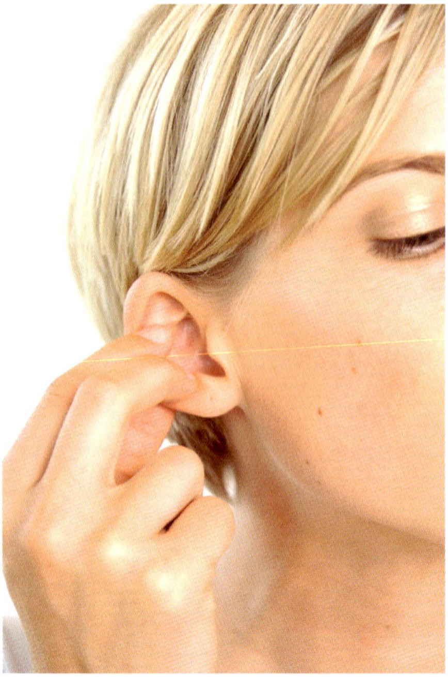

Beginnen mit dem Ausstreichen der ganzen Ohrmuschel von oben nach unten, mit mittelstarkem Druck. Das Ohrläppchen mehrfach streichen (Reflexpunkt für den Kopf).

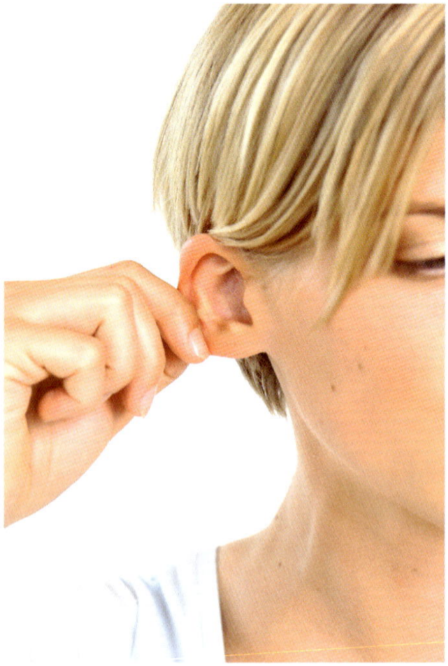

Ziehen

Die Ohrmuschel mit einigen wenigen Griffen dehnen. Wir beginnen oben und arbeiten uns – die Ohrmuschel immer nach aussen dehnend – langsam nach unten. Das Ohrläppchen einige Male nach unten ziehen.

Kreisen

Durch grossflächiges sanftes kreisförmiges Reiben der einzelnen Teile der Ohrmuschel von oben nach unten wird das Ohr kräftig durchblutet. Dabei fasst der Daumen an die Rückseite, der Zeigefinger an die Vorderseite des betreffenden Ohrbereiches.

Schütteln

Sanftes Schütteln des Ohres, von oben nach unten, mit Daumen und Zeigefinger.

Klopfen

Mit den Fingerspitzen an der ganzen Ohrmuschel klopfen.

Abschliessend nochmals kurz dehnen und ausstreichen.

Diese gesundheitsfördernde und -stärkende Massage kann täglich ein- bis zweimal durchgeführt werden. Die Wirkung der Selbstmassage wird durch den Einsatz der Mineralstoffcremen sehr unterstützt.

Für Therapeuten ist die Reflexzonenarbeit am Ohr eine sehr wirkungsvolle Methode, die allein oder in Kombination mit anderen Therapieformen eingesetzt werden kann.

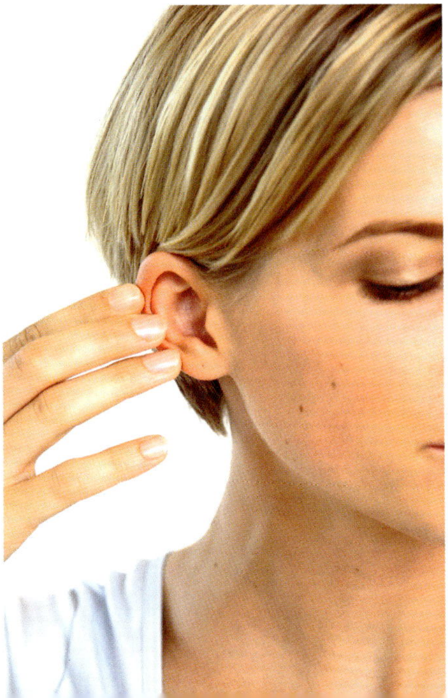

Die Rosenpflegelinie mit Mineralstoffen nach Dr. Schüssler

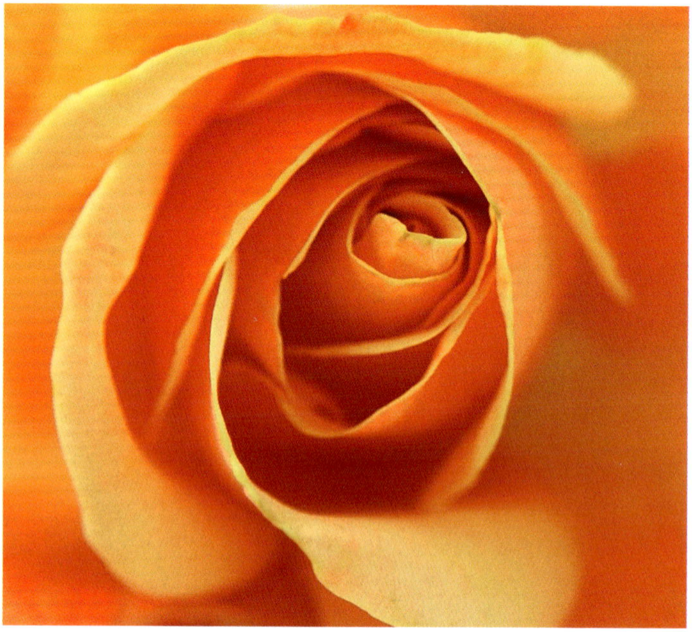

Die Rose ist die Königin der Blumen, ihr ätherisches Öl ist die Krönung aus dem Schatzkästlein der Natur.

Die Rose hilft, uns an unsere Verbindung mit der Erde zu erinnern und an die Kräfte der Liebe, da sie der Venus zugeordnet wird. Sie ist herausragend in ihrer Ausgewogenheit, wie sie sich mit den Elementen verbindet. Jeder Teil ist kraftvoll ausgebildet, in vollendeter Schönheit geformt und fügt sich doch harmonisch in die Ganzheit ein. Die Rose verbindet sich durch ihre Wurzeln tief mit der Erde, dem mineralischen Element, das Irdische zeigt sich auch noch bis in den Stamm, der aus sehr hartem Holz gebildet ist. Mit den Blüten gibt sie sich den kosmischen Licht- und Wärmekräften hin, sie schenkt Farbe und Duft. Die Lebenskräfte werden besonders in den Laubblättern streng rhythmisch ausgestaltet, dies zeigt sich in der Anordnung und Form der Blätter.

Diese Ausgewogenheit der Elemente strahlt bis in ihre Wirksamkeit. Die Rose ist also nicht wegen einer spezifischen Kraft eine Heilpflanze; vielmehr erweist sie sich als umfassend harmonisierend – sie reinigt, klärt und ist überall einsetzbar, in jeder Altersstufe. Zusätzlich gilt sie als ausgezeichnetes Frauenmittel, da sie vor allem im Bereich der Fortpflanzungsorgane ausgleicht. Sie kann auch bei verschiedenen Stresssymptomen des heutigen Menschen eingesetzt werden.

Rosenöl in den Mineralstoffcremen

Das Rosenöl verbindet aufgrund des kosmischen Wirkprinzips der Rose tatsächlich Himmel und Erde und hilft dadurch auch dem Menschen, sich seiner Aufgabe auf der Erde bewusst zu werden. Es unterstützt die Aufnahme der Mineralstoffe, da es den Organismus und die Seele auf feine Weise öffnet; Rosenöl wird also nicht nur als Duftstoff eingesetzt.

Unsere Pflegelinie ist aus der Praxis entstanden. Nachdem unsere Serie der zwölf Mineralstoffcremen – entsprechend der einzelnen Mineralstoffe nach Dr. Schüssler – bereits von vielen angewandt wurde und immer öfter auch in Kosmetikstudios zum Einsatz kam, wurde der Ruf nach einer Pflegeserie als Ergänzung zu den anderen Cremen immer deutlicher. Gewünscht waren vor allem Pflegeprodukte, die nicht in erster Linie kosmetisch verschönernd eingesetzt werden, sondern die Funktionen der Haut so unterstützen, dass sie dadurch auch der Schönheit dienen.

Die Rosenpflegelinie auf Basis von Avocado- und Jojobaöl und Mineralstoffen nach Dr. Schüssler mit echtem bulgarischem Rosenöl in natürlicher Cremegrundlage ist für jeden Hauttyp geeignet, da sie die Stoffwechselfunktion der Haut anspricht und harmonisiert.

Die Präparate sind gleichermassen bei fettiger, spröder und trockener Haut, auch bei zu vorzeitiger Faltenbildung neigender und empfindlicher Haut zu empfehlen.

Rosenpflegecreme

mit Natrium chloratum, Silicea, Calcium fluoratum

Die Rosenpflegecreme wurde für die tägliche Körperpflege, besonders für Gesicht, Hals und Hände geschaffen. Sie unterstützt die Feuchtigkeitsbildung und wirkt günstig auf Elastizität und Spannkraft der Haut. Zudem reinigt sie das Bindegewebe und wirkt dadurch verjüngend. Diese Pflegecreme eignet sich für alle Hauttypen. Nach der Reinigung und Anwendung von Rosentonikum auftragen.

Rosenreinigungsmilch

mit Kalium sulfuricum

Die Rosenreinigungsmilch bewirkt eine gründliche Reinigung und ist für alle Hauttypen geeignet. Der natürliche Säuremantel der Haut bleibt erhalten. Morgens und abends auf das Gesicht auftragen und leicht einmassieren, mit warmem Wasser abwaschen. Abschliessend das Rosentonikum auftragen.

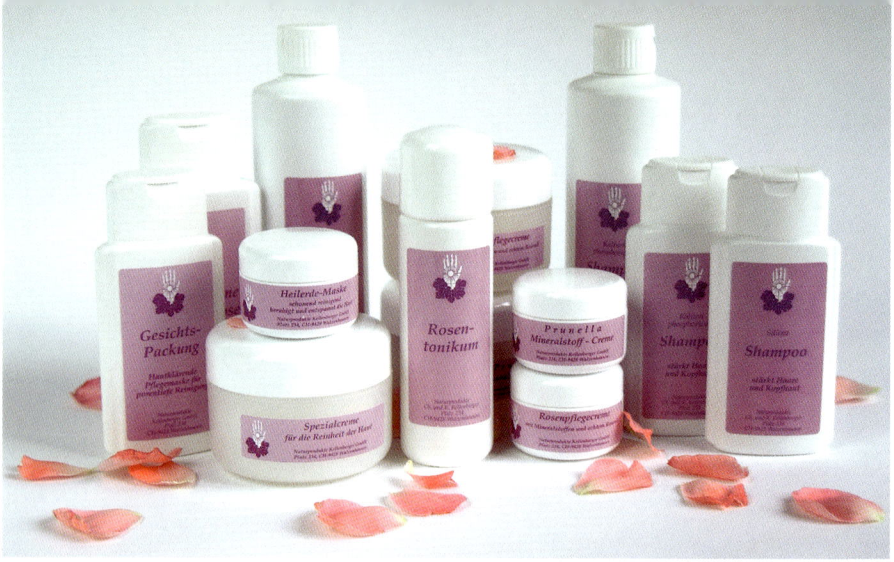

Rosentonikum

mit Silicea

Rosentonikum nach der Reinigung am Morgen und am Abend oder während des Tages zur Erfrischung mit den Fingerspitzen oder mit einem Zerstäuber auftragen. Das Tonikum macht die Haut aufnahmebereit für weitere Behandlungen und harmonisiert die Hautfunktion. Rosentonikum kann auch zur Tiefenreinigung der Haut dienen. Dazu wenig Rosentonikum auf einen Wattebausch geben und das ganze Gesicht und den Hals reinigen.

Rosenpflegemilch

mit Natrium chloratum, Silicea, Calcium fluoratum

Die Rosenpflegemilch ist eine Emulsion für die tägliche Pflege des ganzen Körpers. Sie erhält die Geschmeidigkeit und Elastizität der Haut. Ausserdem eignet sie sich hervorragend zum Mischen mit Blütenessenzen.

Gesichtspackung

mit Ferrum phosphoricum, Magnesium phosphoricum,
Natrium chloratum, Silicea

Die milde Gesichtspackung kann zur Tiefenreinigung und zur Pflege des ganzen Körpers eingesetzt werden. Sie kann mit warmem Wasser abgewaschen oder zur Pflege auf die gereinigte Haut aufgetragen werden. Die Gesichtspackung eignet sich auch zur Erfrischung während des Tages oder nach einem anstrengenden Tag. Einfach dünn auftragen – ohne sie abzuwaschen.

Heilerdemaske

mit Ferrum phosphoricum, Kalium chloratum, Magnesium phosphoricum

Die Heilerdemaske kann zur schonenden Tiefenreinigung zwei- bis dreimal wöchentlich auf die gereinigte Haut aufgetragen werden, nach zehn bis zwanzig Minuten mit warmem Wasser abwaschen. Danach Rosentonikum auftragen. Für alle Hauttypen geeignet, besonders beliebt bei fettiger Haut.

Duschcreme Silicea-Rose

mit Kalium sulfuricum und Silicea

Die milde Duschcreme Silicea-Rose ist für die tägliche Körperpflege geeignet, besonders auch als Handwaschcreme.

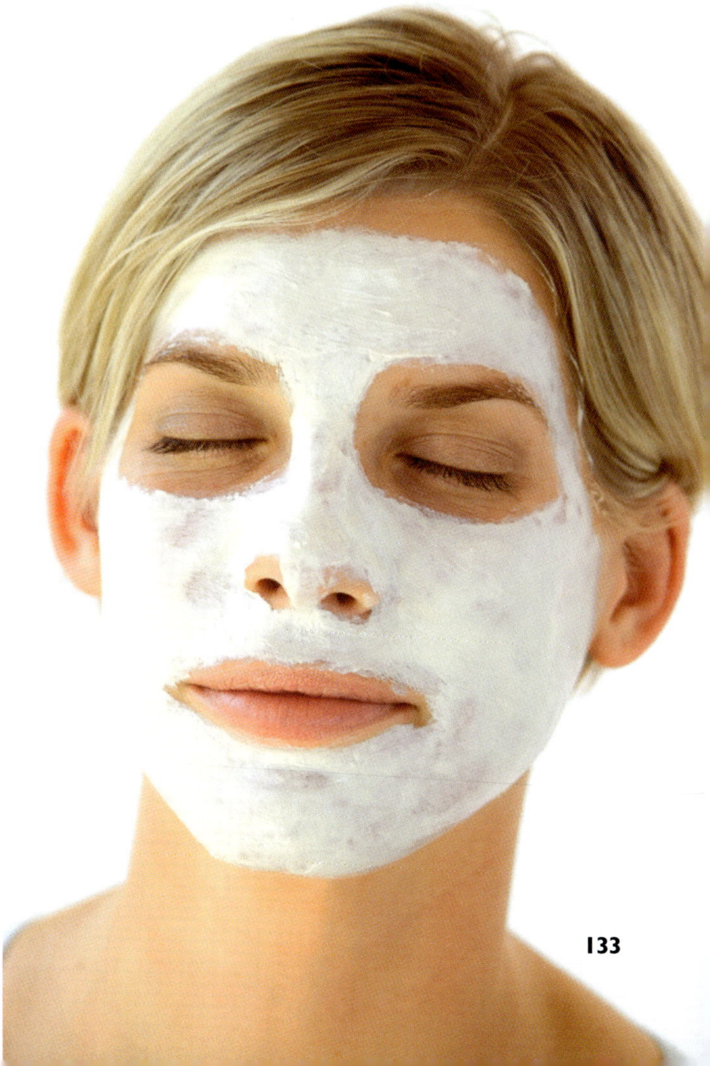

Heilerdemaske: Kann auch zu gleichen Teilen mit der Gesichtspackung gemischt werden.

Prunella-Mineralstoffcreme

Die Prunella-Mineralstoffcreme ist eine sehr vielseitig einsetzbare Creme; sie kann unter anderem als Notfallcreme, als Allzweckcreme, als universelle Hautcreme, als seelische Nothelferin, zur Stärkung des Selbstbewusstseins, bei Stress, Schmerzen, Schock verwendet werden.

Die Creme enthält Prunella vulgaris Urtinktur, die Mineralstoffe Ferrum phosphoricum, Natrium chloratum und Silicea nach Dr. Schüssler, ausserdem die Blütenessenzen der Kleinen Braunelle, Arnika, Roter Klee, Schafgarbe und unser echtes bulgarisches Rosenöl in natürlicher Cremengrundlage.

Prunella vulgaris, die Kleine Braunelle, wächst auf kargem Boden und ist ein Pflänzlein, das im Rasen leicht übersehen wird; dessen Heilkraft haben vor allem die Indianer entdeckt. Die Blüte hat die Fähigkeit, die für die Genesung nötige Selbstheilungskraft zu aktivieren, sie hilft dem Menschen, Verantwortung für die eigene Gesundung zu übernehmen, die Ganzheit des Lebens zu erfahren und zu stärken. Wir durften in den letzten Jahren sehr oft erleben, wie uns diese Pflanze schützend ihre heilende Kraft schenkte.

Die Prunella-Mineralstoffcreme als Pflegecreme oder in Akutfällen zur Heilunterstützung ein- oder mehrmals täglich auftragen oder als Kompresse oder Cremeumschlag anwenden. Besonders hilfreich ist die Creme auch zur seelischen Begleitung, in allen Situationen, wo der Mensch mehr zu sich finden möchte. Sie ist für jeden Hauttyp geeignet.

Spezialcreme für die Reinheit der Haut

Die Spezialcreme für die Reinheit der Haut unterstützt durch die enthaltenen Mineralstoffe und Blütenessenzen die Reinigung auf mehreren Ebenen. Dies ermöglichen die Prunella vulgaris Urtinktur, die Mineralstoffe Natrium phosphoricum, Natrium sulfuricum und Silicea neben den Blütenessenzen Self-Heal, Manzanita und Crab Apple. Das bulgarische Rosenöl wirkt öffnend und hilft dem Wesen bei der Aufnahme der Wirkstoffe.

Die Spezialcreme für die Reinheit der Haut eignet sich für die Pflege unreiner Haut, zur Ganzkörperpflege, zur Entschlackung zum Beispiel bei Fastenkuren, bei Cellulite – um nur einige Möglichkeiten zu nennen.

Die Prunella-Mineralstoffcreme, die Spezialcreme für die Reinheit der Haut sowie die Mineralstoffcremen Nr. 1 bis 12 und die Rosenpflegelinie eignen sich bestens für individuelle Mischungen mit Blütenessenzen oder Kräuterblütenölen.

Haarpflege mit Mineralstoffen nach Dr. Schüssler

Dem Haar wurden in allen früheren Kulturen besondere magische Kräfte zugeschrieben. Götter wurden oft mit langem Haar dargestellt. Dies war auch ein symbolischer Ausdruck von Kraft. Menschen, denen die Haare sehr kurz geschnitten wurden, hatten vorübergehend keinen oder weniger Zugang zu ihrem geistigen Potenzial; das war mit ein Grund, weshalb Gefangenen die Haare gestutzt wurden. Dies gilt auch für den Bart beim Mann. Die Haare sind wie Antennen, die dem Menschen zur feineren Wahrnehmung dienen.

«Sanft gewellt, frech gekräuselt, wagemutig gestylt oder natürlich fliessend: Haare sind Ausdruck der Individualität und erzählen Geschichten über ihren Träger.» So steht es in der Werberubrik für eine Haarpflegelinie …

Heutzutage steht kaum jemand zu der ihm eigenen Haarfarbe und -form. Das Modediktat geht in diesem Bereich sehr weit. Es zeigt sich bei unseren Praxisbesuchern recht häufig, dass das Färben der Haare die Gesundheit beeinträchtigen kann, besonders bei Menschen, deren Stoffwechsellage schon belastet ist. Schon kurze Zeit nach dem Färben der Haare (das heisst etwa nach einer Stunde) kann der Farbstoff im Urin bereits nachgewiesen werden; ein Zusammenhang mit dem Stoffwechsel wird dadurch deutlich.

Gezielte Haarpflege, ausgewogene Vollwertkost, genügend Schlaf und Bewegung und vor allem sinnvoller Umgang mit Stress und Konflikten beeinflussen unser Wohlbefinden und dadurch das Aussehen des Haares. Sie können jedoch die Auswirkungen der Haarfärbung, besonders wenn sie mit chemischen Mitteln erfolgt, nicht immer ausgleichen. Gerade bei Beschwerden gilt dies zu bedenken.

Die Pflege der Kopfhaut ist Voraussetzung für gesundes Haar. Das Haar und der Zustand der Kopfhaut sind natürlich auch Ausdruck des Befindens. So wirken sich Stress und die daraus folgende Übersäuerung unmittelbar aus. Die Haare werden wie die Haut über den Stoffwechsel und den Blutkreislauf ernährt. Deshalb hat die Ernährung auf Gesundheit und Wachstum der Haare einen direkten Einfluss.

Sich vor Wut die Haare ausraufen, wenn einem aus Angst die Haare zu Berge stehen, wenn jemand Haare lassen muss – solche und andere sprachliche Formulierungen drücken das Befinden eines Menschen klar aus. Dass sich meistens erst etwas wandelt, wenn der Mensch sein Verhalten und seine Lebenseinstellung ändert, ist beim Haar besonders deutlich sichtbar.

Da die Mineralstoffe nach Dr. Schüssler uns auch im Seelisch-Geistigen unterstützen, können sie auch bei der Pflege der Kopfhaut und der Haare hilfreich sein.

In der Praxis haben sich vor allem Shampoos und Spülungen bewährt. Wird die Kopfhaut vor dem Waschen der Haare mit den entsprechenden Mineralstoffcremen massiert, kann so manche Störung behoben werden.

Silicea-Shampoo

mit Silicea, Kalium sulfuricum

Stärkt Haar und Kopfhaut; dank der Beigabe von Kalium sulfuricum ist dieses Shampoo besonders bei Schuppenbildung geeignet.

Kalium-phosphoricum-Shampoo

mit Kalium phosphoricum

Stärkt Haar und Kopfhaut; besonders in Zeiten intensiver gedanklicher Betätigung und bei grosser Anstrengung ist dieses Shampoo hilfreich.

Haarspülungen

Mit dem Mineralstoffpulver sind Haarspülungen sehr leicht selbst herzustellen.

½ Liter warmes Wasser in einen Behälter geben; vom gewünschten Mineralstoff 2 gehäufte Esslöffel ins Wasser geben; nicht umrühren, so dass der Milchzucker sich auf dem Boden absetzt und nur der Mineralstoff im Wasser in Ionenform enthalten ist. Das Wasser vorsichtig ausgiessen, so dass nur der Milchzucker zurückbleibt.

Das Pulver eignet sich besser als die Mineralstoffe in Tablettenform, da wir dadurch nicht mit dem aufgelösten Tablettiermittel rechnen müssen. Dies ist je nach Hersteller entweder Kartoffelstärke, Weizen- oder Maisstärke. (Mineralstoffpulver gibt es als fertiges Produkt; siehe Bezugsquellen, Seite 253.)

- Calcium-fluoratum-Silicea-Haarspülung: für brüchiges, gespaltenes Haar
- Kalium-sulfuricum-Haarspülung: bei klebrigen Schuppen
- Natrium-sulfuricum-Haarspülung: bei fettigen Schuppen, fettender Kopfhaut
- Kalium-chloratum-Haarspülung: bei mehligen, staubartigen Schuppen
- Silicea-Haarspülung: bei Haarausfall

Für eine Kur können Sie die Haarspülung auch in eine 30-ml-Tropfflasche abfüllen und täglich einige Tropfen auf die Kopfhaut auftragen. Da dieses Wasser keinen Konservierungsstoff enthält, sollte es nach einer Woche wieder erneuert werden.

Ein Tipp am Rande:
Ein kalter Guss nach dem Haarewaschen stärkt Kopfhaut und Haar!

Schüssler-mineralstoffe in den einzelnen Lebensphasen

Stellen Sie sich vor, das Wesen eines Kindes ist schon vor seiner Geburt, sogar schon vor der Empfängnis in der Nähe seiner zukünftigen Eltern. Seine Lebenskraft wendet sich Vater und Mutter zu und findet in Samen und Ei seine väterliche und mütterliche Entsprechung …

Im Augenblick der Empfängnis beginnt die schöpferische und lebenserhaltende Kraft, die das väterliche und mütterliche Potenzial in sich trägt, sofort den kindlichen Körper auszugestalten. Während der Entwicklung des Menschen im Mutterleib kann beobachtet werden, wie vom Kopfzentrum aus eine spiralige Ausgestaltung des Leibes stattfindet. Im Spannungsfeld zwischen dem Lichtzentrum des Kopfes und dem Zentrum im untersten Wirbelfortsatz bildet sich in geheimnisvoller Weise der ganze Organismus. Die schöpferische Kraft, die da in besonderem Masse wirkt, wird im Osten «Kundalini» und im Westen «Pfingstfeuer» genannt. Kundalini kommt von «Kunde geben» (Kundri = die Wissende) und ist eine wissende Kraft, die jeder Mensch in sich trägt und die mehr oder weniger stark tätig sein kann. Es ist ureigenstes Lebenslicht und Leben gestaltende und lebenserhaltende Energie des Menschen, die da wirkt.

Dieses schöpferische Wissen wird überall wirksam: in jedem Atom, in jedem Molekül, in jeder Zelle, in jedem Organ – so wird der gesamte Leib aufgebaut und durch diese Kundalini-Weisheit auch fähig, auf wunderbare und fein abgestimmte Weise zusammenzuspielen.

Nach etwa neun Monaten wird das Kind in das Tageslicht hineingeboren. Es wird abgenabelt und nimmt seinen eigenen Atem auf – der feine Organismus von Nase, Lunge und Bronchien beginnt eigenständig tätig zu werden. Mit diesem Schritt in die Welt beginnt sein Lebensweg zu den Wundern dieser Erde und zu dem Wunder, das er selbst ist, begleitet von seiner Lebenskraft und von seinen Sinnesfähigkeiten.

Dieser Weg entfaltet sich in verschiedenen Entwicklungsrhythmen, in denen die Kundalini im Spannungsfeld zwischen dem Haupt, dem männlich-väterlichen Pol, und dem Becken, dem weiblich-mütterlichen Pol, wirksam ist und beide intelligenten Kraftbereiche in eine harmonische Verbindung zueinander bringt:

So wirkt im ersten Lebensjahrsiebt hauptsächlich der göttlich-väterliche Pol impulsierend auf die kindliche Entwicklung. Nach dem Zahnwechsel beruhigen sich die Kräfte etwas, bevor dann mit der Vorbereitung zur Pubertät der göttlich-mütterliche Pol beginnt, sich stärker zu regen, und mit seinem feinen Feuer vom Becken her aufsteigt.

In der Zeit der Pubertät ist das endokrine Drüsensystem hochaktiv, und der junge Mensch erlebt ein Schwingen oder ein süsses Empfinden, und es gibt Reaktionen in den Fortpflanzungs-, den Liebesorganen, in den geheimnisvollen Soma-Organen. Zumeist wissen sie nicht so recht, was sie damit anfangen sollen.

Das ist die Phase, in denen alte Kulturen den Heranwachsenden begleitet haben in seinen Erfahrungen mit den Wundern der Fortpflanzung, der Liebe und der

Zärtlichkeit (der Fortpflanzungsbereich wird ja auch «Sakralbereich», also «heiliger» Bereich genannt). In dieser Phase ist der junge Mensch besonders verletzlich und geistig-seelisch leicht aus der Balance zu bringen. Oft erschrickt er vor seinen Empfindungen und weiss nicht so recht, wie er damit umgehen soll. Ihn in dieser sensiblen Zeit sich selbst zu überlassen und dem zerrütteten Verständnis von Sexualität unserer Zeit auszuliefern, kann Schwierigkeiten säen, die später auch ihren körperlichen Ausdruck finden (unter anderem prämenstruelles Syndrom, Impotenz, Schlafstörungen) und auf die wir in den folgenden Kapiteln noch eingehen werden.

Kann diese feine Kundalini-Energie, die im Becken tätig ist, in der rechten Weise aufsteigen, gibt es verschiedene «Stockwerke», die Drüsenebenen, die durch dieses feine Licht, das eigentlich noch ganz jung, das noch ganz unverbraucht, das noch ganz unbeschwert ist, angeregt werden. Ein Geschenk, eine Art geistige Flüssigkeit wird nach und nach an die Drüsen und Organe in den oberen «Stockwerken» gegeben, bis es auch ganz nach oben zum Urheber der Entwicklung zurückströmen kann.

In jedem Lebensabschnitt ist die Kundalini, das Pfingstfeuer wirksam und erhält die vitalen Lebenskräfte aufrecht. Arbeitet der Mensch an der Entfaltung seiner inneren Fähigkeiten, findet die Kundalini Nahrung und beginnt stärker zu strömen; dies verhilft dem Menschen zu einer verfeinerten Wahrnehmung und zu einem höheren Bewusstsein. Dadurch wird es ihm möglich, ein erfülltes Leben in Freude und Frieden, in Übereinstimmung mit der Schöpfung zu gestalten.

So wie die Kraft der Kundalini uns in den verschiedenen Phasen unseres Lebens mit ihrem Schutz und Wissen begleitet, so kann uns auch die den Mineralstoffen innewohnende Ordnung und Struktur in den unterschiedlichen Lebensabschnitten eine (Erden-)Kraft schenken, die uns in der Kundalini-Energie zu tragen und zu unterstützen vermag.

Die Kundalini-Energie verbindet die Lebensphasen wie ein Fluss an Lebenskraft, der seine Quelle hat, sich zu einem Strom weitet und dann wieder in den grossen Ozean mündet, um von dort erneut den Lebenskreislauf zu beginnen.

Kinder und Jugendliche

Mineralstoffe für Säuglinge und Kleinkinder

Solange das Kind gestillt wird, erhält es über die Muttermilch alle notwendigen Mineralstoffe. So ist es sinnvoll, dass die Mutter auch die Mineralstoffe, die für das Kind wichtig sind, einnimmt.

Die besten Anwendungsformen bei Säuglingen und Kleinkindern sind Cremen und Bäder. Ferrum-phosphoricum-Creme hat schon manch wunden Kinderpo in kurzer Zeit geheilt. Da die Kinderhaut ganz besonders aufnahmefähig ist, können die Cremen sehr sparsam aufgetragen werden, und das Kind bekommt über die Haut alles, was es braucht.

Schon kleine Kinder können darin bestärkt werden, die Mineralstoffe und die Cremen selbst auszuwählen. Sie sind oft sehr treffsicher und nehmen sich, was sie tatsächlich benötigen, da ihnen bei ihrer intuitiven Auswahl der Intellekt noch nicht im Wege steht.

Mineralstoffe für Jugendliche

Neben der Unterstützung der körperlichen Entwicklung helfen die Mineralstoffe nach Dr. Schüssler insbesondere auch bei der seelischen Entfaltung. Oft sind gerade bei Jugendlichen die antlitzdiagnostischen Merkmale sehr ausgeprägt zu sehen, da sich der Wandel häufig radikal und dramatisch vollzieht und daher auch der Bedarf an Mineralstoffen entsprechend hoch ist.

In dieser Zeit besteht meistens eine gewisse Skepsis gegenüber allem, was eingenommen werden muss; hier kommt der äusseren Anwendung der Mineralstoffe nach Dr. Schüssler in Cremeform oder in Bädern eine besondere Bedeutung zu. Viele junge Menschen schätzen auch die Spezialcreme für die Reinheit der Haut und die Prunella-Mineralstoffcreme, da diese beiden Cremen auch noch Blütenessenzen enthalten, welche die seelische Entfaltung und Annahme des eigenen Körpers unterstützen.

Jugendliche, die mit den Mineralstoffen nach Dr. Schüssler aufgewachsen sind, können oft genau unterscheiden, ob sie zum Arzt wollen oder ob sie es bei Beschwerden erst mit den Mineralstoffen versuchen wollen. Besonders wichtig ist dabei, dass sie die freie Wahl haben und sich in keiner Weise gedrängt fühlen, sonst kann es sein, dass unnötige Widerstände auftreten.

Für viele seelische Nöte und Zustände können individuelle Blütenmischungen, die beispielsweise in eine der Mineralstoffcremen eingerührt werden, eine grosse Hilfe darstellen. Oft erträgt der junge Mensch keinerlei Berührung von anderen und kann daher durch das Auftragen einer Mineralstoffcreme oder Blütencrememischung sich selbst berühren und den eigenen Körper auf schöne Weise erkunden.

Mineralstoffe für Kinder und Jugendliche

Nr. 1 Calcium fluoratum

«Unterstützt meine Entwicklungsschritte.»	beim Zahnen – für den Durchbruch der Zähne und den Zahnschmelz, zur Bänderstärkung

Nr. 2 Calcium phosphoricum

«Hilft mir, gut auf der Erde anzukommen und meine Aufgabe anzunehmen.»	bei Wachstumsschmerzen, für gesundes Knochen- und Zahnwachstum, bei spätem Laufenlernen, fördert den Appetit, bei rauher heiserer Stimme und Krämpfen

Nr. 3 Ferrum phosphoricum

«Ich bewältige zuversichtlich die alltäglichen Herausforderungen.»	beugt Infekten vor, im ersten Stadium von Kinderkrankheiten, für körperliche Fitness

Nr. 4 Kalium chloratum

«Ich kann Veränderungen und meine eigenen Gefühle zulassen.»	Drüsenmittel, bei Kinderkrankheiten, zur Impfbegleitung, bei Belastung durch Computer, Fernsehen, Hautgriess

Nr. 5 Kalium phosphoricum

«Ich bringe Freude, Licht und Wärme in meine Gedanken.»	bei nervlicher und körperlicher Erschöpfung, stärkt mentales Leistungsvermögen, zur Konzentration

Nr. 6 Kalium sulfuricum

«Was ist heute alles geschehen? Das Schöne und Gute mit in die Nacht nehmen.»	unterstützt die Ausheilung der Kinderkrankheiten und Infektionen, bei Hautausschlägen und Muskelkater

Nr. 7 Magnesium phosphoricum

«Ich gebe den Impulsen meiner Seele Raum zur Entfaltung.»	bei Nervosität und Lampenfieber, wirkt stresslösend, bei kolikartigen Schmerzen

Nr. 8 Natrium chloratum

«In welcher Weise gehe ich mit den Kräften um, die mir aus der Quelle des Lebens geschenkt werden?»	bei Fliessschnupfen, bei Insektenstichen, bei Verbrennungen

Nr. 9 Natrium phosphoricum

«Ich finde den Mut, meine Situation zu verändern; ich muss nicht sauer reagieren.»	hilft Säure abzubauen, reinigt die Lymphe, bei Hautausschlägen und Akne

Nr. 10 Natrium sulfuricum

«Ich kann meinem eigenen Inneren gemäss handeln und kann Altes loslassen.»	bei Bettnässen, Fieberblasen, zur Entschlackung

Nr. 11 Silicea

«Ich erkenne meine Grenzen und teile das Schöne in mir mit den anderen.»	bei Schreckhaftigkeit, Gedächtnisschwäche, bei Schlafstörungen und kalten Händen und Füssen

Nr. 12 Calcium sulfuricum

«Ich nutze das Wort und meine schöpferischen Kräfte aufbauend.»	bei Bindehautentzündung, brennenden Fusssohlen und chronischen Entzündungen

Hautunreinheiten – Akne

Der Mensch empfindet Hautunreinheiten bei sich selbst oft überdimensional stark. Die Werbung ist darauf ausgerichtet, dass makellos schöne Haut erstrebt wird. Tatsächlich ist es so, dass die Haut sehr oft ganz empfindlich auf das seelische Befinden des Menschen antwortet, reagiert. Mit Hilfe der Antlitzdiagnostik und der Pathophysiognomik ist es möglich, wertvolle Hinweise zu geben bezüglich der inneren Arbeit, die nötig ist, um das Befinden zu ändern und dadurch eine Verbesserung des Hautzustandes zu erwirken.

Dazu ein Beispiel aus der Praxis:

Eine junge Frau, die von Natur aus eine sehr reine Haut hat, klagt darüber, dass sie jedes Mal, wenn sie einen neuen Freund hat, an der Nasenspitze oder am Kinn sehr auffällige Pickel bekommt. Natürlich will sie eine Creme, um diesen Zustand zu ändern. Die Creme hilft jedoch erst, nachdem sie sich bewusst gemacht hat, dass die Zonen, auf welchen diese Hautstörungen auftreten, immer einen Bezug zu den Fortpflanzungsorganen und zur Verdauung haben. Sie sieht den Zusammenhang und ist fähig, ihr Verhalten so zu ändern, dass sie exakter prüft, ob und wann sie sich mit einem Mann einlässt. Diese Veränderung ihrer Haltung führt dazu, dass ihre Haut weniger reagieren muss.

In der Regel handelt es sich bei Akne um ein vorübergehendes Problem. Wie wir im vorhergehenden Beispiel sehen, treten Pickel sehr oft genau dann auf, wenn sie besonders stören. Manchmal verschwinden sie ganz plötzlich wieder, wenn alles etwas ruhiger und ausgeglichener geworden ist.

Es besteht eine Wechselwirkung zwischen den Keimdrüsen und Akne; sehr häufig tritt Akne beim jungen Menschen so lange auf, bis sich der Hormonhaushalt eingespielt hat. Meistens zeigt sich Akne besonders auf der Stirn, im Nasen-Wangenbereich, um den Mund herum und auf dem Kinn. Es handelt sich dabei oft um eine vermehrte Fettabsonderung; meist kommen Entzündungen der Haut hinzu, wenn die Haut nicht in Ruhe gelassen wird.

Nervliche Überlastung führt oft zu einer gesteigerten Talgdrüsenabsonderung, und die damit verbundene Übersäuerung kann zu Akne führen. Allergische Reaktionen auf Nahrungsmittel haben häufig Hautunreinheiten zur Folge. Bei Frauen besteht oft ein direkter Zusammenhang zwischen Akne und Menstruationszyklus; häufig tritt der Ausschlag etwa zehn Tage vor der Menstruation auf. Manchmal dauert diese zyklusbezogene Akne bis zur Menopause.

Bei Hautunreinheiten sollte auf genügend Schlaf geachtet werden, auf viel Bewegung an frischer Luft, massvolles Sonnenbaden und besonders auf ausgewogenes Essen, also nicht nur Süsses oder nur Salziges, wenig, besser gar kein Fleisch, kein Nikotin und Alkohol, wenig Milchprodukte, vor allem abends, statt dessen viel Gemüse und Salate, Getreideprodukte aus Vollkorn. Eine individuelle Ernährungsform – jenseits der Mikrowelle und Junkfood – sollte gefunden werden.

Vor allem die Natrium-phosphoricum-Creme eignet sich bei Mitessern, Pickeln, fettiger Haut und Akne. Oft ist ein Wechsel mit Siliceacreme oder die Anwendung beider Cremen gleichzeitig zu empfehlen.

Die Prunella-Mineralstoffcreme und die Spezialcreme für die Reinheit der Haut unterstützen die Bearbeitung der seelischen Themen, welche mit Hautunreinheiten zusammenhängen oder zur Entstehung unreiner Haut führen. Die Prunella-Mineralstoffcreme kann als Pflegecreme oder in Akutfällen zur Heilunterstützung ein- oder mehrmals täglich aufgetragen oder als Kompresse oder Cremeumschlag angewandt werden. Sie kann auch vorzüglich für die sensible Haut eingesetzt werden. Besonders hilfreich ist die Creme auch zur seelischen Begleitung, wenn der Mensch mehr zu sich finden möchte.

Die Spezialcreme für die Reinheit der Haut unterstützt durch die enthaltenen Mineralstoffe und Blütenessenzen auch die Reinigung auf seelischer Ebene. Dies ermöglichen die Mineralstoffe Natrium phosphoricum, Natrium sulfuricum und Silicea neben den Blütenessenzen Self-Heal, Manzanita und Crab Apple und der Tinktur der Kleinen Braunelle. Das bulgarische Rosenöl wirkt öffnend und hilft dem Wesen bei der Aufnahme der Wirkstoffe.

Die Spezialcreme für die Reinheit der Haut eignet sich sowohl für die Pflege unreiner Haut, zur Ganzkörperpflege, zur Entschlackung zum Beispiel bei Fastenkuren, bei Cellulite, um nur einige Möglichkeiten zu nennen.

Es hat sich gezeigt, dass ein abwechselndes Anwenden der Prunella-Mineralstoffcreme und der Spezialcreme für die Reinheit der Haut in vielen Fällen von Hautunreinheiten schon in kurzer Zeit eine spürbare Erleichterung bringt. Dabei ist es gut, morgens und abends abzuwechseln. In unserer Praxis hat sich gerade bei Hautthemen die Ausübung von Jin Shin Jyutsu® sehr bewährt.

Erwachsenenalter

Häufig wird versucht, Beschwerden nur auf kosmetischem Weg zu lösen; wichtig ist jedoch, den Menschen als Ganzes wahrzunehmen und ganzheitlich zu behandeln. Bei einer Selbstbehandlung ist ein Symptom wie ein Tor zu betrachten, das hilft, sich selbst auf die Spur zu kommen und die eigenen Bedürfnisse besser kennen zu lernen. Unsere Haut und unsere Organe sprechen oft eine sehr deutliche Sprache; entscheidend ist, nicht zu urteilen oder gar zu verurteilen, sondern die Botschaften des Körpers als Hinweis für die Richtung einer möglichen Veränderung dankbar anzunehmen. Dies gilt für Frauen und Männer gleichermassen.

Frauen

Frau-Sein bedeutet, die eigene Weiblichkeit anzunehmen, den Körper zu lieben und seine Sprache zu verstehen. Dies ist erst möglich, wenn wir das Wesen der Frau als solches erfahren und nicht nur in der Polarität zum Mann sehen. Es gilt in der heutigen Zeit zu einem gegenseitigen Fördern und Steigern der Kräfte zu gelangen.

Seelische Herausforderungen und Belastungen zeigen sich bei der Frau unmittelbar in und an ihrem Körper. Durch äussere Anwendungen der Mineralstoffe nach Dr. Schüssler können wir unsere seelischen Themen begleiten und vieles leichter bewältigen und die körperlichen Funktionen stärken.

Prämenstruelles Syndrom (PMS)

Dies ist eine regelmässig auftretende Verschlechterung des körperlichen und seelischen Wohlbefindens der Frau im fortpflanzungsfähigen Alter. Meist hören die Symptome bei Beginn der Regelblutung auf. Mit Hilfe der verschiedenen Mineralstoffcremen und Bäder kann eine grosse Linderung eintreten. Sie können die entsprechenden Mineralstoffe je nach Befinden im Nachschlageteil auswählen.

Studien in Amerika haben ergeben, dass eine ausgewogene Vollwertkost PMS stark reduzieren kann, das heisst, dass raffinierte Kohlenhydrate, weisser Zucker, Milchprodukte und zu viel Salz gemieden werden sollten. Dr. Abrahams in England fand heraus, dass PMS-Betroffene sehr oft äusserst niedrige Magnesiumblutspiegel haben. Starker Kaffee- und Alkoholkonsum führen zu erhöhtem Magnesiumbedarf, Milchprodukte können die Aufnahme von Magnesium stören.

Als wertvolle Ergänzung setzen wir in der Praxis auch Blütenessenzen ein; es gibt bei den kalifornischen Blüten einige, die gerade bei Frauen- und Partnerthemen der heutigen Zeit eingesetzt werden können.

Mineralstoffe und ihre Aufgaben im Zusammenhang mit PMS

Nr. 1	Calcium fluoratum	bei schmerzhaften Brüsten (auch Ferrum-phosphoricum- und Kalium-chloratum-Creme)
Nr. 2	Calcium phosphoricum	bei lang anhaltenden Muskelkrämpfen, Muskelspannungen
Nr. 3	Ferrum phosphoricum	bei Kopfschmerzen mit Druckempfinden, bei Müdigkeit
Nr. 4	Kalium chloratum	zur Brustpflege (Stärkung und Reinigung der Drüsen)
Nr. 5	Kalium phosphoricum	bei nervlicher und körperlicher Erschöpfung (Creme auf Herz- und Solarplexus-Bereich auftragen), bei depressiver Verstimmung
Nr. 6	Kalium sulfuricum	bei schweren Beinen
Nr. 7	Magnesium phosphoricum	bei kolikartigen Schmerzen Creme öfter auftragen, wirkt stresslösend, bei Migräne, Kopfschmerzen, Heisshunger
Nr. 8	Natrium chloratum	bei Scheidentrockenheit Creme mit etwas Johanniskrautblütenöl auftragen, bei knackenden Gelenken, zur Rückenstärkung
Nr. 9	Natrium phosphoricum	bei Krampfadern und Venenentzündung, zur Reinigung der Lymphe, bei Reizbarkeit, plötzlichen Wutanfällen
Nr. 10	Natrium sulfuricum	zur Entschlackung, bei Ödemen, Wasserstauungen
Nr. 11	Silicea	Reinigung des Bindegewebes
Nr. 12	Calcium sulfuricum	zur Stärkung der Fortpflanzungsorgane, unterstützt auch im Seelischen

Menstruationsschmerzen (Dysmenorrhö)

Es gibt viele Gründe für Schmerzen bei der Menstruation. In den meisten Fällen bringt die Anwendung der Schüsslermineralstoffe grosse Linderung oder sogar Befreiung von den Schmerzen. Sollte der Einsatz der Mineralstoffe nicht den gewünschten Erfolg erzeugen, sind natürlich die vielfältigen Ursachen differenziert zu betrachten.

Mineralstoffe bei Menstruationsschmerzen

Nr. 1	Calcium-fluoratum-Creme	bei schmerzhaften harten Brüsten, Spannungsschmerzen
Nr. 2	Calcium-phosphoricum-Creme	bei lang anhaltenden Muskelkrämpfen und Muskelspannungen (mit Löwenzahn-Blütenöl als Ergänzung)
Nr. 3	Ferrum-phosphoricum-Creme	bei Schmerzen mit Druckempfinden, bei grosser Müdigkeit
Nr. 4	Kalium-chloratum-Creme	bei Stauungsbeschwerden (mit Beifuss-Blütenöl als Ergänzung zur Entlastung und Reinigung der Drüsen)
Nr. 7	Magnesium-phosphoricum-Creme	bei kolikartigen, krampfartigen Schmerzen Creme öfter auftragen

Beschwerden um den Eisprung

Der folgende Fall aus unserer Praxis zeigt, wie wichtig Selbstbeobachtung ist. Jede Veränderung im Körper kann Hinweise auf die benötigten Mineralstoffe geben; die Antlitzdiagnose bietet hierfür natürlich eine wertvolle Hilfe.

Eine Frau bemerkte mit Erstaunen, dass sie abwechslungsweise jeden Monat einmal auf der rechten Seite, einmal auf der linken Seite unter einem sehr heissen, geröteten Ohr litt. Es war jeweils um die Zeit des Eisprungs, und sie stellte fest, dass die Rötung des Ohres auf der Seite auftrat, auf der während dieses Monats der Eisprung stattfand.

Durch Auftragen der Ferrum-phosphoricum-Creme auf das gerötete, heisse Ohr konnte sie diese Beschwerden innerhalb weniger Stunden zum Verschwinden bringen. Ohne die Ferrum-phosphoricum-Creme blieb die Rötung erhalten, und es bestand bei ihr jeweils zusätzlich die Gefahr, dass eine Migräne entstand.

Es können auch andere Mineralstoffe nötig sein, wie Sie in den bereits angeführten Tabellen oder im Nachschlageteil ersehen können.

Beschwerden beim intimen Zusammensein mit dem Partner

Harte Narben von einem Dammriss oder -schnitt können durch regelmässiges Eincremen mit Calcium-fluoratum-Creme wieder weicher werden und dadurch auch durchlässig für die Energien.

Besteht zu grosse Trockenheit in der Scheide, kann Natrium-chloratum-Creme, eventuell zusammen mit Johanniskrautblütenöl oder Benedictionöl, die Scheidenfeuchtigkeit erhöhen und dadurch auftretende unangenehme Gefühle oder Schmerzen beim intimen Zusammensein beheben.

Brennende Schmerzen können durch Natrium chloratum und Calcium sulfuricum gelindert werden.

Es gibt natürlich noch andere Ursachen für Beschwerden, die möglicherweise mit einer Frauenärztin oder einem Frauenarzt geklärt werden müssen.

Gewebeerschlaffung

Sitzbäder mit Calcium fluoratum können unterstützen, dass sich das Scheidengewebe wieder festigt. Genauso kann die Calcium-fluoratum-Creme eingesetzt werden, um schlaffe Bänder und Muskeln zu stärken.

Ist das Brustgewebe zu locker und hängend, kann Calcium fluoratum in Cremeform Abhilfe schaffen. Täglich zweimal die Brust und die Bänder bis zu den Schultern eincremen.

Dasselbe kann auch bei Organsenkungen durchgeführt werden. Oft ist die zusätzliche innere Einnahme der Mineralstoffe günstig.

Cellulite (Orangenhaut)

Cellulite kommt vorwiegend bei Frauen vor. Durch Strukturänderungen der elastischen Fasern und Kollagene kann es zur Einlagerung von Stoffwechselschlacken, Giftstoffen und Schwermetallen in das Unterhautzellgewebe kommen. Dies wird durch die extreme Dehnungsmöglichkeit der Haut bei der Frau begünstigt. Schwangerschaften, rasche Gewichtsänderungen und hormonelle Umstellungen (Antibabypille, Wechseljahre) sind meist der Auslöser für das Auftreten solcher Hautveränderungen. Derartig beeinflusste Gewebeareale, die unter ständiger Langzeitbelastung stehen, stellen energetisch leblose Gebiete dar, in denen Regulierungsmechanismen nicht mehr greifen und der Fluss der Lebensenergie gestört ist.

Cellulite zeigt sich besonders häufig an den Hüften und am Bauch, an den Oberschenkeln und den Oberarmen. Oft ist die Haut an den betroffenen Stellen besonders empfindlich, der Wasserhaushalt ist gestört, der Lymphfluss zu gering. Häufig ist das Gewebe zu fest, und es fehlt ihm an Geschmeidigkeit.

Vom Seelischen aus betrachtet stehen mitunter Verhaltensmuster wie Ansammeln, Horten, verbunden mit dem Gefühl, im Leben zu kurz zu kommen, in Zusammenhang mit Cellulite. Diese Themen sind den meisten Menschen jedoch nicht bewusst.

Einer Behandlung der von Cellulite betroffenen Körperstellen kann eine Trockenmassage des ganzen Körpers vorangehen, beginnend bei den Füssen – immer zum Herzen hin streichen. Als besonders hilfreich hat sich erwiesen, bei der Behandlung auf die Mondphasen zu achten. Beginnen Sie die Cellulitebehandlung einen Tag nach dem Vollmond und enden Sie am Tag vor dem Leermond. Wiederholen Sie diesen Behandlungszyklus falls nötig mehrmals.

Von den Mineralstoffen nach Dr. Schüssler sind besonders Natrium phosphoricum, Natrium sulfuricum und Silicea zur Behandlung der Cellulite wirksam. Natrium phosphoricum hilft dem Fettstoffwechsel, Natrium sulfuricum unterstützt den abbauenden Flüssigkeitshaushalt und Silicea reinigt das Bindegewebe.

Sehr angenehm ist der Einsatz der entsprechenden Mineralstoffcremen. Es kann auch die Spezialcreme für die Reinheit der Haut angewandt werden, die unter anderem die angegebenen Mineralstoffe enthält.

Die Cremen fördern die energetische Versorgung der damit behandelten Körperstellen und führen dazu, dass abgelagerte Schlacken- und Giftstoffe wieder in den Kreislauf gelangen und so zur Ausscheidung gebracht werden können. Dies verhindert das Entstehen chronischer Überbelastungen und latenter Infektionen, welche die Cellulite zu einer Gefahr für die Entstehung rheumatischer Erkrankungen und Arthrosen machen.

In der Praxis hat sich gezeigt, dass alle Entgiftungs- und Entschlackungskuren gut gelingen, wenn sie bei abnehmendem Mond bis zum Neumond durchgeführt werden.

Schwangerschaft

Viele Frauen sind, während sie ein Kind unter ihrem Herzen tragen, von einer ungewöhnlichen Reinheit und «göttlichen» Schönheit überstrahlt. Dies hat einen tiefen Zusammenhang mit der bereits erwähnten schöpferischen Energie, die das Kind wachsen und gedeihen lässt und in seiner Vollkommenheit ausgestaltet.

Schon im Mutterleib nimmt das Kind mit allen Sinnen wahr. Bereits mit acht Wochen reagiert das Ungeborene auf Berührung. Pflegt sich die Mutter mit den Mineralstoffcremen nach Dr. Schüssler, kommen dem Kind lebenswichtige Aufbaustoffe zu.

Wichtig ist auch die Zwiesprache mit dem ungeborenen Kind. Das Kind erkennt nach der Geburt die Stimmen von Mutter und Vater wieder. Das ist bedeutend für das Geborgenheitsgefühl.

Die Geburt ist eine Erfahrung, die insbesondere durch den Einsatz der Mineralstoffe nach Dr. Schüssler (innerlich und äusserlich angewandt) zu einem tiefen, entspannten, freudevollen Erlebnis für Mutter und Kind werden kann.

Der Bedarf an Mineralstoffen und Spurenelementen ist während der Schwangerschaft erhöht; Schüsslermineralstoffe allein können diesen Bedarf nicht decken, es ist auch auf eine ausgewogene vollwertige Ernährung zu achten. Sie sollten mit Freude und Genuss essen und täglich etwa zwei Liter Wasser trinken.

Mineralstoffe während der Schwangerschaft

Nr. 1	Calcium-fluoratum-Creme	während der ganzen Schwangerschaft – für die Dehnbarkeit der Gewebe – Creme auf Bauch, Beine und Beckenboden (beugt Schwangerschaftsstreifen vor) auftragen, bei Krampfadern, Hämorrhoiden (am besten vorbeugend) zusammen mit Siliceacreme, zur Rückbildung nach der Geburt
Nr. 2	Calcium-phosphoricum-Creme	bei Schwangerschaftserbrechen, bei lang anhaltenden Muskelkrämpfen, Muskelspannungen, zur Knochenbildung und Blutbildung (bei Eisenmangel)
Nr. 3	Ferrum-phosphoricum-Creme	um die aktuelle Situation ganz anzunehmen, bei Eisenmangel und Müdigkeit, bei Entzündungen, vor der Entbindung auf Bauch, Beine und Gesäss auftragen (bringt Sauerstoff ins Blut)
Nr. 4	Kalium-chloratum-Creme	zur Brustpflege (Stärkung und Reinigung der Drüsen), zur Milchbildung beim Stillen, zur Stärkung der Venen
Nr. 5	Kalium-phosphoricum-Creme	bei nervlicher und körperlicher Erschöpfung, bei Schwangerschaftsdepression (auf Herz- und Solarplexus-Bereich auftragen), bei Muskelschwäche (zum Beispiel Schliessmuskeln der Blase und des Afters), zur Stärkung vor und während der Entbindung

Nr. 6	Kalium-sulfuricum-Creme	bei schweren Beinen, bei juckenden Brustwarzen, bei ockerfarbenen Verfärbungen der Haut
Nr. 7	Magnesium-phosphoricum-Creme	bei kolikartigen Schmerzen Creme öfter auftragen, wirkt stresslösend, bei Migräne, bei Muskelkrämpfen (mit Calcium-phosphoricum-Creme mischen), bei juckenden Brustwarzen
Nr. 8	Natrium-chloratum-Creme	bei Scheidentrockenheit mit etwas Johanniskrautblütenöl auftragen, bei knackenden Gelenken, zur Rückenstärkung
Nr. 9	Natrium-phosphoricum-Creme	für die Brustpflege, besonders beim Stillen (Brustdrüsenentzündung vorbeugend), bei Krampfadern und Venenentzündung, zur Reinigung der Lymphe
Nr. 10	Natrium-sulfuricum-Creme	zur Entschlackung, bei Ödemen, Wasserstauungen, geschwollenen Beinen, zum Abstillen – Creme auf Brust auftragen
Nr. 11	Siliceacreme	Reinigung des Bindegewebes – besonders auch nach der Geburt
Nr. 12	Calcium-sulfuricum-Creme	stärkt die Ei- und Samenhüllen, besonders zu Beginn der Schwangerschaft hilfreich (auf Bauch und Innenseite der Oberschenkel auftragen)

Geburtsvorbereitung

Brustpflege

Schon während der Schwangerschaft kann die Brust auf das Stillen vorbereitet werden. Sie können die Brustwarzen morgens und abends mit einem nicht zu weichen Handtuch frottieren und die Brüste mit der Calcium-fluoratum-Creme eincremen. Falls nach der Geburt Brustbeschwerden beim Stillen auftreten, können auch Umschläge mit aufgelöstem Mineralstoffpulver oder -tabletten Hilfe bringen. Bei einer schon bestehenden Brustentzündung kann Quark sehr unterstützen. Näheres finden Sie im Kapitel über Wickel und Umschläge.

Dammpflege

Während der ganzen Schwangerschaft: Für die Dehnbarkeit der Gewebe den Beckenboden und den Damm und die Beine, vor allem die Oberschenkel, täglich mit Calcium-fluoratum-Creme eincremen.

Angst vor der Geburt

Calcium phosphoricum und Magnesium phosphoricum, eventuell zusätzlich Blütenessenzen – zum Beispiel Mimulus – einnehmen oder auf Solarplexus und Nacken auftragen.

Männer

Viele Beschwerden sind seelischen Ursprungs oder weisen zumindest eine grosse seelische Komponente auf. Mit Hilfe der Mineralstoffe nach Dr. Schüssler können sowohl der Körper als auch die Seele in ihrer Entwicklung unterstützt werden. Die äussere Anwendung ist eine sehr gute Möglichkeit, selbständig zu handeln und die Verantwortung für die eigene Gesundheit zu übernehmen.

Einige Themen, die heutzutage sehr häufig bei Männern vorkommen, sind Stress, nervliche Belastungen, Herz- und Kreislaufstörungen. Die wichtigste Voraussetzung für eine Besserung oder Wandlung ist die Änderung der Einstellung zu sich selbst und zum Leben. Sich Zeit nehmen, nach innen zu hören, sich selbst zu fragen, was denn wirklich dran ist im Leben, das bringt den ersten Schritt zum Loslassen der Anspannung.

Sie können die Mineralstoffcremen auf Herzbereich, Solarplexus, Stirn, Schläfen und Nacken auftragen. Die Handgelenke sind bei nervlicher Belastung auch sehr wichtig.

Mineralstoffe zur Stärkung der Nerven

Nr. 1	Calcium fluoratum	bei nervlicher Belastung durch Elektrosmog, Computerarbeit, bei Vergesslichkeit
Nr. 2	Calcium phosphoricum	zur Nervenberuhigung, bei Nervenschmerzen
Nr. 3	Ferrum phosphoricum	zur Konzentrationsstärkung, bei nervlicher Erschöpfung, bei Übermüdung
Nr. 4	Kalium chloratum	zur Stärkung der Nervenfasern

Nr. 5	Kalium phosphoricum	bei Nervenschwäche, nervöser Schlaflosigkeit nach geistiger Überanstrengung, zur Gedächtnis- und Konzentrationsstärkung
Nr. 6	Kalium sulfuricum	bei Nervenschmerzen – insbesondere wenn sie abends verstärkt sind
Nr. 7	Magnesium phosphoricum	bei nervöser Schlaflosigkeit, Neuralgien, Störungen im unbewussten Nervensystem (vegetative Dystonie), Lampenfieber, innerer Unruhe
Nr. 8	Natrium chloratum	bei vegetativer Labilität, Gedächtnisschwäche
Nr. 9	Natrium phosphoricum	Entlastung der Nerven durch Abbau der Säure
Nr. 10	Natrium sulfuricum	bei linksseitigen Nervenschmerzen, periodisch und plötzlich auftretenden Beschwerden (zum Beispiel alle zehn Tage)
Nr. 11	Silicea	bei Nervosität und Gereiztheit, Schreckhaftigkeit, Geräuschempfindlichkeit, Überreizung der Nerven
Nr. 12	Calcium sulfuricum	bei Magenbeschwerden wegen nervlicher Belastung

Mineralstoffe für Herz, Kreislauf und Gefässsystem

Nr. 1	Calcium fluoratum	bei Erweiterung und Erschlaffung der Venen und Gefässwände, Beklemmungsgefühl in der Herzgegend
Nr. 2	Calcium phosphoricum	bei Muskelkrämpfen und Herzflattern, bei Muskelspannungen, Kribbeln, Taubheitsgefühl in den Gliedern, Einschlafen von Gliedmassen
Nr. 3	Ferrum phosphoricum	bei Herzklopfen, besonders nach körperlicher Anstrengung, Kreislaufschwäche, bringt den Sauerstoff ins Blut, Blutandrang zum Kopf

Nr. 4	Kalium chloratum	bei Durchblutungsstörungen, Kreislaufschwäche
Nr. 5	Kalium phosphoricum	bei niedrigem Blutdruck, Herzschwäche, nervösem Herz
Nr. 6	Kalium sulfuricum	bei nächtlichem Herzklopfen, Schwindel
Nr. 7	Magnesium phosphoricum	bei Herzkrämpfen, Gefässkrämpfen, Empfinden des Zusammenschnürens um das Herz, Schmerzen vom Herzen ausstrahlend in alle Richtungen, Engegefühl in der Herzgegend
Nr. 8	Natrium chloratum	bei Herzklopfen, das den ganzen Körper erschüttert, bei Herzstechen, besonders wenn man links liegt, Herzrhythmusstörungen
Nr. 9	Natrium phosphoricum	bei Krampfadern und Venenentzündung, zur Entlastung von Herz und Kreislauf durch Abbau der Säure
Nr. 10	Natrium sulfuricum	zur Entschlackung
Nr. 11	Silicea	bei hämmerndem Herzklopfen, besonders nach Bewegung, bei Arterienverkalkung
Nr. 12	Calcium sulfuricum	zur Stärkung und Reinigung der Schleimhaut des Herzbeutels

Pflege für den Mann

Die Mineralstoffcremen können auch zur Körperpflege eingesetzt werden. Zusätzlich dienen die Spezialcreme und die Prunella-Creme als wertvolle Ergänzung.

Pflege der Haut nach der Rasur: Das Rosentonikum kann zur Beruhigung der Haut nach der Rasur sehr gut angewandt werden, danach die Prunella-Mineralstoffcreme oder die Spezialcreme für die Reinheit der Haut auftragen. Bei unreiner Haut können die beiden Cremen auch im Wechsel aufgetragen werden, die eine morgens, die andere abends.

Die einzelnen Mineralstoffcremen können sehr gut kombiniert und nach den eigenen individuellen Bedürfnissen eingesetzt werden.

Wir wünschen Ihnen viel Freude, wenn Sie sich selbst auf die Spur kommen!

Zweite Lebenshälfte

Die Krise in der Lebensmitte wird besonders bei Frauen sehr stark thematisiert. Frauen, die einen Wirkungsbereich ausserhalb ihrer Familie haben, sind weniger davon betroffen und leiden viel weniger stark an Wechseljahrbeschwerden. Es fällt auch auf, dass bei naturverbundenen Völkern, bei denen die Frau im Alter als weise gilt, keine Osteoporose vorkommt.

Dies sind Beispiele, die zeigen, dass es vor allem darum geht, den Lauf des Lebens anzunehmen und sich vor Augen zu halten, dass die Wechseljahre einen natürlichen Prozess darstellen und keine Krankheit sind. Damit die zweite Lebenshälfte gut und sinnvoll gestaltet werden kann, ist es wichtig, die Gesundheit auf allen Ebenen zu pflegen. Es geht um das körperliche, seelische und geistige Gleichgewicht und wie es sich ins Leben einfügt.

Die Mineralstoffe nach Dr. Schüssler leisten auch in dieser Lebensphase wertvolle Dienste, da es oft mit ihrer Hilfe möglich ist, Unausgewogenheiten zu erkennen und die Balance wieder herzustellen. Mit Hilfe der Antlitzdiagnose können die benötigten Mineralstoffe sehr genau ermittelt werden. Der Körper nimmt auch an den Stellen, an denen sich der Bedarf im Gesicht besonders zeigt, die entsprechenden Mineralstoffe sehr gut auf und kann sie meist auf erstaunliche Weise im Körper integrieren.

Altersflecken

Als eines der ersten Zeichen der Hautalterung zeigen sich auf dem Rücken, an den Händen, im Gesicht, am Hals und am Dekolleté braune Flecken, die zunehmend dunkler werden. Längere Sonnenbestrahlung beschleunigt diesen Vorgang. Es handelt sich dabei um eine stärkere Pigmentierung, die oft auch mit einer Verschlackung einhergeht.

In erster Linie ist es wichtig, genügend Wasser zu trinken, dabei ist auf gute Wasserqualität zu achten, das Wasser soll möglichst mineralarm und ohne Kohlensäurezugabe sein. Oft erleben Sie drastische Verbesserungen Ihrer Haut, wenn Sie genügend Wasser zu sich nehmen.

Von den Mineralstoffen sind Calcium sulfuricum und Kalium sulfuricum besonders wichtig, Sie können zweimal täglich die Cremen auftragen. Aloe-Vera-Frischpflanzensaft kann zusätzlich unterstützen.

Offene Beine und Füsse

Unterschenkelgeschwüre und offene Beine sind immer ein Hilferuf des Körpers nach Entschlackung. Genügend Wassertrinken ist die erste Voraussetzung, dass die Schlacken auf dem normalen Weg im Körper abtransportiert werden können.

Ausserdem ist auf gesunde Ernährung zu achten mit möglichst wenig tierischem Eiweiss. Wird zu viel tierisches Eiweiss gegessen, wird das nicht verwertbare aufgespaltete Eiweiss als Säure im Körper abgelagert. Entlastend wirkt, wenn zumindest die Abendmahlzeit kein tierisches Eiweiss enthält. Offene Beine weisen darauf hin, dass der Körper und vor allem die Leber mit den Belastungsstoffen nicht mehr fertig wird, deshalb wird über die Notöffnung «offenes Bein» ausgeschieden.

Zusätzlich zur Entsäuerung und Ernährungsumstellung haben sich vor allem die Kalium-sulfuricum-Creme Nr. 6 und die Natrium-sulfuricum-Creme Nr. 10 bewährt, die um die Wunde herum und im Leberbereich aufgetragen werden. Beide Mineralstoffe können auch als Brei auf die Wunde aufgetragen werden.

Osteoporose

Die Knochen speichern vor allem Calcium, Phosphor und Magnesium. Hat der Körper nicht mehr genügend Kalzium für die Organfunktionen zur Verfügung, wird der Aufbau der Knochen zurückgestellt. Dadurch können keine neuen Knochenzellen mehr gebildet werden; dies führt zu einem langsamen Abbau der Knochensubstanz. So ist also in besonderem Masse darauf zu achten, dass genügend Mineralstoffe bereitstehen, um den Körper gut aufzubauen. Je älter der Mensch wird, umso wichtiger ist eine ausgewogene mineralstoffreiche Ernährung. Alkohol und Kaffee, Rauchen, Süssigkeiten sind besonders starke Kalzium- und Magnesiumräuber im Körper, daher sind sie auf ein geringes Mass zu reduzieren.

Besonders wichtig ist auch die seelische Verfassung, und wenn schon in jungen Jahren darauf geachtet wird, aufrecht im Leben zu stehen und sich an einer höheren Weisheit zu orientieren, die richtungweisend sein kann. Das Schöne, Wahre und Edle im Leben zu pflegen kann auch behilflich sein, die Aufrichtekraft zu stärken.

In der Praxis hat sich gezeigt, dass es in den meisten Fällen gut ist, neben den Schüsslermineralstoffen auch noch Calcium und Magnesium in anderer Form einzunehmen.

Mineralstoffe für gesunden Knochenaufbau

Nr. 1	Calcium-fluoratum-Creme	für Elastizität und Biegsamkeit der Knochen
Nr. 2	Calcium-phosphoricum-Creme	zum Knochenaufbau, für die Stärkung der Wirbel
Nr. 3	Ferrum-phosphoricum-Creme	für den Stoffwechselprozess

Nr. 7	Magnesium-phosphoricum-Creme	als Ergänzung für die Aufnahme von Calcium
Nr. 8	Natrium-chloratum-Creme	für die Knorpelbildung
Nr. 9	Natrium-phosphoricum-Creme	zur Entsäuerung
Nr. 10	Natrium-sulfuricum-Creme	zur Entschlackung
Nr. 11	Siliceacreme	zur Knorpelbildung, Bindegewebereinigung

Weitere Beschwerden und die nötigen Mineralstoffe finden Sie im Nachschlageteil. In der Praxis hat sich gerade für Menschen in der zweiten Lebenshälfte das Fingerhalten sehr bewährt. Im Kapitel über die Handmassage finden Sie Näheres zu diesem Thema.

Synergien aus der Pflanzenwelt

Blütenöle

Ergänzend zu den Mineralstoffen nach Dr. Schüssler haben sich in der praktischen Anwendung vor allem folgende Blütenöle bewährt.

Die Pflanzen für die Herstellung dieser Blütenöle stammen aus abgelegenen, weitgehend unbelasteten Berggegenden oder Gärten in Kalifornien. Die Blüten werden sorgfältig ausgewählt und handgepflückt und in hochwertigen Pflanzenölen (Oliven-, Erdnussöl) in der Sonne extrahiert. Diesen Blütenölen werden die Blütenessenz der entsprechenden Pflanze und ätherische Öle beigemischt. Wir setzen diese Öle und Blütenessenzen gemeinsam mit den Mineralstoffen nach Dr. Schüssler ein, entweder in Crememischungen oder Bädern. Sie eignen sich natürlich auch hervorragend für Massagen und können dort gemeinsam mit den Mineralstoffcremen angewandt werden.

Diese von uns und von vielen anderen Menschen geschätzten kalifornischen Blütenessenzenöle können wir besonders empfehlen.

Natürlich können Sie auch ein Kräuteröl Ihrer Wahl nehmen; es gibt auch europäische Kräuteröle, die hervorragend zur Mischung mit Mineralstoffcremen nach Dr. Schüssler geeignet sind. Sie sollten allerdings auf beste Qualität achten.

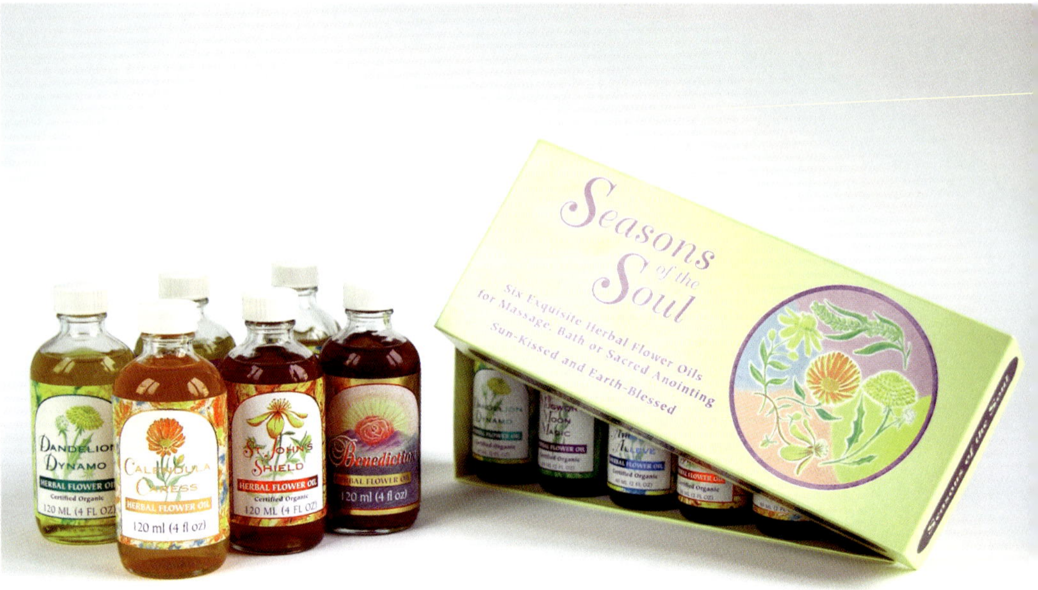

Arnika-Blütenessenzenöl (Arnica Alleve)

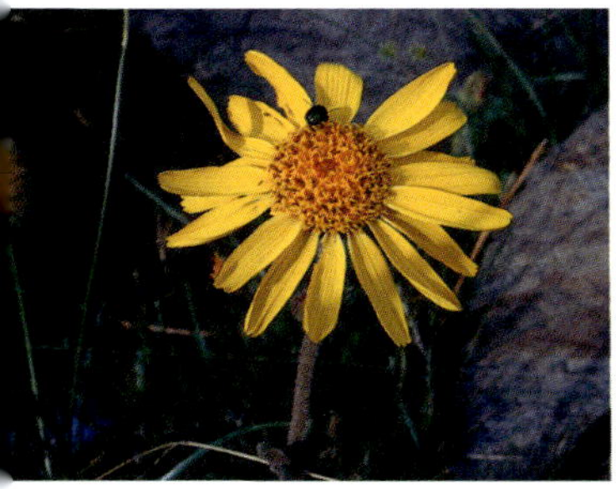

Anwendung:

- als Massage- oder Badeöl, besonders im Herbst zur Vorbeugung – mit harmonisierender Wirkung
- warme Kompressen mit Arnika-Blütenöl auf Nieren oder entlang des Nierenmeridians auftragen
- in Zeiten grosser persönlicher Herausforderung, bei Melancholie und Niedergeschlagenheit
- vor sportlicher Betätigung oder anderer körperlicher Anstrengung (einmassieren, mit Ferrum- und/oder Kalium-phosphoricum-Creme nach Dr. Schüssler)
- nach sportlicher Betätigung oder körperlicher Anstrengung zur Massage oder im Bad
- bei chronischen Schmerzen; auch für Körperbereiche, die traumatische Erlebnisse gespeichert und sich in der Zellstruktur eingeprägt haben
- als Vorbereitung für Operationen und nach operativen Eingriffen als Kompresse über den Verband
- als wertvollen Bestandteil der Reise- oder Notfallapotheke
- im Notfall ist es wichtig, das Arnika-Blütenessenzenöl oder Arnika-Blütenessenz sofort anzuwenden

Segnungsöl (Benediction-Flower Oil)

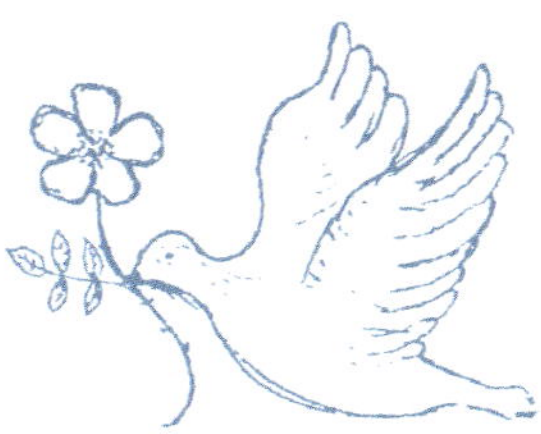

Das Benedictionöl erweckt die innere Schönheit und ermutigt die Seele, zum Blühen zu kommen und den Seelenschmerz in Liebe zu verwandeln. Es hilft, auf Zeiten und Rhythmen der eigenen Seele einzugehen – bei wichtigen Lebensprozessen, um zu Höherem zu erwachen, sowie auf allen Stufen der Heilung und Transformation.

Benedictionöl findet insbesondere Anwendung bei festlichen Anlässen und aussergewöhnlichen Augenblicken im Leben: Geburt, Hochzeit, Krankheit und Sterben. Die Basis für das Benedictionöl bildet das tief rubinrote Johanniskraut-Blütenessenzenöl, das einen Schutzmantel der Liebe, des Mitgefühls und der Hingabe schafft. Verschiedene ätherische Öle werden beigefügt. Angelikaöl, das Stärke, Klarheit und Schutz aus der geistigen Welt vermittelt, das wertvolle Rosenöl, welches das Herz öffnet für die innewohnende geistige Fähigkeit, Liebe zu geben und zu empfangen, und Jasminöl mit seiner mildernden und entspannenden Wirkung, das die Seele befähigt, wahrhaft offen zu werden gegenüber der geistigen Welt.

Mehrere Blütenessenzen werden dieser aussergewöhnlichen Mischung beigefügt. Angel's-Trumpet-Blütenessenz ermutigt den Menschen, Führung aus der geistigen Welt zu erfahren und ins Leben zu bringen, während die Blütenessenzen Holly, Motherwort und Hawthorne gemeinsam das Herz öffnen, stärken und reinigen. Self-Heal-Blütenessenz aktiviert die Selbstheilungskraft des Menschen.

Anwendungsmöglicheiten

Massage

Benedictionöl kann für Ganzkörper- oder Teilmassagen eingesetzt werden. Es kann durch ein gutes Öl «verlängert» werden. Sanfte Heilmethoden können durch das Öl unterstützt werden.

Bad

Hochwirksame Möglichkeit der Anwendung des Benedictionöls, besonders in traumatischen Situationen oder bei starkem Leiden. Es können zusätzlich Essenzen beigegeben werden (zum Beispiel Notfalltropfen). Aus dem Herzen heraus atmen – bei jedem Ausatmen kann sich etwas von dem Schmerz oder der Angst lösen. Nach dem Bad mindestens 20 Minuten in Tücher gehüllt nachwirken lassen. Etwa eine halbe Stunde nachruhen.

Kompressen

Gute Methode bei traumatischem oder chronischem Schmerz, besonders um die seelische Ebene zu unterstützen.

Direkte Anwendung

Die gebräuchlichste und wirkungsvollste Anwendung des Benedictionöls. Es werden nur wenige Tropfen benötigt und meist in der Herzgegend oder auf dem Brustkorb aufgetragen – aber auch auf die Schläfen und das Kronenchakra, das Halschakra, den Solarplexus oder andere Energiezentren im Körper.

Auf die Hände aufgetragen kann es die Wirkung eines Gebets sehr unterstützen.

Anwendung des Benedicitonöls:

- für alle Lebensdurchgänge und besonderen Anlässe als Weiheöl zur Unterstützung der Seele, den nächsten Schritt zu vollziehen
- bei schwerer Krankheit und beim Sterben, um durch den Schmerz durchzugehen
- sehr gut für Kleinkinder, um ihre Seele «hereinzurufen» und die Kraft der Menschenliebe anzunehmen
- zur Segnung und Stärkung des Herzens an wichtigen Tagen
- für die dunkle Nacht der Seele bei Panik, Angst oder Verwirrung

– zur Genesung bei Schock, Trauma durch Gewaltanwendung, sexuellen Missbrauch
– bei chronischen Schmerzen, besonders wenn es darum geht, loszulassen und die Seelendimension des Leidens zu erfassen
– zum Ausgleich der Energiezentren (Chakras), besonders für die Mitte, das Herzchakra
– bei intimem Liebesaustausch, um Körper und Seele vollständig zu öffnen und die Liebe im Herzen zu erfahren

Ringelblumen-Blütenessenzenöl (Calendula Caress)

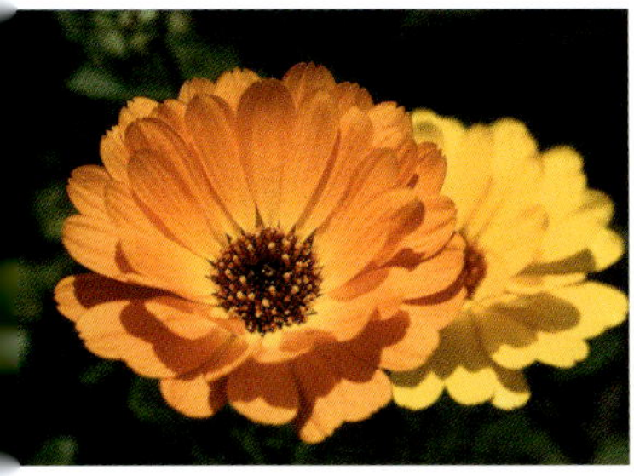

Dieses Kräuterblütenöl umhüllt die Haut wie ein schützender Mantel und umfasst ein volles Spektrum heilender Eigenschaften; es wird aus den reinsten Blüten der Ringelblume als Sonnenauszug von Oliven- und Erdnussöl gewonnen und mit ätherischem Orangen- und Bergamotteöl angereichert. Die lindernden und wärmenden Eigenschaften der Calendula machen daraus ein wunderbares Massageöl, das mit Mandelöl weiter verdünnt werden kann. Dieses Öl ist besonders nährend für Säuglinge und Kinder, es ist jedoch ebenso segensreich für das Kind in uns, das die nährenden Eigenschaften der Mariengoldblüte braucht.

Eine ausgezeichnete Möglichkeit, die beruhigende Kraft der Ringelblume zu erfahren, ist ein mässig warmes Bad. 1 oder 2 Teelöffel Calendulaöl ins einlaufende Wasser geben und eine halbe Stunde lang geniessen. Eine weitere halbe Stunde lang – in ein grosses Badetuch eingewickelt – das Öl noch tiefer in die Haut einziehen und sie umhüllen lassen. Das Öl kann auch direkt äusserlich bei jeder Art von Entzündung – sei es von einer Infektion oder einer Verletzung – auf der Haut angewandt werden. Calendulaöl ist hilfreich bei schlecht heilenden Wunden oder Hautgeschwüren, auch bei kleineren Verbrennungen. Es erweist sich als ausgezeichnetes Erste-Hilfe-Mittel und kann in vielen Situationen äusserst unterstützend sein.

Calendulaöl kann auch mit der Prunella-Mineralstoffcreme oder mit der Self-Heal-Creme aus Kalifornien gemischt werden (1 Teelöffel in 50 ml Creme geben).

Die besondere Wirkkraft der Ringelblume als Blütenessenz hilft, dass das Calendula-Kräuterblütenöl eine wunderbare Quelle der Verständigung bildet zwischen dem Menschen, der es anwendet und dem, der damit behandelt wird. Das Calendula-Blütenöl öffnet ein feines Tor in das Innerste unserer Arbeit als Heiler. Es ermöglicht uns zu erfahren, wie wir sprechen und wie wir dem anderen zuhören – aus unserem innersten Wesenskern heraus –, wie wir das Wort anwenden zum Wohl der Welt und aller Wesen.

Anwendung des Ringelblumen-Blütenessenzenöls:

- als bewährtes Kindermittel
- als Gesichtsöl
- bei kleineren Verbrennungen
- bei jeder Art von Entzündungen
- bei Fieber als Wadenwickel
- bei schlecht heilenden Wunden oder Hautgeschwüren

Löwenzahn-Blütenessenzenöl (Dandelion Dynamo)

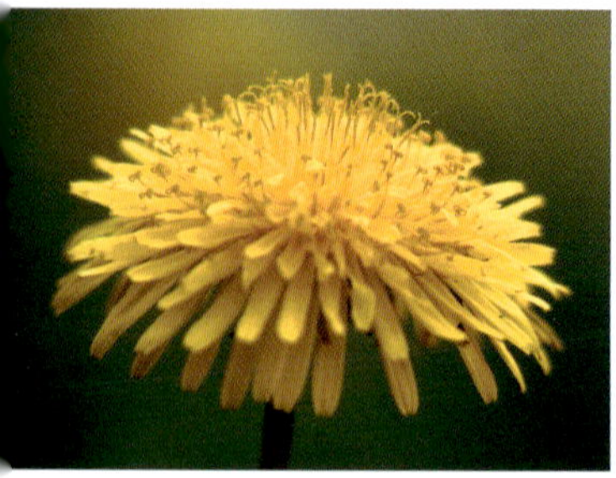

Viele von uns machen immer wieder die Erfahrung, dass unser Leben zu stark geformt oder zu intensiv ist. Hierfür bietet das Löwenzahnöl eine wertvolle Unterstützung.

Dieses Blütenöl wird auf der Basis von Erdnuss- und Olivenöl hergestellt und mit ätherischem Rosmarinöl und Rizinusöl angereichert. Die Zusammensetzung ermöglicht ein tiefes Eindringen in die Muskulatur; verstärkt wird dies vor allem durch die Wärme des ätherischen Rosmarinöls.

Anwendung des Löwenzahn-Blütenessenzenöls:

- zur Entspannung bei schmerzhaft verkrampfter Muskulatur (besonders Rücken- und Nackenmuskulatur)
- bei steifem Nacken, Rückenschmerzen, arthritischen Knien usw.
- zur Linderung und Lösung von Menstruationskrämpfen (durch Einreiben des Öls in der Gebärmuttergegend vorbeugend, aber auch während der Periode bei akuten Beschwerden)
- als äusserst wirksames Bade- und Massageöl
- zur allgemeinen Ganzkörpermassage, besonders zur Entspannung bei Überbelastung (vor allem bei Termindruck)
- bei Stress eignet sich ebenso ein entspannendes, mindestens fünfzehnminütiges warmes Vollbad, dem etwa 2 Löffel Löwenzahnöl beigemischt werden

Beifuss-Blütenessenzenöl (Mugwort Moon Magic)

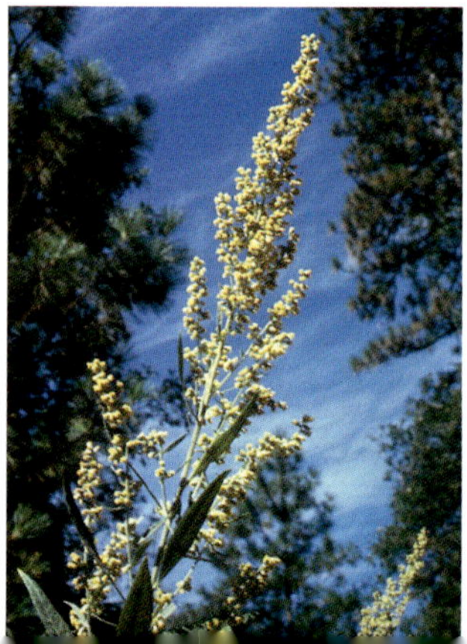

Der Beifuss gilt als Schwestermittel zum Johanniskraut. Die Sonneneigenschaften des Johanniskrauts helfen zu festigen, zu schützen, die mondenhaften Eigenschaften des Beifuss fördern Empfindsamkeit und Öffnung. Hergestellt wird es auf der Basis von Olivenöl, die ätherischen Öle von Beifuss und Lavendel werden beigefügt.

Die Beifuss-Blütenessenz besänftigt und gleicht das Seelenleben aus bei Menschen, die sich übermässig öffnen und extrem sensibel sind. Die wässrigen oder fliessenden Mondenkräfte öffnen uns für Erfahrungen jenseits der geistigen Schwelle. (Wir werden getauft durch das Medium des Wassers. Doch ist es wichtig, um solche Erfahrungen in der rechten Weise machen zu können, unser Bewusstsein nicht durch unsere Wassernatur «überschwemmen» zu lassen. Unsere Seele muss sanft eingestimmt werden, jedoch klar und wach zugleich.)

Wer Beifuss-Blütenessenz benötigt, neigt zu unbewussten Erfahrungen jenseits der geistigen Schwelle wie in einem Traumzustand. Beifuss wurde früher oft in Kissen eingenäht, um das Traumleben zu verstärken. Mit Hilfe der Beifuss-Blütenessenz werden wir uns der verschiedenen Schwellen in unserem Seelenleben mehr bewusst, vor allem beim Überschreiten. Ein gesundes Seelenleben ist ganz wach gegenüber solchen Erfahrungen und verhindert so den Einfluss «seelischer Parasiten», die das Seelenleben stören, ja sogar zerstören könnten.

Während das Johanniskraut eine innere lebendige Beziehung zur Sonne fördert, vervollständigt und stärkt Beifuss als Artemispflanze unsere Verbindung zum Mond. Unsere strömende, intuitive Seite wird dynamischer und weniger anfällig für emotionale «Blackouts» oder abstumpfende, einschränkende Erfahrungen.

Artemisia ist ein ausgezeichnetes Mittel für Frauen; es fördert den Menstruationsfluss, die Milchbildung, beschleunigt den Geburtsvorgang und das Ausscheiden der Nachgeburt. Beifuss ist besonders gut geeignet, vielerlei Verhärtungen aufzulösen, zum Beispiel verhärtete Muskeln, Lymphknoten oder blau unterlaufene Prellungen.

Anwendung des Beifuss-Blütenessenzenöls:

- Achtung: nicht während der Schwangerschaft, sondern erst unmittelbar vor der Geburt anwenden! Unterstützt den Geburtsvorgang, da die Kontraktion der Gebärmutter anregt wird
- bei schmerzenden Muskeln (mit bläulicher Hautverfärbung)
- bei Prellungen und erweiterten Venen mit blauer Färbung
- bei Verhärtungen im Muskelbereich
- fördert die Milchbildung bei stillenden Müttern
- bei verspätetem oder ungenügendem Menstruationsfluss; das Öl wirkt besonders wohltuend in der Gebärmuttergegend, pur oder verdünnt angewandt
- bei Blockaden und Stauungen

Ein Ölbad vor dem Schlafengehen ist eine wunderbare Art, dieses Mondenheilkraut in seiner Wirkungsweise zu erleben. Nur wenig Öl beigeben (1 Teelöffel).

Vorsicht ist geboten bei Menschen, die psychisch bereits zu stark geöffnet sind.

Johanniskraut-Blütenessenzenöl (Saint John's Shield)

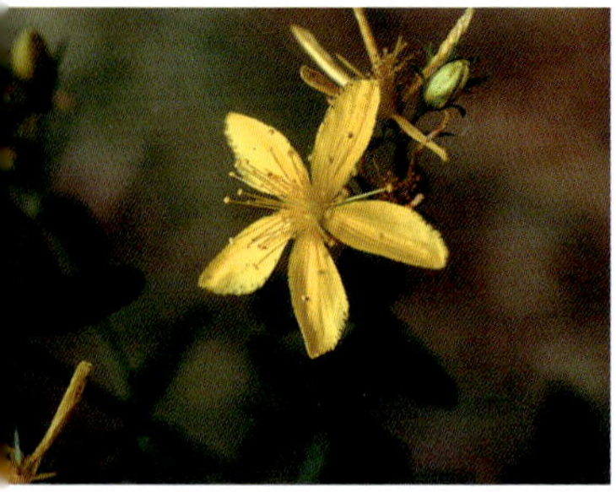

Johanniskraut-Blütenessenz dient als Schutzmittel in Zeiten zu grosser Verwundbarkeit und Öffnung. Hergestellt wird dieses Öl zur Zeit der Sommersonnenwende; die Blüten werden gesammelt an Johanni, am 24. Juni; ätherisches Angelikaöl wird beigemischt.

Johanniskraut wird angewandt, um im Menschen die Lichtprozesse ins Gleichgewicht zu bringen und zu regulieren, besonders wenn zu viel äusseres Licht den Menschen zu überwältigen und zu schwächen droht. Es findet auch Verwendung bei Menschen, die – durch zu viel Dunkelheit – niedergeschlagen oder depressiv sind, um das innere Licht des Bewusstseins zu verankern.

Die Erfahrung des «Aus-dem-Körper-gerissen-Werdens» ist eine Seelenerfahrung mit verschiedenen körperlichen Konsequenzen. Die Blütenessenz des Johanniskrauts spricht besonders jene Seele an, die durch zu grosse Verletzlichkeit gestört ist, resultierend aus dem Gefühl, zu stark ausserhalb des Körpers zu sein. Viele brauchen Johanniskraut während der Sommermonate; andere empfindsame Menschen wiederum haben während des ganzen Jahres oder in Stresssituationen Bedarf an dem Heilkraut.

Johanniskraut-Blütenessenz ist angezeigt bei gestörten Träumen und anderen ausserkörperlichen Traumata. Oft können Menschen körperliche Zustände nicht unter Kontrolle bringen, was zum Beispiel zu Bettnässen führt. Dies gilt besonders bei kleinen Kindern, die meist noch viel mehr in ihrer Traumwelt leben als Erwachsene. Manche Menschen stellen keine nächtlichen Probleme fest, fühlen sich aber während des Tages ausgelaugt, matt und leer. All diesen Seelenzuständen liegt ein ausgesprochenes Gefühl der Angst und Unsicherheit zugrunde.

Anwendung des Johanniskraut-Blütenöls:

- als hervorragendes Wundheilmittel
- bei Bettnässen
- zur Stärkung des Immunsystems
- bei Neuralgien, nach Nervenverletzungen
- bei seelischer Überempfindlichkeit
- bei Sonnenbrand
- als exzellenter Sonnenschutz
- bei extremen Lichtverhältnissen
- bei Schlafstörungen

Einige ätherische Öle zur Mischung mit Mineralstoffcremen oder in Bädern

Lavendel (Lavandula vera oder officinalis)

- zur Nervenberuhigung
- zur Entspannung bei Krämpfen, bei Schlafstörungen
- bei Muskelschmerzen zusammen mit Rosmarin

Rosmarin (Rosmarinus officinalis)

- unterstützt den Stoffwechsel
- erhöht die Blutaktivität, fördert die Durchblutung und damit die Durchwärmung; hilft also bei kalten Händen und Füssen
- hilft wach zu werden
- unterstützt bei Erschöpfungszuständen

Zitrone (Citrus limonum)

- erfrischt und belebt den ganzen Organismus
- strafft das Bindegewebe

Wenige Tropfen des gewählten ätherischen Öls dem Bad oder der Mineralstoffcreme nach Dr. Schüssler beigeben.

Äussere Anwendungen der Blütenessenzen

Als Grundlage für die äussere Anwendung der Blütenessenzen sind die Mineralstoffcremen nach Dr. Schüssler, die Prunella-Mineralstoffcreme wie auch die Blütenessenzenöle (Arnika-, Calendula-, Löwenzahn-, Beifuss-, Johanniskraut- und Benedictionöl) besonders geeignet.

Die Essenzen können auch ins Badewasser gemischt werden.

Es können individuell ausgewählte Essenzen zur Anwendung kommen; am besten nur eine Essenz, höchstens jedoch drei Essenzen zugeben! Dosierung: Von jeder Blütenessenz 3 bis 7 Tropfen aus der Vorratsflasche ins Bad oder in die Creme mischen.

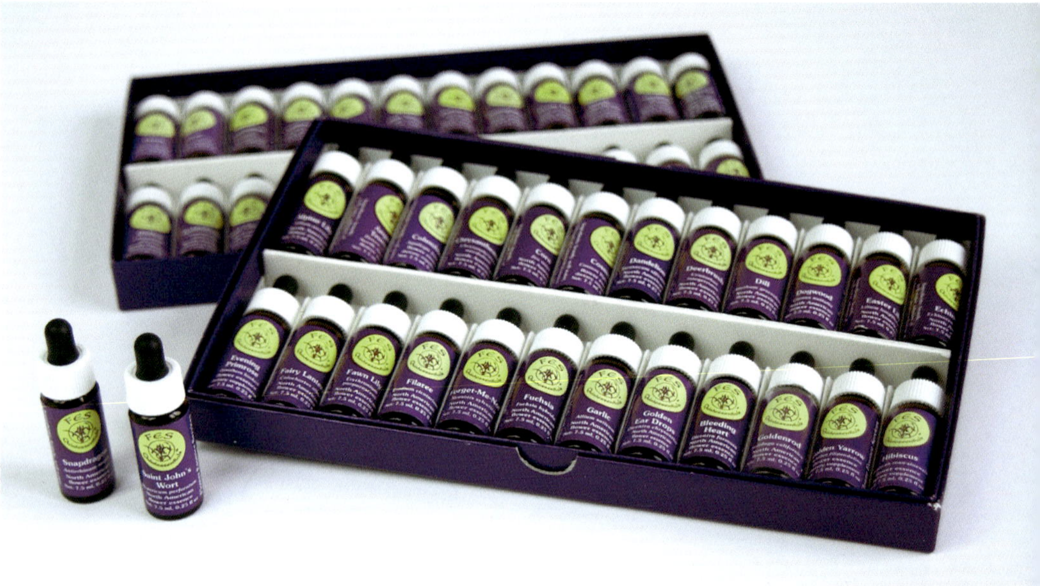

Folgende Blütenessenzen haben sich allgemein besonders bewährt:

Zur Anregung des Nerven-Sinnes-Systems

Aloe Vera

- Besonders als Schutz, zur Regeneration bei Erschöpfung, zur Unterstützung der Entgiftung, zur Immunstärkung

Angelica (Engelwurz)

- Besonders für «Schutzmischungen» geeignet; lässt sich gut mit der Saint-John's-Wort-Blütenessenz kombinieren; wichtig bei grosser spiritueller Offenheit und Sensitivität

Arnica (Arnika)

- Für Körperbereiche, die einen Schock oder ein Trauma erfahren haben, wie bei Operationen oder Verletzungen (als Massageöl oder zur äusseren Anwendung)
- besonders geeignet in Kombination mit der Ferrum-phosphoricum-Creme

Lavender (Lavendel)

- Entspannung von Kopf, Nacken und Schulterbereich; zur Lösung blockierter geistiger Energie
- besonders geeignet in Kombination mit der Magnesium-phosphoricum-Creme

Manzanita (Bärentraubenart)

- Zur Verbesserung der Körperwahrnehmung; lässt grösseres Bewusstsein für die Massage und den Körperbereich, der massiert wird, entstehen; gut für Masseure und ihre Klienten
- besonders geeignet in Kombination mit Calcium phosphoricum

Nasturtium (Kapuzinerkresse)

- Zur Stärkung, Verjüngung und Erfrischung, zum Aufwecken und Beleben; gut als Gesichts- und Hauttonikum; kann besonders gut in einem Zerstäuber zusammen mit Peppermint-Blütenessenz eingesetzt werden (Rosentonikum mit Kapuzinerkresse und Pfefferminze als Blütenessenzen)

Saint John's Wort (Johanniskraut)

- Bei seelisch-geistiger Übersensitivität und Überempfindlichkeit auf Licht; auch Anwendung des Johanniskraut-Blütenöls (Saint John's Shield)

Yarrow (Schafgarbe)

- Für Menschen, die überempfindlich auf ihre Umgebung sind oder zu viel von der emotionalen Spannung anderer aufnehmen – mit Johanniskraut-Blütenöl mischen
- besonders geeignet in Kombination mit der Kalium-phosphoricum- und Siliceacreme

Zur Unterstützung des Rhythmischen Systems

Calendula (Ringelblume)

- Durch die Berührung mit Calendula den Körper durchwärmen und trösten; Massage als Form des «Lauschens» zwischen zwei Menschen; Anwendung zusammen mit dem Kräuterblütenöl der Ringelblume (Calendula Caress)

Chamomile (Kamille)

- Sorgt für Beruhigung und Entspannung, besonders im Solarplexus-Magen-Bereich; oft wird diese Essenz vor der Massage innerlich gegeben; bei Fällen extremer Empfindlichkeit kann zusätzlich das ätherische Kamillenöl im Calendulaöl aufgetragen werden
- besonders geeignet in Kombination mit der Magnesium-phosphoricum-Creme

Yerba Santa (Bergbalsam)

- Zum Lösen emotionaler Spannung, die im Brustkorb gestaut ist; oft zeigen sich diese Spannungen als Symptome der Atmungsorgane
- besonders geeignet in Kombination mit der Magnesium-phosphoricum-Creme

Zur Unterstützung des Stoffwechselsystems

Crab Apple (Holzapfel)

- Zur Reinigung und Entgiftung, besonders bei äusserlicher Anwendung oder in Kombination mit der Prunella-Mineralstoffcreme; ist auch in der Spezialcreme für die Reinheit der Haut enthalten

Dandelion (Löwenzahn)

- Zum Lösen emotionaler Spannungen im ganzen Körper, besonders in der Muskulatur; Anwendung mit dem Löwenzahnblüten-Massageöl (Dandelion Dynamo)

Dogwood (Blütenhartriegel)

- Zum Lösen verhärteter Emotionen, die im Körper gespeichert sind, insbesondere wenn sie aufgrund körperlicher oder sexueller Misshandlung entstanden sind
- besonders geeignet in Kombination mit der Calcium-fluoratum-Creme

Mugwort (Beifuss)

- Zur Anregung von Wärme und Zirkulation – besonders die Ströme, die mit der Frau zu tun haben wie Menstruation, Geburt oder Stillen; Anwendung mit Mugwort-Blütenöl (Mugwort Moon Magic)

Olive

- Hervorragend als Badezusatz oder in Massageölen zur Erneuerung der Kräfte bei extremer Erschöpfung
- besonders geeignet in Kombination mit der Kalium-phosphoricum-Creme

Rosemary (Rosmarin)

- Zur vollständigen Beteiligung des physischen Körper, um die Heilkraft in den Körper fliessen zu lassen, ihn zu durchwärmen und zu beleben; die Kombination von ätherischem Rosmarinöl zusammen mit der Blütenessenz wirkt besonders gut
- vor allem geeignet in Kombination mit der Calcium-phosphoricum-Creme

Allgemein unterstützende Essenzen

Pink Monkeyflower (Rosa Gauklerblume)

- Direkt auf den Körper auftragen bei Menschen, die Schamgefühle mit ihrem Körper verbinden, insbesondere im Bereich Sexualität; kann gut mit Sticky Monkeyflower und/oder Crab Apple eingesetzt werden

Pink Yarrow (Rosa Schafgarbe)

- Bei emotionaler Überempfindlichkeit und zu starkem gefühlsmässigem Verschmelzen während einer Massage

Self-Heal (Kleine Braunelle)

- Kann umfassend eingesetzt werden in Massageölen und Cremen, um neue Lebenskräfte zu vermitteln; zur allgemeinen Gesundheitsförderung

Star Tulip (Mormonentulpe, Katzenohr)

- Zur Öffnung und Einstimmung für eine Massage; fördert Empfänglichkeit und Sensitivität beim Klienten wie auch beim Massierenden

Nachschlageteil

Der Nachschlageteil soll nicht dazu verleiten, bei Krankheit selbst zu experimentieren. Wir empfehlen Ihnen, bei einem Arzt oder Heilpraktiker die Ursachen abklären zu lassen. Mit den Mineralstoffen nach Dr. Schüssler kann jederzeit der Gesundungsprozess begleitend unterstützt werden. Das intensive Studium und die praktische Anwendung werden Ihnen Erfahrungen bringen, so dass Sie die Möglichkeiten und Grenzen der Mineralstoffe mit der Zeit auch selbst erkennen können.

Der folgende Katalog dient zum Auffinden der Mineralstoffe bei einem bestimmten Krankheitsbild. Bei den einzelnen Symptomen sind die funktionell wichtigsten Mineralstoffe aufgeführt, wobei nicht immer alle aufgeführten Mineralstoffe benötigt werden (siehe auch Wirkungsweise); möglicherweise sind auch noch individuell Ergänzungen erforderlich.

Wenn mehrere Mineralstoffe erwähnt sind, können Cremenmischungen oder Pulvermischungen hergestellt werden; ebenso lassen sich die Cremen kombiniert anwenden.

Die erwähnten Zonen entsprechen den wichtigsten Bezugszonen für die Organe. Lassen Sie sich bei der Anwendung auch von Ihrer Intuition und Ihrem Gefühl leiten.

Symptom	Mineralstoff	Hinweise
Ablagerungen		
durch Säureüberschuss	Calcium phosphoricum Nr. 2	Fussbäder
	Natrium chloratum Nr. 8	
	Natrium phosphoricum Nr. 9	
	Silicea Nr. 11	
	Gelenk- und Muskelcreme	
durch Eiweissüberschuss	Calcium phosphoricum Nr. 2	
	Natrium phosphoricum Nr. 9	
Abmagerung		
grundsätzlich	Calcium phosphoricum Nr. 2	
	Natrium chloratum Nr. 8	
durch Übersäuerung	Natrium phosphoricum Nr. 9	
	Silicea Nr. 11	
mit Durchfall	Kalium phosphoricum Nr. 5	
Absonderungen		Breiumschläge, Waschungen
ätzend	Calcium fluoratum Nr. 1	
	Natrium chloratum Nr. 8	
brennend	Natrium chloratum Nr. 8	
	Natrium phosphoricum Nr. 9	
dick, zäh, weisslich	Kalium chloratum Nr. 4	
dünn, scharf	Natrium chloratum Nr. 8	
eitrig	Natrium phosphoricum Nr. 9	
	Silicea Nr. 11	
	Calcium sulfuricum Nr. 12	
eiweisshaltig	Calcium phosphoricum Nr. 2	
fliessend, wässrig	Natrium chloratum Nr. 8	
flockig	Calcium phosphoricum Nr. 2	
	Kalium chloratum Nr. 4	
	Natrium phosphoricum Nr. 9	
gelatineartig	Natrium chloratum Nr. 8	
gelb, eitrig	Natrium phosphoricum Nr. 9	
	Silicea Nr. 11	
gelb, schleimig	Kalium sulfuricum Nr. 6	
gelbgrünlich, blutig, dick	Calcium sulfuricum Nr. 12	
gelblich grün	Natrium sulfuricum Nr. 10	
gelbschleimig	Kalium sulfuricum Nr. 6	
goldgelb, rahmartig	Natrium phosphoricum Nr. 9	
glasig	Natrium chloratum Nr. 8	
grünlich	Natrium sulfuricum Nr. 10	
hell, wässrig, schleimig	Natrium chloratum Nr. 8	

Symptom	Mineralstoff	Hinweise
honiggelb, rahmartig	Natrium phosphoricum Nr. 9	
käsiger Geruch	Kalium sulfuricum Nr. 6	
körnig	Calcium fluoratum Nr. 1	
lockerer Schleim	Calcium sulfuricum Nr. 12	
ockerfarbig	Kalium sulfuricum Nr. 6	
reichlich und scharf	Silicea Nr. 11	
scharf, stinkend	Silicea Nr. 11	
stinkend, schmierig	Kalium phosphoricum Nr. 5	
	Natrium chloratum Nr. 8	
wässrig	Natrium chloratum Nr. 8	
weiss	Calcium phosphoricum Nr. 2	
	Kalium chloratum Nr. 4	
	Natrium phosphoricum Nr. 9	
weiss, fadenziehend	Kalium chloratum Nr. 4	
Abszess		
grundsätzlich	Natrium phosphoricum Nr. 9	
	Silicea Nr. 11	
	Calcium sulfuricum Nr. 12	
brennend	Calcium sulfuricum Nr. 12	
Eiter, grünlich	Natrium sulfuricum Nr. 10	
Eiter, wässrig	Natrium sulfuricum Nr. 10	
Eiter, blutig, jauchig, stinkend	Kalium phosphoricum Nr. 5	
pochend, schmerzend	Ferrum phosphoricum Nr. 3	
verhärtet	Calcium fluoratum Nr. 1	
	Silicea Nr. 11	
Achselschweiss	Silicea Nr. 11	Waschungen, Creme
After		Sitzbäder, Rumpfreibebad, Creme
Einrisse	Calcium fluoratum Nr. 1	
	Silicea Nr. 11	
Einrisse durch harten Stuhl	Natrium chloratum Nr. 8	
Schliessmuskelkrampf	Magnesium phosphoricum Nr. 7	
wund	Natrium phosphoricum Nr. 9	
Afterjucken	Sitzbäder, Rumpfreibebad, Creme	
durch Hämorrhoiden	Calcium fluoratum Nr. 1	
	Ferrum phosphoricum Nr. 3	
	Silicea Nr. 11	

Symptom	Mineralstoff	Hinweise
durch Würmer	Kalium chloratum Nr. 4 Natrium chloratum Nr. 8 Natrium phosphoricum Nr. 9 D3	
mit Bläschen	Natrium chloratum Nr. 8	
nervositätsbedingt	Calcium phosphoricum Nr. 2 Magnesium phosphoricum Nr. 7	
Akne		
mit Entzündungen	Ferrum phosphoricum Nr. 3	
Pubertätsakne	Natrium phosphoricum Nr. 9 Silicea Nr. 11 Calcium sulfuricum Nr. 12 Spezialcreme für die Reinheit der Haut Prunella-Creme	
mit Verhärtungen	Calcium fluoratum Nr. 1	
Albträume	Kalium phosphoricum Nr. 5 Magnesium phosphoricum Nr. 7	Solarplexus, Nacken, Nieren eincremen
Altern		
frühzeitig	Calcium fluoratum Nr. 1 Silicea Nr. 11	
Angina	Ferrum phosphoricum Nr. 3 Kalium chloratum Nr. 4 Natrium phosphoricum Nr. 9 Silicea Nr. 11	Umschläge und Wickel oder sehr oft eincremen
Angina pectoris	Calcium phosphoricum Nr. 2 Kalium phosphoricum Nr. 5 Magnesium phosphoricum Nr. 7 Natrium sulfuricum Nr. 10	Herzbereich, linke Halsseite, linke Arminnenseite, kleinen Finger eincremen
Angst		
fehlender Mut	Kalium phosphoricum Nr. 5	Solarplexus, Nacken, Nieren eincremen
vor der Enge	Calcium phosphoricum Nr. 2	
wegen Luftmangels	Kalium sulfuricum Nr. 6	
Apathie	Kalium phosphoricum Nr. 5 Natrium chloratum Nr. 8 Natrium sulfuricum Nr. 10 Calcium carbonicum Nr. 22	Solarplexus, Nacken, Schläfen eincremen

Symptom	Mineralstoff	Hinweise
Arbeitsfähigkeit		Nacken, Schläfen eincremen
morgens gering	Kalium phosphoricum Nr. 5 Natrium phosphoricum Nr. 9 Silicea Nr. 11	
nur mit Kaffee, Zigarette	Magnesium phosphoricum Nr. 7	
zur Stärkung	Ferrum phosphoricum Nr. 3 Kalium phosphoricum Nr. 5 Natrium chloratum Nr. 8	
Arterienverkalkung		
Vorbeugung	Calcium fluoratum Nr. 1 Natrium phosphoricum Nr. 9 Silicea Nr. 11	Nacken, Hals, Schläfen eincremen
Arthritis	siehe Gelenksentzündung	
Arthrose	Calcium fluoratum Nr. 1 Calcium phosphoricum Nr. 2 Natrium chloratum Nr. 8 Natrium phosphoricum Nr. 9 Silicea Nr. 11 Gelenk- und Muskelcreme	
Asthma	Ferrum phosphoricum Nr. 3 Kalium chloratum Nr. 4 Kalium phosphoricum Nr. 5 Kalium sulfuricum Nr. 6 Natrium sulfuricum Nr. 10	zur Unterstützung: Fussbäder, Handbäder Zeigefinger, Daumen Ringfinger eincremen Schultern, Brust, zwischen den Schulterblättern, unterer Rippenbogen hinten und vorne, Einläufe, Serienwaschung
Bronchialasthma	Calcium phosphoricum Nr. 2 Kalium chloratum Nr. 4 Magnesium phosphoricum Nr. 7	
mit Fieber	Ferrum phosphoricum Nr. 3 Kalium sulfuricum Nr. 6 Natrium sulfuricum Nr. 10	

Symptom	Mineralstoff	Hinweise
mit Krämpfen	Calcium phosphoricum Nr. 2	
	Magnesium phosphoricum Nr. 7	
	Natrium sulfuricum Nr. 10	
nervös	Calcium phosphoricum Nr. 2	
	Kalium phosphoricum Nr. 5	
	Magnesium phosphoricum Nr. 7	
	Natrium chloratum Nr. 8	
	Kalium brom. Nr. 14	
mit unruhigem Herzschlag	Calcium phosphoricum Nr. 2	
	Magnesium phosphoricum Nr. 7	
	Natrium sulfuricum Nr. 10	
Atmung		
Beschwerden	Ferrum phosphoricum Nr. 3	
	Kalium sulfuricum Nr. 6	
	Magnesium phosphoricum Nr. 7	
Aufregung		Solarplexus eincremen
grundsätzlich	Calcium phosphoricum Nr. 2	
	Magnesium phosphoricum Nr. 7	
gereizte Nerven	Natrium phosphoricum Nr. 9	
	Silicea Nr. 11	
Augen		Cremen auf Augenlider und um die Augen auftragen
Augäpfel gelblich grün	Magnesium phosphoricum Nr. 7	Achtung Creme nicht in Augen!
	Natrium sulfuricum Nr. 10	auch auf Nacken und Schläfen;
Augenbrennen	Calcium fluoratum Nr. 1	Waschungen, Kompressen
	Natrium chloratum Nr. 8	
	Calcium sulfuricum Nr. 12	
Augenjucken	Magnesium phosphoricum Nr. 7	
Augen tränen ständig	Natrium chloratum Nr. 8	
Augen tränen im Freien	Magnesium phosphoricum Nr. 7	
	Natrium chloratum Nr. 8	
	Silicea Nr. 11	
Augen trocken wie Sand	Natrium chloratum Nr. 8	
Augen verklebt, honiggelb	Natrium phosphoricum Nr. 9	
Augenüberdruck	Natrium sulfuricum Nr. 10	

Symptom	Mineralstoff	Hinweise
Bindehautentzündung	Ferrum phosphoricum Nr. 3 Kalium chloratum Nr. 4 Natrium phosphoricum Nr. 9 Calcium sulfuricum Nr. 12	
Doppeltsehen	Calcium fluoratum Nr. 1 Magnesium phosphoricum Nr. 7 Natrium phosphoricum Nr. 9	
Funkensehen	Magnesium phosphoricum Nr. 7 Natrium phosphoricum Nr. 9 Natrium sulfuricum Nr. 10 Silicea Nr. 11	
Grauer Star	Calcium fluoratum Nr. 1 Kalium chloratum Nr. 4 Natrium chloratum Nr. 8 Natrium phosphoricum Nr. 9 Silicea Nr. 11	
Grüner Star	Kalium chloratum Nr. 4 Kalium phosphoricum Nr. 5 Magnesium phosphoricum Nr. 7 Natrium chloratum Nr. 8 Natrium phosphoricum Nr. 9 Silicea Nr. 11	
Lichtempfindlichkeit	Natrium phosphoricum Nr. 9 Silicea Nr. 11	
Mückensehen	Natrium phosphoricum Nr. 9 Silicea Nr. 11	
Netzhautentzündung	Kalium chloratum Nr. 4 Calcium sulfuricum Nr. 12	
Regenbogenhautentzündung	Ferrum phosphoricum Nr. 3 Kalium chloratum Nr. 4 Natrium chloratum Nr. 8 Calcium sulfuricum Nr. 12	
Schielen	Calcium fluoratum Nr. 1 Kalium phosphoricum Nr. 5 Magnesium phosphoricum Nr. 7 Natrium phosphoricum Nr. 9 Silicea Nr. 11	
Schwäche, Erschöpfung	Kalium phosphoricum Nr. 5 Natrium chloratum Nr. 8	
Sehen strengt an	Silicea Nr. 11	
Sehkraft vermindert	Calcium fluoratum Nr. 1 Natrium phosphoricum Nr. 9 Silicea Nr. 11	

Symptom	Mineralstoff	Hinweise
Tränen, ätzend	Calcium fluoratum Nr. 1	
	Natrium chloratum Nr. 8	
Augenlid		
Entzündung	Ferrum phosphoricum Nr. 3	
	Kalium chloratum Nr. 4	
	Natrium phosphoricum Nr. 9	
	Calcium sulfuricum Nr. 12	
gerötet	Ferrum phosphoricum Nr. 3	
	Kalium chloratum Nr. 4	
	Natrium chloratum Nr. 8	
Krampf	Magnesium phosphoricum Nr. 7	
Lähmung	Kalium phos. Nr. 5	
	Magnesium phosphoricum Nr. 7	
Verhärtung	Calcium fluoratum Nr. 1	
	Silicea Nr. 11	
Zuckungen	Silicea Nr. 11	
Augenschmerzen		
grundsätzlich	Silicea Nr. 11	
bei Fieber	Ferrum phosphoricum Nr. 3	
beim Vorbeugen des Kopfes	Natrium phosphoricum Nr. 9	
	Natrium sulfuricum Nr. 10	
bei Bewegung	Ferrum phosphoricum Nr. 3	
nach Grippe	Natrium sulfuricum Nr. 10	
neuralgisch tränend	Natrium chloratum Nr. 8	
rheumatisch	Natrium chloratum Nr. 8	
	Natrium phosphoricum Nr. 9	
stechend	Magnesium phosphoricum Nr. 7	
Ausleitung		
grundsätzlich	Kalium sulfuricum Nr. 6	genügend Flüssigkeit zu sich nehmen, Einläufe, Bäder, Waschungen
	Natrium chloratum Nr. 8	
	Natrium sulfuricum Nr. 10	
Giftstoffe, Medikamente	Kalium chloratum Nr. 4	
	Natrium chloratum Nr. 8	
	Natrium sulfuricum Nr. 10	
von Fremdkörpern	Natrium sulfuricum Nr. 10	Umschläge rechte Hand auf linke Hand legen, um herauszuziehen
	Silicea Nr. 11	

Symptom	Mineralstoff	Hinweise
Auswüchse		
knochenhart	Calcium fluoratum Nr. 1	
	Calcium phosphoricum Nr. 2	
Backengeschwulst		
grundsätzlich	Kalium chloratum Nr. 4	Mundspülung,
	Natrium phosphoricum Nr. 9	Umschläge
	Silicea Nr. 11	
bei Verhärtung	Calcium fluoratum Nr. 1	
mit Fieber	Ferrum phosphoricum Nr. 3	
Bänder		
Erschlaffung	Calcium fluoratum Nr. 1	
	Silicea Nr. 11	
schmerzend	Calcium fluoratum Nr. 1	
	Natrium phosphoricum Nr. 9	
	Silicea Nr. 11	
Bandscheiben		
Beschwerden	Calcium fluoratum Nr. 1	
	Calcium phosphoricum Nr. 2	
	Magnesium phosphoricum Nr. 7	
	Natrium chloratum Nr. 8	
	Silicea Nr. 11	
Regeneration	Calcium fluoratum Nr. 1	
	Calcium phosphoricum Nr. 2	
	Kalium phosphoricum Nr. 5	
	Natrium chloratum Nr. 8	
	Silicea Nr. 11	
Bauch		
hängend	Calcium fluoratum Nr. 1	
	Natrium phosphoricum Nr. 9	
	Silicea Nr. 11	
Muskelerschlaffung	Calcium fluoratum Nr. 1	
	Ferrum phosphoricum Nr. 3	
Völlegefühl	Kalium sulfuricum Nr. 6	
Bauchschmerzen	siehe Schmerzen	

Symptom	Mineralstoff	Hinweise
Beine		
offen	Kalium chloratum Nr. 4	Fussbäder mit Hausbadesalz
	Natrium phosphoricum Nr. 9	
	Natrium sulfuricum Nr. 10	
	Silicea Nr. 11	
	Calcium sulfuricum Nr. 12	
schwach, wackelig	Ferrum phosphoricum Nr. 3	
	Kalium phosphoricum Nr. 5	
	Natrium chloratum Nr. 8	
schwer	Kalium sulfuricum Nr. 6	
zucken im Schlaf	Silicea Nr. 11	
Benommenheit	Kalium phosphoricum Nr. 5	Nacken, Schläfen, Handgelenke eincremen
	Natrium chloratum Nr. 8	
Beschwerden		
abends zunehmend	Kalium sulfuricum Nr. 6	
	Silicea Nr. 11	
bei Neu- und Vollmond	Magnesium phosphoricum Nr. 7	
	Silicea Nr. 11	
bei Witterungswechsel	Magnesium phosphoricum Nr. 7	
	Natrium chloratum Nr. 8	
durch feuchtkühles Wetter	Natrium chloratum Nr. 8	
durch geistige Anstrengung	Kalium phosphoricum Nr. 5	
	Natrium chloratum Nr. 8	
durch Überanstrengung	Natrium phosphoricum Nr. 9	
in der Sonne	Natrium chloratum Nr. 8	
Linderung durch Kälte	Ferrum phosphoricum Nr. 3	
morgens verstärkt	Kalium phosphoricum Nr. 5	
	Natrium chloratum Nr. 8	
nach Schwitzen verringert	Natrium chloratum Nr. 8	
nur auf linker Körperseite	Natrium sulfuricum Nr. 10	
periodisch wiederkehrend	Natrium sulfuricum Nr. 10	
verstärkt durch Bewegung	Ferrum phosphoricum Nr. 3	
	Silicea Nr. 11	
verstärkt durch Kälte, Nässe	Natrium chloratum Nr. 8	
	Silicea Nr. 11	
Besenreiser	Calcium fluoratum Nr. 1	
	Kalium chloratum Nr. 4	
	Natrium phosphoricum Nr. 9	
	Silicea Nr. 11	

Symptom	Mineralstoff	Hinweise
Bettnässen		
grundsätzlich	Natrium sulf. Nr. 10	Rücken unter dem Rippenbogen, neben Steissbein eincremen
bei Nervenschwäche	Kalium phos. Nr. 5	
	Natrium chloratum Nr. 8	
beim Husten	Ferrum phosphoricum Nr. 3	
bei Wurmbefall	Natrium phosphoricum Nr. 9 D3	
im Alter	Calcium fluoratum Nr. 1	
	Calcium phosphoricum Nr. 2	
kleiner Kinder	Calcium phosphoricum Nr. 2	
	Natrium sulfuricum Nr. 10	
nach Erkältung	Ferrum phosphoricum Nr. 3	
	Natrium sulfuricum Nr. 10	
Bindegewebe		genügend Wasser trinken
Abmagerung	Natrium phosphoricum Nr. 9	
	Silicea Nr. 11	
	Lithium chlor. Nr. 16	
Aufbaumittel	Calcium fluoratum Nr. 1	
	Silicea Nr. 11	
Austrocknung	Natrium chloratum Nr. 8	
Entzündung	Ferrum phosphoricum Nr. 3	
	Natrium phosphoricum Nr. 9	
	Natrium sulfuricum Nr. 10	
Entzündung, mit Eiter	Kalium phosphoricum Nr. 5	
	Natrium phosphoricum Nr. 9	
	Silicea Nr. 11	
	Calcium sulfuricum Nr. 12	
Erschlaffung, -schwäche	Calcium fluoratum Nr. 1	
	Silicea Nr. 11	
Bindehautentzündung	siehe Augen	
grundsätzlich	Ferrum phosphoricum Nr. 3	
	Kalium chloratum Nr. 4	
	Natrium phosphoricum Nr. 9	
	Calcium sulfuricum Nr. 12	
eitrig	Natrium phosphoricum Nr. 9	
	Silicea Nr. 11	
	Calcium sulfuricum Nr. 12	
trockene Augen, sandig	Natrium chloratum Nr. 8	

Symptom	Mineralstoff	Hinweise
Blähungen		
grundsätzlich	Magnesium phosphoricum Nr. 7 Natrium chloratum Nr. 8 Natrium phosphoricum Nr. 9 Natrium sulfuricum Nr. 10	
kolikartig	Magnesium phosphoricum Nr. 7	
mit Druckschmerz	Kalium sulfuricum Nr. 6	
Bläschen		
blutig stinkend	Kalium phosphoricum Nr. 5	
eitrig, goldgelb	Natrium phosphoricum Nr. 9 Silicea Nr. 11	
honiggelbe Kruste	Natrium phosphoricum Nr. 9	
grünlich gelb, wässrig	Natrium sulfuricum Nr. 10	
mit gelben Flecken	Kalium sulfuricum Nr. 6	
mit hellrotem Rand	Kalium phosphoricum Nr. 5	
wässrig, glasklar	Natrium chloratum Nr. 8	
trocken, mehlartig	Kalium chloratum Nr. 4	
trocken, weissgelb	Calcium phosphoricum Nr. 2	
weisse Schuppen	Natrium chloratum Nr. 8	
um den Mund	Natrium chloratum Nr. 8	
Eiterbläschen	Natrium phosphoricum Nr. 9 Silicea Nr. 11 Calcium sulfuricum Nr. 12	
Blasen		
nach Verbrennungen	Natrium chloratum Nr. 8	
wässrig	Natrium chloratum Nr. 8	
wässrig, blutig	Kalium phosphoricum Nr. 5	
wässrig mit gelblichem Inhalt	Natrium sulfuricum Nr. 10	
Blase (Harnblase)		Rücken unter dem Rippenbogen und neben Steissbein eincremen
anregend	Natrium chloratum Nr. 8 Natrium sulfuricum Nr. 10	
Blasenkatarrh	Ferrum phosphoricum Nr. 3 Magnesium phosphoricum Nr. 7 Natrium chloratum Nr. 8	

Symptom	Mineralstoff	Hinweise
Blasenkrampf	Ferrum phosphoricum Nr. 3	
	Magnesium phosphoricum Nr. 7	
Blasenlähmung	Ferrum phosphoricum Nr. 3	
	Kalium phosphoricum Nr. 5	
	Natrium sulfuricum Nr. 10	
Reizblase	Ferrum phosphoricum Nr. 3	
	Magnesium phosphoricum Nr. 7	
	Natrium phosphoricum Nr. 9	
Schliessmuskelschwäche	Calcium fluoratum Nr. 1	
	Ferrum phosphoricum Nr. 3	
	Kalium phosphoricum Nr. 5	
Schrumpfblase	Calcium fluoratum Nr. 1	
	Natrium phosphoricum Nr. 9	
Blasenschwäche	Kalium phosphoricum Nr. 5	
	Natrium phosphoricum Nr. 9	
	Natrium sulfuricum Nr. 10	
Blasenentzündung		
mit Brennen	Ferrum phosphoricum Nr. 3	
	Natrium chloratum Nr. 8	
	Natrium phosphoricum Nr. 9	
chronisch	Kalium sulfuricum Nr. 6	
	Silicea Nr. 11	
	Calcium sulfuricum Nr. 12	
Urin, braun	Natrium phosphoricum Nr. 9	
Urin, eitrig	Natrium phosphoricum Nr. 9	
	Silicea Nr. 11	
	Calcium sulfuricum Nr. 12	
Blässe	Calcium phosphoricum Nr. 2	im Gesicht auftragen
	Magnesium phosphoricum Nr. 7	
Blutandrang		Nacken, Schläfen eincremen
zum Kopf	Ferrum phosphoricum Nr. 3	
	Magnesium phosphoricum Nr. 7	
	Silicea Nr. 11	
Blutdruck		
erhöht	Magnesium phosphoricum Nr. 7	Herzbereich, Solarplexus, Nieren eincremen

Symptom	Mineralstoff	Hinweise
erhöht durch Ader-verkalkung	Calcium fluoratum Nr. 1	
	Calcium phosphoricum Nr. 2	
	Magnesium phosphoricum Nr. 7	
	Natrium chloratum Nr. 8	
	Natrium phosphoricum Nr. 9	
	Silicea Nr. 11	
niedrig	Kalium phosphoricum Nr. 5	
	Magnesium phosphoricum Nr. 7	
Bluterguss	siehe auch Prellungen	
	Calcium fluoratum Nr. 1	
	Ferrum phosphoricum Nr. 3	
	Kalium chloratum Nr. 4	
	Silicea Nr. 11	
Blutgefässe		
erweitert	Calcium fluoratum Nr. 1	
	Ferrum phosphoricum Nr. 3	
	Silicea Nr. 11	
krampfhaft verengt	Magnesium phosphoricum Nr. 7	
Blutungen		
bei Verletzungen	Ferrum phosphoricum Nr. 3	
Brandwunden	keine Salben auf Fettbasis!	
grundsätzlich	Ferrum phosphoricum Nr. 3	
	Natrium chloratum Nr. 8	
eiternd	Natrium phosphoricum Nr. 9	
	Silicea Nr. 11	
	Calcium sulfuricum Nr. 12	
faulig	Kalium phosphoricum Nr. 5	
	Natrium chloratum Nr. 8	
Brechdurchfall		
grundsätzlich	Natrium sulfuricum Nr. 10	
mit Fieber bis 38,5 °C	Ferrum phosphoricum Nr. 3	
mit Kolik	Magnesium phosphoricum Nr. 7	feuchtheisse Tücher
Brust		
Eiterung	Natrium phosphoricum Nr. 9	
	Silicea Nr. 11	
	Calcium sulfuricum Nr. 12	
Brusterschlaffung	Calcium fluoratum Nr. 1	

Symptom	Mineralstoff	Hinweise
Brustknoten	Calcium fluoratum Nr. 1	
	Natrium phosphoricum Nr. 9	
	Silicea Nr. 11	
Brustknoten, verhärtet	Calcium fluoratum Nr. 1	
	Silicea Nr. 11	
Brustkorbbeklemmung	Ferrum phosphoricum Nr. 3	
Schleimrasseln	Natrium chloratum Nr. 8	
Schwellung	Kalium chloratum Nr. 4	
Verhärtung	Calcium fluoratum Nr. 1	
Brustdrüsen		
Entzündung beim Stillen	Ferrum phosphoricum Nr. 3	zusammen mit
	Natrium phosphoricum Nr. 9	Quark
Eiterung	Natrium phosphoricum Nr. 9	
	Silicea Nr. 11	
	Calcium sulfuricum Nr. 12	
Eiterung, stinkend	Kalium phosphoricum Nr. 5	
Brustwarzen		
eiternd	Natrium phosphoricum Nr. 9	
	Silicea Nr. 11	
	Calcium sulfuricum Nr. 12	
rissig	Calcium fluoratum Nr. 1	
wund	Ferrum phosphoricum Nr. 3	
	Natrium chloratum Nr. 8	
Cellulite	Calcium fluoratum Nr. 1	
	Natrium phosphoricum Nr. 9	
	Natrium sulf. Nr. 10	
	Silicea Nr. 11	
	Spezialcreme für die Reinheit der Haut	
Darm		
Darmerschlaffung	Calcium fluoratum Nr. 1	
	Ferrum phosphoricum Nr. 3	
Darmkolik	Magnesium phosphoricum Nr. 7	häufig heiss einnehmen
Darmlähmung	Kalium phosphoricum Nr. 5	
	Natrium chloratum Nr. 8	
Darmschmerzen, krampfartig	Calcium phosphoricum Nr. 2	
	Magnesium phosphoricum Nr. 7	auch heisse Wickel

Symptom	Mineralstoff	Hinweise
Darmträgheit	Ferrum phosphoricum Nr. 3 Kalium chloratum Nr. 4 Magnesium phosphoricum Nr. 7 Natrium chloratum Nr. 8 Natrium sulfuricum Nr. 10	
Denken		
Schwerfälligkeit	Calcium fluoratum Nr. 1 Natrium chloratum Nr. 8	Stirn, Schläfen eincremen
strengt an	Kalium phosphoricum Nr. 5 Silicea Nr. 11	
Unfähigkeit	Kalium phosphoricum Nr. 5 Natrium chloratum Nr. 8	
Depressive Zustände	Calcium phosphoricum Nr. 2 Kalium phosphoricum Nr. 5 Kalium jod. Nr. 15 Lithium chlor. Nr. 16	Schläfen, Nacken, Nieren, Solarplexus eincremen
Diabetes	Kalium sulfuricum Nr. 6 Magnesium phosphoricum Nr. 7 Natrium sulfuricum Nr. 10	Bauchspeicheldrüsenbereich eincremen
Drüsen		
Drüseneiterung	Natrium phosphoricum Nr. 9 Silicea Nr. 11 Calcium sulfuricum Nr. 12	
Drüsenentzündung	Ferrum phosphoricum Nr. 3 Kalium chloratum Nr. 4	
Geschwulst, weich	Kalium chloratum Nr. 4	
Drüsenschwellung	Kalium chloratum Nr. 4 Natrium phosphoricum Nr. 9 Silicea Nr. 11	
steinhart	Calcium fluoratum Nr. 1	
Unterzungendrüsenschwellung	Natrium chloratum Nr. 8	
Verhärtungen	Calcium fluoratum Nr. 1 Natrium phosphoricum Nr. 9 Silicea Nr. 11	
Eisenmangel	Ferrum phosphoricum Nr. 3 Kalium phosphoricum Nr. 5 Manganum sulfuricum Nr. 17	

Symptom	Mineralstoff	Hinweise
Eiterung		
grundsätzlich	Natrium phosphoricum Nr. 9	
	Silicea Nr. 11	
	Calcium sulfuricum Nr. 12	
Eiterfisteln	Calcium sulfuricum Nr. 12	
	Calcium fluoratum Nr. 1	
Eiterfluss fördernd	Silicea Nr. 11	
Eiterpickel	Natrium phosphoricum Nr. 9	
	Silicea Nr. 11	
	Calcium sulfuricum Nr. 12	
bei offener Wunde	Calcium sulfuricum Nr. 12	
chronisch	Calcium sulfuricum Nr. 12	
dünn, grünlich gelb, wässrig	Natrium sulfuricum Nr. 10	
stinkend, schmierig	Calcium fluoratum Nr. 1	
	Kalium phosphoricum Nr. 5	
	Natrium chloratum Nr. 8	
übelriechend	Kalium phosphoricum Nr. 5	
	Silicea Nr. 11	
Ekzeme	Kalium sulfuricum Nr. 6	
	Silicea Nr. 11	
Elastizitätsmangel	Calcium fluoratum Nr. 1	
	Silicea Nr. 11	
Empfindlichkeit		
bei Zugluft	Natrium chloratum Nr. 8	
durch Feuchtigkeit	Kalium sulfuricum Nr. 6	
	Natrium sulfuricum Nr. 10	
gegen Lärm, Geräusche	Silicea Nr. 11	
gegen Licht	Kalium phosphoricum Nr. 5	
	Natrium chloratum Nr. 8	
	Silicea Nr. 11	
im Kopfbereich	Silicea Nr. 11	
Energiemangel	Ferrum phosphoricum Nr. 3	Nacken, Schläfen
	Kalium phosphoricum Nr. 5	eincremen
	Natrium chloratum Nr. 8	
Entzündung		
beginnend	Ferrum phosphoricum Nr. 3	Entschlackung
	Natrium phosphoricum Nr. 9	wichtig

Symptom	Mineralstoff	Hinweise
chronisch	Kalium sulfuricum Nr. 6 Calcium sulfuricum Nr. 12 Natrium bicarb. Nr. 23	
chronisch mit Eiterbildung	Silicea Nr. 11 Calcium sulfuricum Nr. 12	Ernährung
mit Hautabschuppung	Kalium sulfuricum Nr. 6	
mit Schwellung	Kalium chloratum Nr. 4	
Erbrechen		
gallig, schleimig, blutig	Natrium sulfuricum Nr. 10	Leberbereich eincremen
saurer Flüssigkeit	Natrium phosphoricum Nr. 9	Magenbereich eincremen
von dunklem Blut	Kalium phosphoricum Nr. 5 Natrium chloratum Nr. 8	
von Galle	Ferrum phosphoricum Nr. 3 Magnesium phosphoricum Nr. 7 Natrium sulfuricum Nr. 10	Leberbereich eincremen, Waschungen
von glasigem Schleim	Natrium chloratum Nr. 8	
von Schaum	Natrium chloratum Nr. 8	
von Unverdautem	Ferrum phosphoricum Nr. 3	
von Wasser	Natrium chloratum Nr. 8	
während des Zahnens	Calcium fluoratum Nr. 1 Calcium phosphoricum Nr. 2 Ferrum phosphoricum Nr. 3 Magnesium phosphoricum Nr. 7	
Erfrierungen		
grundsätzlich	Natrium sulfuricum Nr. 10	
Hände, Füsse brandig	Kalium phosphoricum Nr. 5	
Erkältung		
grundsätzlich	Ferrum phosphoricum Nr. 3 Kalium chloratum Nr. 4 Natrium chloratum Nr. 8	Einläufe, Bäder
abklingend	Kalium phosphoricum Nr. 5 Kalium sulfuricum Nr. 6 Natrium chloratum Nr. 8	
chronisch	Ferrum phosphoricum Nr. 3 Kalium chloratum Nr. 4 Kalium sulfuricum Nr. 6	Ernährung beachten
Vorbeugung	Ferrum phosphoricum Nr. 3	

Symptom	Mineralstoff	Hinweise
Ermüdung		
durch Sauerstoffmangel	Ferrum phosphoricum Nr. 3 Kalium sulfuricum Nr. 6	
Mattheit durch Übersäuerung	Natrium phosphoricum Nr. 9	
mentale	Kalium phosphoricum Nr. 5	
Erregungszustände		
grundsätzlich	Magnesium phosphoricum Nr. 7	
bei Kindern	Calcium phosphoricum Nr. 2 Silicea Nr. 11	
Erektion schmerzhaft, morgens	Calcium fluoratum Nr. 1 Silicea Nr. 11	
Erschöpfung		
grundsätzlich	Kalium phosphoricum Nr. 5 Natrium chloratum Nr. 8 Calcium carbonicum Nr. 22	Ernährung, Bäder, Lebensweise
bei Abmagerung	Calcium phosphoricum Nr. 2 Lithium chloratum Nr. 16	
mit innerer Unruhe	Magnesium phosphoricum Nr. 7	
nervöse	Kalium phosphoricum Nr. 5 Natrium chloratum Nr. 8	
Erste Hilfe		
bei allen plötzlich auftretenden Gesundheitsstörungen	Ferrum phosphoricum Nr. 3	Waschungen, Bäder, Creme
Essstörungen		
Heisshunger	Natrium phosphoricum Nr. 9	Solarplexus-Magenbereich eincremen
Esssucht	Magnesium phosphoricum Nr. 7	
Unbehagen nach dem Essen (Völlegefühl, Magendruck, Herzklopfen, Schläfrigkeit)	Ferrum phosphoricum Nr. 3 Natrium chloratum Nr. 8	
Faltenbildung	Calcium fluoratum Nr. 1 Silicea Nr. 11	

Symptom	Mineralstoff	Hinweise
Fehlgeburt		
Vorbeugung	Calcium fluoratum Nr. 1 Kalium phosphoricum Nr. 5 Natrium chloratum Nr. 8	Energiestauungen lösen
Fersensporn	Calcium fluoratum Nr. 1 Calcium phosphoricum Nr. 2 Ferrum phosphoricum Nr. 3 Gelenk- und Muskelcreme	
Fettgeschwulst	Natrium phosphoricum Nr. 9 Natrium sulfuricum Nr. 10 Silicea Nr. 11	
Feuermal	Calcium fluoratum Nr. 1 Ferrum phosphoricum Nr. 3 Kalium sulfuricum Nr. 6 Silicea Nr. 11	
Fieber		
bis 38,5 °C	Ferrum phosphoricum Nr. 3	Waschungen, Wickel
über 38,5 °C	Kalium phosphoricum Nr. 5	
mit kalten Händen und Füssen	Ferrum phosphoricum Nr. 3 Magnesium phosphoricum Nr. 7 Natrium chloratum Nr. 8	
Schüttelfrost	Ferrum phosphoricum Nr. 3 Natrium chloratum Nr. 8	
Fieberkrampf	Calcium phosphoricum Nr. 2 Ferrum phosphoricum Nr. 3 Kalium phosphoricum Nr. 5 Natrium phosphoricum Nr. 9	
Fieberblasen	Magnesium phosphoricum Nr. 7 Natrium chloratum Nr. 8 Natrium sulfuricum Nr. 10 Silicea Nr. 11	
Fisteln	Kalium chloratum Nr. 4 Natrium phosphoricum Nr. 9 Natrium sulfuricum Nr. 10 Silicea Nr. 11 Calcium sulfuricum Nr. 12	

Symptom	Mineralstoff	Hinweise
Flechten		
grundsätzlich	Calcium phosphoricum Nr. 2	Ernährung, Bäder
	Magnesium phosphoricum Nr. 7	mit Hausbadesalz
	Natrium chloratum Nr. 8	
	Natrium phosphoricum Nr. 9	
	Silicea Nr. 11	
	Calcium sulfuricum Nr. 12	
Bartflechte	Kalium sulf. Nr. 6	
	Natrium phosphoricum Nr. 9	
	Natrium sulfuricum Nr. 10	
	Silicea Nr. 11	
Fontanelle		
schlecht schliessend	Calcium fluoratum Nr. 1	
	Calcium phosphoricum Nr. 2	
Frostbeulen	Kalium chloratum Nr. 4	
	Natrium sulfuricum Nr. 10	
Frösteln	Ferrum phosphoricum Nr. 3	
Furunkel	Calcium fluoratum Nr. 1	
	Natrium phosphoricum Nr. 9	
	Silicea Nr. 11	
	Calcium sulfuricum Nr. 12	
Füsse		
feuchtkalt	Natrium chloratum Nr. 8	
geschwollen	Natrium chloratum Nr. 8	bei Druck bleibt Ver-
	Natrium sulfuricum Nr. 10	tiefung zurück
kalt	Ferrum phosphoricum Nr. 3	
	Natrium chloratum Nr. 8	
kalt, mit heisser Stirn	Ferrum phosphoricum Nr. 3	
wund gelaufen	Ferrum phosphoricum Nr. 3	
	Natrium chloratum Nr. 8	
Fussschweiss	Natrium phosphoricum Nr. 9	Fussbäder
	Silicea Nr. 11	
Fussschweiss unterdrückt	Silicea Nr. 11	
Fusssohlen, brennend	Calcium sulfuricum Nr. 12	
Fusssohlen jucken stark	Kalium sulfuricum Nr. 6	
	Silicea Nr. 11	

Symptom	Mineralstoff	Hinweise
Gebärmutter		
Gebärmuttersenkung	Calcium fluoratum Nr. 1	
	Silicea Nr. 11	
Gebärmutterverhärtung	Calcium fluoratum Nr. 1	
	Silicea Nr. 11	
Gebärmuttervorfall	Calcium fluoratum Nr. 1	
Geburt		
grundsätzlich	Magnesium phosphoricum Nr. 7	
Vorbereitung	Calcium fluoratum Nr. 1	
	Magnesium phosphoricum Nr. 7	
Erleichterung	Calcium fluoratum Nr. 1	
	Calcium phosphoricum Nr. 2	
	Magnesium phosphoricum Nr. 7	
Wehenschwäche	Kalium phosphoricum Nr. 5	
Nachwehen	Calcium fluoratum Nr. 1	
	Kalium phosphoricum Nr. 5	
	Magnesium phosphoricum Nr. 7	
Rückbildung der Gebärmutter	Calcium fluoratum Nr. 1	
	Ferrum phosphoricum Nr. 3	
Gedankenberuhigung	Calcium phosphoricum Nr. 2	Stirn, Nacken,
	Kalium sulfuricum Nr. 6	Schläfen eincremen
	Magnesium phosphoricum Nr. 7	
Gedächtnis		
Ermüdung	Kalium phosphoricum Nr. 5	Ernährung
	Natrium chloratum Nr. 8	
Gedächtnislücken	Kalium phosphoricum Nr. 5	
	Natrium chloratum Nr. 8	
	Natrium sulfuricum Nr. 10	
	Silicea Nr. 11	
Gedächtnisschwäche	Calcium phosphoricum Nr. 2	
	Kalium phosphoricum Nr. 5	
	Natrium chloratum Nr. 8	
	Silicea Nr. 11	
Gedächtnisverlust	Kalium phosphoricum Nr. 5	
	Natrium chloratum Nr. 8	
Gefässerweiterung	Calcium fluoratum Nr. 1	
	Silicea Nr. 11	
Gehirn		
Säfteerneuerung	Kalium phosphoricum Nr. 5	
	Natrium chloratum Nr. 8	

Symptom	Mineralstoff	Hinweise
Gehirnerschütterung	Calcium fluoratum Nr. 1 Ferrum phosphoricum Nr. 3 Kalium phosphoricum Nr. 5 Natrium chloratum Nr. 8	Antlitzdiagnose, Behandlung über längere Zeit notwendig
Gelenke		
knackend	Natrium chloratum Nr. 8 Natrium sulfuricum Nr. 10	
Gelenkschmiere	Natrium chloratum Nr. 8	
Knorpelbildung	Kalium chloratum Nr. 4 Natrium chloratum Nr. 8	
Schlottergelenke	Calcium fluoratum Nr. 1	
steif	Calcium phosphoricum Nr. 2 Natrium chloratum Nr. 8 Silicea Nr. 11	
Gelenkschwellung		
grundsätzlich	Calcium phosphoricum Nr. 2 Kalium chloratum Nr. 4 Natrium phosphoricum Nr. 9 Natrium sulf. Nr. 10 Gelenk- und Muskelcreme	
entzündlich	Ferrum phosphoricum Nr. 3 Kalium chloratum Nr. 4	
mit rheumatischen Schmerzen	Natrium chloratum Nr. 8 Natrium phosphoricum Nr. 9 Silicea Nr. 11 Calcium sulfuricum Nr. 12 Natrium bicarbonicum Nr. 23	
mit Wasserinhalt	Natrium chloratum Nr. 8 Natrium sulfuricum Nr. 10 Silicea Nr. 11	
Gelenksentzündung		
grundsätzlich	Calcium phosphoricum Nr. 2 Ferrum phosphoricum Nr. 3 Natrium chloratum Nr. 8 Natrium phosphoricum Nr. 9 Gelenk- und Muskelcreme	
abends schlimmer	Kalium sulfuricum Nr. 6	

Symptom	Mineralstoff	Hinweise
eitrig	Natrium phosphoricum Nr. 9	
	Silicea Nr. 11	
	Calcium sulfuricum Nr. 12	
mit Hitze	Ferrum phosphoricum Nr. 3	
mit Kribbeln, nachts	Calcium phosphoricum Nr. 2	
mit Lähmung	Kalium phosphoricum Nr. 5	
Gelenksrheumatismus	Kalium chloratum Nr. 4	Ernährung,
	Natrium chloratum Nr. 8	Entsäuerung
	Natrium phosphoricum Nr. 9	
	Silicea Nr. 11	
	Calcium sulfuricum Nr. 12	
	Lithium chlor. Nr. 16	
Genesungsphase	Calcium phosphoricum Nr. 2	Fussbäder
	Kalium phosphoricum Nr. 5	
	Natrium chloratum Nr. 8	
Genickstarre	Calcium phosphoricum Nr. 2	
	Magnesium phosphoricum Nr. 7	
Gereiztheit	Calcium phosphoricum Nr. 2	
	Kalium phos. Nr. 5	
	Magnesium phosphoricum Nr. 7	
	Silicea Nr. 11	
Gerstenkorn	Calcium fluoratum Nr. 1	Kompressen
	Kalium chloratum Nr. 4	
	Natrium phosphoricum Nr. 9	
	Silicea Nr. 11	
Geschwulst	Calcium fluoratum Nr. 1	
	Ferrum phosphoricum Nr. 3	
	Kalium phosphoricum Nr. 5	
	Natrium phosphoricum Nr. 9	
	Silicea Nr. 11	
Gesicht		
fettig, glänzend	Natrium phosphoricum Nr. 9	
grünlich gelblich	Natrium sulfuricum Nr. 10	
wässrig, gedunsen	Natrium chloratum Nr. 8	

Muskellähmung	Kalium phosphoricum Nr. 5	
	Magnesium phosphoricum Nr. 7	
Neuralgie	Kalium sulfuricum Nr. 6	
Pickel	Kalium chloratum Nr. 4	
	Natrium phosphoricum Nr. 9	
	Natrium sulfuricum Nr. 10	
Zuckungen	Silicea Nr. 11	

Gesichtsrose

grundsätzlich	Magnesium phosphoricum Nr. 7	
	Natrium phosphoricum Nr. 9	
	Natrium sulfuricum Nr. 10	
	Spezialcreme für die Reinheit der Haut	
bei Abschuppungen	Kalium sulfuricum Nr. 6	
bei harten Schwellungen	Natrium phosphoricum Nr. 9	
bei weichen Schwellungen	Natrium sulfuricum Nr. 10	
Fieber bis 38,5 °C	Ferrum phosphoricum Nr. 3	
	Kalium chloratum Nr. 4	
Fieber über 38,5 °C	Ferrum phosphoricum Nr. 3	
	Kalium phosphoricum Nr. 5	
	Kalium sulfuricum Nr. 6	
Heilungsphase	Calcium fluoratum Nr. 1	
	Kalium sulfuricum Nr. 6	

Gicht

grundsätzlich	Ferrum phosphoricum Nr. 3	
	Natrium chloratum Nr. 8	
	Natrium phosphoricum Nr. 9	
	Natrium sulfuricum Nr. 10	
	Silicea Nr. 11	
	Calcium sulfuricum Nr. 12	
abends schlimmer	Kalium sulfuricum Nr. 6	
chronisch	Lithium chlor. Nr. 16	
durch Harnsäure	Natrium phosphoricum Nr. 9	
	Natrium bicarb. Nr. 23	
in den Füssen	Natrium sulfuricum Nr. 10	
mit Knacken der Gelenke	Natrium chloratum Nr. 8	
mit Knoten an Sehnen, Nerven	Silicea Nr. 11	
mit Hand- und Fussschweiss	Silicea Nr. 11	

Symptom	Mineralstoff	Hinweise
mit Schweissausbruch morgens	Natrium chloratum Nr. 8	
mit Schwindel beim Bücken	Silicea Nr. 11	
mit starkem Schweiss	Natrium chloratum Nr. 8	
mit wandernden Schmerzen	Kalium sulfuricum Nr. 6	
	Manganum sulfuricum Nr. 17	
wässrige Anschwellung	Kalium chloratum Nr. 4	
	Natrium chloratum Nr. 8	
	Natrium sulfuricum Nr. 10	
Gliederschmerzen	siehe auch Schmerzen	
bei Witterungswechsel	Calcium phosphoricum Nr. 2	
besser in Bewegung	Calcium phosphoricum Nr. 2	
	Kalium phosphoricum Nr. 5	
mit Taubheitsgefühl	Calcium phosphoricum Nr. 2	
mit Wasseranschwellung	Kalium chloratum Nr. 4	Druck schmerzt nicht, eine Vertiefung bleibt zurück
	Natrium chloratum Nr. 8	
	Natrium sulf. Nr. 10	
Nervenschmerzen	Natrium phosphoricum Nr. 9	
	Silicea Nr. 11	
zu Beginn der Bewegung	Kalium phosphoricum Nr. 5	
	Natrium chloratum Nr. 8	
Gliedmassen		
Einschlafen	Calcium phosphoricum Nr. 2	
	Silicea Nr. 11	
matt, schwer	Kalium sulfuricum Nr. 6	
	Natrium phosphoricum Nr. 9	
schwabbelig	Natrium chloratum Nr. 8	
zittern	Calcium phosphoricum Nr. 2	
	Kalium phosphoricum Nr. 5	
	Magnesium phosphoricum Nr. 7	
	Silicea Nr. 11	
Zucken der Gliedmassen	Silicea Nr. 11	
Gürtelrose	Kalium chloratum Nr. 4	Ernährung
	Kalium phosphoricum Nr. 5	
	Magnesium phosphoricum Nr. 7	
	Natrium chloratum Nr. 8	
	Kalium arsenicosum Nr. 13	

Symptom	Mineralstoff	Hinweise
Haare		
brüchig, spaltend	Silicea Nr. 11	
früh ergraut	Calcium phosphoricum Nr. 2	
	Kalium phosphoricum Nr. 5	
	Natrium chloratum Nr. 8	
	Natrium phosphoricum Nr. 9	
	Silicea Nr. 11	
Funken beim Kämmen	Natrium phosphoricum Nr. 9	
	Silicea Nr. 11	
Haarboden schmerzt	Silicea Nr. 11	
Schuppenbildung	Natrium chloratum Nr. 8	
Schuppen, fettig	Natrium phosphoricum Nr. 9	
Schuppen, klebrig	Kalium sulfuricum Nr. 6	
Haarspitzenkatarrh	Silicea Nr. 11	Schmerzen beim Frisieren
Haarwuchs anregend	Silicea Nr. 11	lange Einnahme nötig
Hals		
Druckgefühl	Kalium jodatum Nr. 15	
Kitzelgefühl	Ferrum phosphoricum Nr. 3	
	Natrium chloratum Nr. 8	
Klossgefühl	Magnesium phosphoricum Nr. 7	
rauh	Calcium fluoratum Nr. 1	
	Ferrum phosphoricum Nr. 3	
	Natrium chloratum Nr. 8	
Schmerzen	Calcium phosphoricum Nr. 2	
	Ferrum phosphoricum Nr. 3	
	Kalium chloratum Nr. 4	
vergrössertes Zäpfchen	Calcium fluoratum Nr. 1	
Halsentzündung	siehe auch Auswurf	
grundsätzlich	Ferrum phosphoricum Nr. 3	
	Kalium chloratum Nr. 4	
eitrig	Natrium phosphoricum Nr. 9	
	Silicea Nr. 11	
	Calcium sulfuricum Nr. 12	
mit chronischer Schwellung	Calcium phosphoricum Nr. 2	
	Natrium phosphoricum Nr. 9	
mit Mundgestank	Kalium phosphoricum Nr. 5	
Mandeln, gerötet	Ferrum phosphoricum Nr. 3	
	Natrium phosphoricum Nr. 9	
Mandelschmerzen	Calcium phosphoricum Nr. 2	
	Kalium phosphoricum Nr. 5	

Symptom	Mineralstoff	Hinweise
Mandeln, verhärtet	Calcium fluoratum Nr. 1	
Neigung zu Halsentzündung	Natrium phosphoricum Nr. 9	
	Silicea Nr. 11	
Schluckbeschwerden	Natrium sulfuricum Nr. 10	
Haltungsschäden	Calcium fluoratum Nr. 1	
	Calcium phosphoricum Nr. 2	
Hämorrhoiden		
grundsätzlich	Calcium fluoratum Nr. 1	
	Kalium chloratum Nr. 4	
	Natrium phosphoricum Nr. 9	
	Silicea Nr. 11	
ätzend, brennend	Calcium fluoratum Nr. 1	
blutend	Ferrum phosphoricum Nr. 3	
	Kalium chloratum Nr. 4	
	Kalium phosphoricum Nr. 5	
brennend	Natrium chloratum Nr. 8	
juckend	Magnesium phosphoricum Nr. 7	
	Silicea Nr. 11	
Knotenbildung	Calcium fluoratum Nr. 1	
Knoten, eiternd	Silicea Nr. 11	
Knoten, entzündet	Calcium fluoratum Nr. 1	
	Kalium sulfuricum Nr. 6	
Hände		
kalt	Natrium chloratum Nr. 8	
Kribbeln, Taubheitsgefühl	Calcium phosphoricum Nr. 2	
rissig	Calcium fluoratum Nr. 1	
	Silicea Nr. 11	
Schweiss	Natrium chloratum Nr. 8	
	Silicea Nr. 11	
Harngriess	Calcium phosphoricum Nr. 2	
	Magnesium phosphoricum Nr. 7	
	Natrium phosphoricum Nr. 9	
	Silicea Nr. 11	
Schmerzen, kolikartig	Magnesium phosphoricum Nr. 7	
	Natrium phosphoricum Nr. 9	
	Silicea Nr. 11	
zur Vorbeugung	Natrium phosphoricum Nr. 9	
	Natrium bicarbonicum Nr. 23	

Symptom	Mineralstoff	Hinweise
Haut		
Abschuppung	Kalium sulfuricum Nr. 6	
gerötet, fleckig	Ferrum phosphoricum Nr. 3	
	Magnesium phosphoricum Nr. 7	
	Silicea Nr. 11	
Knötchen, warzenähnlich	Calcium fluoratum Nr. 1	
	Kalium chloratum Nr. 4	
	Natrium sulfuricum Nr. 10	
rauh, rissig, schrundig	Calcium fluoratum Nr. 1	
schlaff	Calcium fluoratum Nr. 1	
	Silicea Nr. 11	
trocken	Natrium chloratum Nr. 8	
trocken, schuppend	Kalium sulfuricum Nr. 6	
unrein	Silicea Nr. 11	
Veränderungen	Kalium sulfuricum Nr. 6	
Hautabsonderungen		
grundsätzlich	Calcium phosphoricum Nr. 2	
	Kalium chloratum Nr. 4	
	Arsenum jod. Nr. 24	
ätzend	Calcium fluoratum Nr. 1	
blutig	Kalium phos. Nr. 5	
brennend	Natrium chloratum Nr. 8	
darunter grüngelb	Natrium sulfuricum Nr. 10	
darunter verhärtet	Calcium fluoratum Nr. 1	
darunter blutig	Kalium phosphoricum Nr. 5	
eitrig	Natrium phosphoricum Nr. 9	
	Silicea Nr. 11	
faserstoffhaltig	Kalium chloratum Nr. 4	
eiweisshaltig	Calcium phosphoricum Nr. 2	
	Silicea Nr. 11	
fettig	Natrium phosphoricum Nr. 9	
gelblich grün	Natrium sulfuricum Nr. 10	
gelbschleimig	Kalium sulfuricum Nr. 6	
honiggelb	Natrium phosphoricum Nr. 9	
jauchig	Kalium phosphoricum Nr. 5	
mehlartig	Kalium chloratum Nr. 4	
mit blauem Hof	Natrium sulfuricum Nr. 10	
rahmartig	Natrium phosphoricum Nr. 9	
schmierig	Kalium phosphoricum Nr. 5	
schuppend	Kalium sulfuricum Nr. 6	
stinkend	Kalium phosphoricum Nr. 5	

Symptom	Mineralstoff	Hinweise
trocken, mehlartig	Kalium chloratum Nr. 4	
trocken, schmierig	Kalium phosphoricum Nr. 5	
trocken, grünlich gelb	Natrium sulfuricum Nr. 10	
trocken, klebrig	Kalium sulfuricum Nr. 6	
trocken, weissgelblich	Calcium phosphoricum Nr. 2	
verhärtet	Calcium fluoratum Nr. 1	
wasserhelle Flüssigkeit	Natrium chloratum Nr. 8	
wässrig	Natrium sulfuricum Nr. 10	
wässrig glasig	Natrium chloratum Nr. 8	
wässriger Schleim	Natrium chloratum Nr. 8	
weiss oder weissgrau	Kalium chloratum Nr. 4	
Hautpflege		
grundsätzlich	Calcium fluoratum Nr. 1	
	Kalium chloratum Nr. 4	
	Kalium phosphoricum Nr. 5	
	Kalium sulfuricum Nr. 6	
	Natrium chloratum Nr. 8	
	Silicea Nr. 11	
Empfindlichkeit gegen Sonne	Calcium phosphoricum Nr. 2	
	Ferrum phosphoricum Nr. 3	
	Natrium chloratum Nr. 8	
Heiserkeit		
grundsätzlich	Calcium phosphoricum Nr. 2	
	Magnesium phosphoricum Nr. 7	
	Kalium jodatum Nr. 15	
bei Erkältung	Calcium fluoratum Nr. 1	
	Ferrum phosphoricum Nr. 3	
	Kalium chloratum Nr. 4	
	Kalium sulfuricum Nr. 6	
	Natrium phosphoricum Nr. 9	
belegte Stimme	Natrium phosphoricum Nr. 9	wenn Räuspern löst
chronisch	Kalium chloratum Nr. 4	
	Kalium sulfuricum Nr. 6	
in geschlossenen Räumen	Kalium sulfuricum Nr. 6	
mit trockenem Hustenreiz	Ferrum phosphoricum Nr. 3	
	Natrium chloratum Nr. 8	
nach Überanstrengung	Ferrum phosphoricum Nr. 3	
	Kalium phosphoricum Nr. 5	
	Natrium chloratum Nr. 8	

Symptom	Mineralstoff	Hinweise
Herpes	Natrium chloratum Nr. 8	
	Natrium sulfuricum Nr. 10	
	Silicea Nr. 11	
Herz		
Beklemmungsgefühl	Ferrum phosphoricum Nr. 3	
	Kalium phosphoricum Nr. 5	
	Kalium sulfuricum Nr. 6	
	Magnesium phosphoricum Nr. 7	
	Silicea Nr. 11	
Gefühl der Kälte	Silicea Nr. 11	
hämmert nach jeder Bewegung	Silicea Nr. 11	
Herzflattern	Calcium phosphoricum Nr. 2	
Herzrhythmusstörung	Calcium phosphoricum Nr. 2	
	Magnesium phosphoricum Nr. 7	
	Natrium chloratum Nr. 8	
Herzschwäche	Kalium phosphoricum Nr. 5	
	Magnesium phosphoricum Nr. 7	
Herzstärkung	Kalium phosphoricum Nr. 5	
	Magnesium phosphoricum Nr. 7	
Unruhe	Calcium phosphoricum Nr. 2	
Herzklopfen		
grundsätzlich	Calcium phosphoricum Nr. 2	
	Ferrum phosphoricum Nr. 3	
	Magnesium phosphoricum Nr. 7	
den Körper erschütternd	Natrium chloratum Nr. 8	schlimmer bei linksseitigem Liegen
mit heissem Kopf	Ferrum phosphoricum Nr. 3	
mit stechendem Schmerz	Natrium chloratum Nr. 8	
nachts	Kalium sulfuricum Nr. 6	
nervös	Calcium phosphoricum Nr. 2	
	Kalium phosphoricum Nr. 5	
Herzschlag beschleunigt	Calcium phosphoricum Nr. 2	
Herzschwäche		
grundsätzlich	Kalium phosphoricum Nr. 5	
	Kalium arsenicosum Nr. 13	
bei Aussetzen des Herzschlags	Kalium phosphoricum Nr. 5	
	Natrium chloratum Nr. 8	
Kollapsneigung	Natrium chloratum Nr. 8	
zur Muskelkräftigung	Calcium phosphoricum Nr. 2	

Symptom	Mineralstoff	Hinweise
Heuschnupfen		
akut	Ferrum phosphoricum Nr. 3	
	Natrium chloratum Nr. 8	
aufgedunsenes Gesicht	Natrium chloratum Nr. 8	
	Natrium sulfuricum Nr. 10	
bei Übersäuerung	Natrium phosphoricum Nr. 9	
	Silicea Nr. 11	
krampfartiges Niesen	Magnesium phosphoricum Nr. 7	
vorbeugend	Calcium phosphoricum Nr. 2	
	Ferrum phosphoricum Nr. 3	
	Natrium chloratum Nr. 8	
Hexenschuss		
grundsätzlich	Calcium phosphoricum Nr. 2	warme Wickel
	Ferrum phosphoricum Nr. 3	
	Magnesium phosphoricum Nr. 7	
	Natrium phosphoricum Nr. 9	
	Silicea Nr. 11	
durch Übersäuerung	Natrium phosphoricum Nr. 9	
mit Schwellung	Kalium chloratum Nr. 4	
mit Verstopfung	Natrium chloratum Nr. 8	
	Natrium sulfuricum Nr. 10	
reissender Schmerz	Kalium arsen. Nr. 13	
Schmerz bei Bewegung	Ferrum phosphoricum Nr. 3	
wandernde Schmerzen	Magnesium phosphoricum Nr. 7	heisse Sieben
Hitzschlag		
bei leichten Fällen	Ferrum phosphoricum Nr. 3	
	Kalium phosphoricum Nr. 5	
	Silicea Nr. 11	
bei Zusammenbruch	Ferrum phosphoricum Nr. 3	Waschungen
	Kalium phosphoricum Nr. 5	
	Natrium chloratum Nr. 8	
	Silicea Nr. 11	
vorbeugend	Ferrum phosphoricum Nr. 3	
	Kalium phosphoricum Nr. 5	
	Natrium chloratum Nr. 8	

Symptom	Mineralstoff	Hinweise
Hoden		
Hodenbruch	Calcium fluoratum Nr. 1 Silicea Nr. 11	
Hodenentzündung	Calcium phosphoricum Nr. 2 Ferrum phosphoricum Nr. 3 Kalium chloratum Nr. 4	
Hodenvergrösserung	Calcium fluoratum Nr. 1 Kalium chloratum Nr. 4	
Hodenverhärtung	Calcium fluoratum Nr. 1 Silicea Nr. 11	
Hornhaut		
an Händen und Füssen	Calcium fluoratum Nr. 1	
Hornstoff		
Ablagerungen	Calcium fluoratum Nr. 1	
Austritt	Calcium fluoratum Nr. 1	
Hühneraugen	Calcium fluoratum Nr. 1 Natrium chloratum Nr. 8 Silicea Nr. 11	Fussbäder mit Hausbadesalz
Husten		
abends schlimmer	Kalium sulfuricum Nr. 6	Brust, Schultern und zwischen Schulterblättern eincremen
bellend	Calcium phosphoricum Nr. 2	
krampfartig	Calcium phosphoricum Nr. 2 Magnesium phosphoricum Nr. 7	
locker, Schmerz in der Brust	Natrium sulfuricum Nr. 10	
quälend, trocken	Manganum sulfuricum Nr. 17	
stärker durch kaltes Trinken und vom Sprechen	Silicea Nr. 11	
trocken, ohne Auswurf	Ferrum phosphoricum Nr. 3 Natrium chloratum Nr. 8	
trocken, rauh	Kalium jodatum Nr. 15	
wundmachend	Silicea Nr. 11	
Hüsteln	Calcium phosphoricum Nr. 2	

Symptom	Mineralstoff	Hinweise
Impffolgen		
Vorbeugung	Kalium chloratum Nr. 4 Silicea Nr. 11	drei Wochen vor der Impfung beginnen, Bäder
Nachbehandlung	Kalium chloratum Nr. 4 Kalium phosphoricum Nr. 5 Silicea Nr. 11	
Immunsystem		
Stärkung	Calcium phosphoricum Nr. 2 Ferrum phosphoricum Nr. 3 Kalium sulfuricum Nr. 6 Magnesium phosphoricum Nr. 7 Natrium phosphoricum Nr. 9 Natrium bicarbonicum Nr. 23	auch entschlackende Bäder, Bewegung an frischer Luft
Infektionskrankheiten		
vorbeugend	Ferrum phosphoricum Nr. 3	
Inkontinenz	Calcium fluoratum Nr. 1 Calcium phosphoricum Nr. 2 Kalium phosphoricum Nr. 5 Natrium sulfuricum Nr. 10	Energiestau lösen
Insektenstiche		
grundsätzlich	Natrium chloratum Nr. 8	
Bienenstich	Kalium chloratum Nr. 4	
bei Schwellung	Kalium chloratum Nr. 4	
Verdacht auf Blutvergiftung	Kalium phosphoricum Nr. 5	
Ischias		
grundsätzlich	Calcium phosphoricum Nr. 2 Magnesium phosphoricum Nr. 7 Silicea Nr. 11	
Ausstrahlung in die Hüfte	Kalium phosphoricum Nr. 5 Natrium phosphoricum Nr. 9 Silicea Nr. 11	
Schmerz, schiessend	Magnesium phosphoricum Nr. 7	
Schmerz, strahlend-reissend	Natrium chloratum Nr. 8	

Symptom	Mineralstoff	Hinweise
Juckreiz		
grundsätzlich	Magnesium phosphoricum Nr. 7	
bei Übersäuerung	Natrium phosphoricum Nr. 9	
	Silicea Nr. 11	
durch Gallenleiden	Natrium sulfuricum Nr. 10	
mit Abschuppung	Kalium sulfuricum Nr. 6	
Kallusbildung	Calcium fluoratum Nr. 1	
	Calcium phosphoricum Nr. 2	
	Natrium chloratum Nr. 8	
Kältegefühl		
am Kopf	Calcium phosphoricum Nr. 2	
der Extremitäten	Natrium chloratum Nr. 8	
der Glieder	Calcium phosphoricum Nr. 2	
	Natrium chloratum Nr. 8	
entlang der Wirbelsäule	Natrium chloratum Nr. 8	
Karbunkel	Calcium fluoratum Nr. 1	
	Kalium phosphoricum Nr. 5	
	Silicea Nr. 11	
	Calcium sulfuricum Nr. 12	
Katarrh	siehe auch Absonderungen	
chronisch	Kalium sulfuricum Nr. 6	
	Calcium sulfuricum Nr. 12	
Kehlkopfentzündung	Ferrum phosphoricum Nr. 3	
	Kalium sulfuricum Nr. 6	
	Natrium phosphoricum Nr. 9	
	Silicea Nr. 11	
Keuchhusten		
grundsätzlich	Calcium phosphoricum Nr. 2	
	Kalium phosphoricum Nr. 5	
	Magnesium phosphoricum Nr. 7	
	Natrium chloratum Nr. 8	
mit Fieber bis 38,5 °C	Ferrum phosphoricum Nr. 3	
Kieferhöhlenvereiterung		
akut	Natrium phosphoricum Nr. 9	
	Silicea Nr. 11	
	Calcium sulfuricum Nr. 12	

Symptom	Mineralstoff	Hinweise
chronisch	Kalium chloratum Nr. 4 Kalium sulfuricum Nr. 6 Natrium phosphoricum Nr. 9 Natrium sulfuricum Nr. 10 Silicea Nr. 11	
Kiefersperre	Calcium fluoratum Nr. 1 Calcium phosphoricum Nr. 2 Magnesium phosphoricum Nr. 7	Nacken mit Cremen und Gaumen mit Mineralstoffbrei massieren
Kinder		
Arme, Beine sehr dünn	Silicea Nr. 11	
altes und graues Aussehen	Silicea Nr. 11	
Gehen lernen	Calcium fluoratum Nr. 1 Calcium phosphoricum Nr. 2 Magnesium phosphoricum Nr. 7	
Gehen lernen mit Angst verbunden	Calcium phosphoricum Nr. 2 Kalium phosphoricum Nr. 5 Natrium phosphoricum Nr. 9 Silicea Nr. 11	
reizbar	Calcium phosphoricum Nr. 2 Natrium phosphoricum Nr. 9 Silicea Nr. 11	
weinerlich	Kalium phosphoricum Nr. 5 Natrium chloratum Nr. 8	
will unbedeckt bleiben	Kalium sulfuricum Nr. 6 Calcium sulfuricum Nr. 12	
Knickfuss	Calcium fluoratum Nr. 1 Natrium chloratum Nr. 8 Silicea Nr. 11	
Knochen		
Aufbau	Calcium fluoratum Nr. 1 Calcium phosphoricum Nr. 2 Magnesium phosphoricum Nr. 7	
Auswüchse	Calcium fluoratum Nr. 1 Silicea Nr. 11	
brüchig	Calcium fluoratum Nr. 1 Calcium phosphoricum Nr. 2 Magnesium phosphoricum Nr. 7	
Deformierungen	Calcium fluoratum Nr. 1	

Symptom	Mineralstoff	Hinweise
Eiterung	Calcium fluoratum Nr. 1 Kalium phosphoricum Nr. 5 Natrium chloratum Nr. 8 Natrium phosphoricum Nr. 9 Silicea Nr. 11	siehe auch Eiterungen, Fisteln
Erweichung		siehe Rachitis
Knochenmarkentzündung	Ferrum phosphoricum Nr. 3 Kalium phosphoricum Nr. 5 Natrium chloratum Nr. 8 Natrium phosphoricum Nr. 9 Silicea Nr. 11	
Knochenbruch		
akut	Calcium fluoratum Nr. 1 Calcium phosphoricum Nr. 2 Ferrum phosphoricum Nr. 3 Silicea Nr. 11	
Beschwerden an alten Bruchstellen	Magnesium phosphoricum Nr. 7 Natrium chloratum Nr. 8 Natrium phosphoricum Nr. 9 Silicea Nr. 11	
mit Schwellung	Kalium chloratum Nr. 4	
Knochenhautentzündung		
grundsätzlich	Calcium fluoratum Nr. 1 Ferrum phosphoricum Nr. 3 Kalium chloratum Nr. 4 Kalium phosphoricum Nr. 5 Silicea Nr. 11	
mit Eiterung	Natrium phosphoricum Nr. 9 Silicea Nr. 11	
mit Hitze	Calcium fluoratum Nr. 1 Ferrum phosphoricum Nr. 3 Kalium chloratum Nr. 4 Natrium chloratum Nr. 8	
mit Schwellung	Calcium fluoratum Nr. 1 Calcium phosphoricum Nr. 2 Ferrum phosphoricum Nr. 3 Kalium phosphoricum Nr. 5	
Verhärtung	Calcium fluoratum Nr. 1 Silicea Nr. 11	

Symptom	Mineralstoff	Hinweise
Knorpel		
Aufbau	Kalium phosphoricum Nr. 5	
	Natrium chloratum Nr. 8	
Entzündung	Calcium fluoratum Nr. 1	
	Ferrum phosphoricum Nr. 3	
	Natrium chloratum Nr. 8	
Geschwulst	Calcium fluoratum Nr. 1	
	Kalium phosphoricum Nr. 5	
	Natrium chloratum Nr. 8	
	Silicea Nr. 11	
Schäden	Natrium chloratum Nr. 8	
Koliken		
grundsätzlich	Magnesium phosphoricum Nr. 7	häufig heiss einnehmen
bei Säuglingen mit Durchfall	Calcium phosphoricum Nr. 2	
	Natrium chloratum Nr. 8	
mit saurem Aufstossen	Natrium phosphoricum Nr. 9	
in der Nabelgegend	Magnesium phosphoricum Nr. 7	
	Natrium sulfuricum Nr. 10	
mit Windstauungen	Natrium sulfuricum Nr. 10	
Kollaps	Calcium phosphoricum Nr. 2	
	Kalium phosphoricum Nr. 5	
	Magnesium phosphoricum Nr. 7	
	Natrium chloratum Nr. 8	
Konzentrationsmangel	Ferrum phosphoricum Nr. 3	siehe auch Gedächtnis
	Kalium phosphoricum Nr. 5	
	Kalium sulfuricum Nr. 6	
	Natrium chloratum Nr. 8	
Kopf		
Engegefühl	Calcium phosphoricum Nr. 2	
Kälteempfinden	Natrium chloratum Nr. 8	
	Silicea Nr. 11	
Kopfschmerz	siehe auch Schmerzen	
abends stärker	Kalium sulfuricum Nr. 6	
am Oberhaupt	Natrium sulfuricum Nr. 10	
bei Berührung der Haare	Silicea Nr. 11	
bei Kindern	Ferrum phosphoricum Nr. 3	
	Kalium phosphoricum Nr. 5	

Druck auf Augenhöhlen	Natrium sulfuricum Nr. 10	
dumpf	Kalium sulfuricum Nr. 6	
einseitig, Migräne	Magnesium phosphoricum Nr. 7	
	Natrium chloratum Nr. 8	
geistige Überanstrengung	Kalium phosphoricum Nr. 5	
	Natrium chloratum Nr. 8	
hämmernd	Natrium chloratum Nr. 8	
im Hinterkopf beginnend	Silicea Nr. 11	
Kribbeln, Taubheitsgefühl	Calcium phosphoricum Nr. 2	
	Magnesium phosphoricum Nr. 7	
mit Fieber bis 38,5 °C	Ferrum phosphoricum Nr. 3	
mit Galleerbrechen	Ferrum phosphoricum Nr. 3	
	Kalium chloratum Nr. 4	
	Magnesium phosphoricum Nr. 7	
	Natrium chloratum Nr. 8	
	Natrium sulfuricum Nr. 10	
mit grosser Schwäche	Kalium phosphoricum Nr. 5	
mit scharfem Tränenfluss	Natrium chloratum Nr. 8	
mit Speichelfluss	Natrium chloratum Nr. 8	
rasend	Natrium chloratum Nr. 8	
ringförmig	Silicea Nr. 11	
schiessend, pochend, stechend	Magnesium phosphoricum Nr. 7	
stechend	Magnesium phosphoricum Nr. 7	
	Silicea Nr. 11	
Stelle wechselnd	Magnesium phosphoricum Nr. 7	
Stirnkopfschmerz	Natrium phosphoricum Nr. 9	
Überanstrengung	Calcium phosphoricum Nr. 2	
	Ferrum phosphoricum Nr. 3	
vom Nacken zum Hinterkopf	Natrium chloratum Nr. 8	
von der Stirn zum Hinterkopf	Calcium phosphoricum Nr. 2	
wie durch Druck eines Hutes	Calcium phosphoricum Nr. 2	
Kräfteverlust	Kalium phosphoricum Nr. 5	
	Magnesium phosphoricum Nr. 7	
	Natrium chloratum Nr. 8	

Symptom	Mineralstoff	Hinweise
Krampfadern		
grundsätzlich	Calcium fluoratum Nr. 1	nicht massieren, nur
	Kalium chloratum Nr. 4	leicht auftragen
	Kalium sulf. Nr. 6	
	Magnesium phosphoricum Nr. 7	
	Natrium phosphoricum Nr. 9	
	Silicea Nr. 11	
Geschwüre	Calcium fluoratum Nr. 1	
	Kalium phosphoricum Nr. 5	
	Natrium phosphoricum Nr. 9	
	Silicea Nr. 11	
krampfartig schmerzend	Magnesium phosphoricum Nr. 7	
mit Entzündung	Ferrum phosphoricum Nr. 3	
schmerzend	Ferrum phosphoricum Nr. 3	
	Kalium sulfuricum Nr. 6	
schmerzend, brennend	Natrium chloratum Nr. 8	
Vorbeugung	Kalium chloratum Nr. 4	
	Natrium phosphoricum Nr. 9	
	Silicea Nr. 11	
Krämpfe		
grundsätzlich	Calcium phosphoricum Nr. 2	
	Magnesium phosphoricum Nr. 7	
bei zahnenden Kindern	Calcium phosphoricum Nr. 2	
beim Zahnziehen	Magnesium phosphoricum Nr. 7	
hysterisch	Natrium chloratum Nr. 8	
kurz, schmerzhaft	Magnesium phosphoricum Nr. 7	
langandauernd	Calcium phosphoricum Nr. 2	
	Natrium phosphoricum Nr. 9	
	Silicea Nr. 11	
Schreibkrampf	Calcium phosphoricum Nr. 2	
	Kalium phosphoricum Nr. 5	
	Magnesium phosphoricum Nr. 7	
	Natrium chloratum Nr. 8	
Wadenkrampf	Calcium phosphoricum Nr. 2	
	Kalium phosphoricum Nr. 5	
	Magnesium phosphoricum Nr. 7	
	Natrium chloratum Nr. 8	

Symptom	Mineralstoff	Hinweise
Kreislauf		Daumeninnenseite vom Handballen zur Daumenspitze massieren
Schwäche	Kalium phosphoricum Nr. 5 Magnesium phosphoricum Nr. 7	
Störungen	Calcium phosphoricum Nr. 2 Kalium phosphoricum Nr. 5 Magnesium phosphoricum Nr. 7 Natrium chloratum Nr. 8	
Kribbeln		
in den Gliedmassen	Calcium phosphoricum Nr. 2 Silicea Nr. 11	
Kurzsichtigkeit	Calcium fluoratum Nr. 1 Natrium phosphoricum Nr. 9 Silicea Nr. 11	
Kyphose	siehe Rückgratverkrümmung	
Lähmung		
grundsätzlich	Kalium phosphoricum Nr. 5	häufig eincremen
Taubheitsgefühl	Calcium phosphoricum Nr. 2	
Lähmungserscheinungen	Kalium phosphoricum Nr. 5 Magnesium phosphoricum Nr. 7 Natrium chloratum Nr. 8	
Lampenfieber	Magnesium phosphoricum Nr. 7	Solarplexus, Zeigefinger eincremen
Lebensmüdigkeit	Kalium phosphoricum Nr. 5 Natrium chloratum Nr. 8 Natrium sulfuricum Nr. 10 Silicea Nr. 11	
Leber		
Leberabszess	Silicea Nr. 11 Calcium sulfuricum Nr. 12	Leberbereich eincremen, Leberwickel

Symptom	Mineralstoff	Hinweise
Leberentzündung	Kalium sulfuricum Nr. 6	
	Natrium sulfuricum Nr. 10	
Entzündung mit Fieber	Ferrum phosphoricum Nr. 3	
Entzündung mit hohem Fieber	Kalium phosphoricum Nr. 5	
	Natrium chloratum Nr. 8	
Leberflecken	Kalium sulfuricum Nr. 6	
	Natrium sulfuricum Nr. 10	
Leberschrumpfung, beginnend	Kalium sulfuricum Nr. 6	
	Natrium sulfuricum Nr. 10	
Leberschrumpfung, chronisch	Kalium chloratum Nr. 4	
	Kalium sulfuricum Nr. 6	
	Natrium chloratum Nr. 8	
	Natrium sulfuricum Nr. 10	
Leberschwellung	Kalium chloratum Nr. 4	
	Kalium sulfuricum Nr. 6	
	Magnesium phosphoricum Nr. 7	
	Natrium sulfuricum Nr. 10	
Leberschwund	Kalium phosphoricum Nr. 5	
	Kalium sulfuricum Nr. 6	
	Natrium chloratum Nr. 8	
Leberstärkung	Magnesium phosphoricum Nr. 7	
Leberstörung	Kalium chloratum Nr. 4	
	Kalium sulfuricum Nr. 6	
	Natrium sulfuricum Nr. 10	
Leberträgheit	Kalium sulfuricum Nr. 6	
	Magnesium phosphoricum Nr. 7	
	Natrium sulfuricum Nr. 10	
Leberverhärtung	Calcium fluoratum Nr. 1	
	Magnesium phosphoricum Nr. 7	
	Natrium phosphoricum Nr. 9	
	Natrium sulfuricum Nr. 10	
	Silicea Nr. 11	
Wanderleber	Calcium fluoratum Nr. 1	

Leistenbruch

Neigung dazu	Calcium fluoratum Nr. 1	
	Silicea Nr. 11	

Lernfähigkeit

Aufnahmefähigkeit stärken	Calcium fluoratum Nr. 1	Nacken, Schläfen eincremen
Ermüdung des Gehirns	Calcium fluoratum Nr. 1	

Symptom	Mineralstoff	Hinweise
Lippen		
Bläschen	Kalium phosphoricum Nr. 5	
	Natrium chloratum Nr. 8	
gesprungen, geschwollen	Kalium sulfuricum Nr. 6	
	Natrium chloratum Nr. 8	
rissig	Calcium fluoratum Nr. 1	
Lordose	siehe Rückgratverkrümmung	
Luftröhre		
Entzündung	Ferrum phosphoricum Nr. 3	
	Kalium chloratum Nr. 4	
Verschluss, krampfartig	Magnesium phosphoricum Nr. 7	
Lungen		
Lungenbläschen-erweiterung	Calcium fluoratum Nr. 1	
Lungenverschleimung	Ferrum phosphoricum Nr. 3	
	Kalium chloratum Nr. 4	
Lungenentzündung	siehe auch Husten und Auswurf	
bei Fieber unter 38,5 °C	Ferrum phosphoricum Nr. 3	
bei Fieber über 38,5 °C	Kalium phosphoricum Nr. 5	
Nachbehandlung	Calcium phosphoricum Nr. 2	lange nötig
	Kalium phosphoricum Nr. 5	
	Natrium chloratum Nr. 8	
zur Lösung des Hustens	Kalium chloratum Nr. 4	
Lymphdrüseneiterung	Natrium phosphoricum Nr. 9	
	Silicea Nr. 11	
	Calcium sulfuricum Nr. 12	
Lymphdrüsenentzündung		
	Ferrum phosphoricum Nr. 3	
	Kalium chloratum Nr. 4	
	Kalium phosphoricum Nr. 5	
	Natrium phosphoricum Nr. 9	
bei Eiterbildung	Silicea Nr. 11	
mit Verhärtung	Calcium fluoratum Nr. 1	
	Silicea Nr. 11	

Symptom	Mineralstoff	Hinweise
Lymphdrüsenschwellung		
grundsätzlich	Calcium phosphoricum Nr. 2	
	Kalium chloratum Nr. 4	
	Magnesium phosphoricum Nr. 7	
	Natrium phosphoricum Nr. 9	
verhärtet	Calcium fluoratum Nr. 1	
	Silicea Nr. 11	
Magen		
Druckgefühl	Kalium sulfuricum Nr. 6	
Magenentzündung, akut	Ferrum phosphoricum Nr. 3	Mundgeruch beachten
Magenerschlaffung	Calcium fluoratum Nr. 1	
	Ferrum phosphoricum Nr. 3	
Magenerweiterung	Calcium fluoratum Nr. 1	
	Kalium phosphoricum Nr. 5	
Gefühl der Leere	Magnesium phosphoricum Nr. 7	
Magenkrampf	Calcium phosphoricum Nr. 2	
	Magnesium phosphoricum Nr. 7	
Magensenkung	Calcium fluoratum Nr. 1	
	Silicea Nr. 11	
nervös	Magnesium phosphoricum Nr. 7	
	Natrium chloratum Nr. 8	
	Natrium phosphoricum Nr. 9	
Säureüberschuss	Natrium phosphoricum Nr. 9	
Völlegefühl	Kalium sulfuricum Nr. 6	
Magenkatarrh		
grundsätzlich	Ferrum phosphoricum Nr. 3	
	Kalium chloratum Nr. 4	
	Natrium chloratum Nr. 8	
chronisch	Kalium chloratum Nr. 4	
	Kalium sulfuricum Nr. 6	
Magensaft		
fehlende Säure	Natrium chloratum Nr. 8	
Magensaftüberschuss	Magnesium phosphoricum Nr. 7	Nr. 7 vor dem Essen,
	Natrium phosphoricum Nr. 9	Nr. 9 nach dem Essen
Magenschmerzen		
Magennervenstärkung	Kalium phosphoricum Nr. 5	

Symptom	Mineralstoff	Hinweise
bei Krämpfen	Magnesium phosphoricum Nr. 7	
nach fetten Speisen	Natrium phosphoricum Nr. 9	
Übersäuerung	Natrium phosphoricum Nr. 9	
Mandelabszess		
grundsätzlich	Ferrum phosphoricum Nr. 3 Silicea Nr. 11 Calcium sulfuricum Nr. 12	Zungenbelag beachten
bei Fieber über 38,5 °C	Kalium phosphoricum Nr. 5	
mit Schwellung	Calcium fluoratum Nr. 1 Kalium chloratum Nr. 4	
Mandeln		
Belag, dickschleimig	Natrium chloratum Nr. 8	
Belag, stinkend	Kalium phosphoricum Nr. 5	
Belag, weiss, weissgrau	Kalium chloratum Nr. 4	
Belag, honiggelb	Natrium phosphoricum Nr. 9	
Mandelentzündung	Ferrum phosphoricum Nr. 3 Silicea Nr. 11 Calcium sulfuricum Nr. 12	
Mandelentzündung, chronisch	Kalium sulfuricum Nr. 6 Calcium sulfuricum Nr. 12	
Mandelvergrösserung		
grundsätzlich	Calcium fluoratum Nr. 1 Calcium phosphoricum Nr. 2 Ferrum phosphoricum Nr. 3 Kalium chloratum Nr. 4 Natrium phosphoricum Nr. 9	Ernährung sehr wichtig
chronisch	Calcium fluoratum Nr. 1 Magnesium phosphoricum Nr. 7 Natrium phosphoricum Nr. 9	
Masern		
grundsätzlich	Ferrum phosphoricum Nr. 3 Kalium chloratum Nr. 4	
im Abschuppungsstadium	Kalium sulfuricum Nr. 6	
mit Fieber über 38,5 °C	Kalium phosphoricum Nr. 5 Magnesium phosphoricum Nr. 7 Natrium chloratum Nr. 8	

Symptom	Mineralstoff	Hinweise
Nachbehandlung	Calcium phosphoricum Nr. 2	einige Monate lang
	Natrium chloratum Nr. 8	
Mastdarm	siehe Darm	
Menstruation		
andauernde Blutung	Calcium fluoratum Nr. 1	
Blut dunkel, klumpig	Kalium chloratum Nr. 4	
Blut dünn, nicht gerinnend	Kalium phosphoricum Nr. 5	
	Natrium chloratum Nr. 8	
	Natrium sulfuricum Nr. 10	
Krämpfe, Kolik	Magnesium phosphoricum Nr. 7	
Periode, spät	Ferrum phosphoricum Nr. 3	
Periode, schmerzhaft	Calcium fluoratum Nr. 1	
	Calcium phosphoricum Nr. 2	
	Magnesium phosphoricum Nr. 7	
zu kurz oder zu lange	Calcium phosphoricum Nr. 2	
zu starke Blutung	Calcium fluoratum Nr. 1	zur Stärkung der Bänder
Migräne		
grundsätzlich	Calcium phosphoricum Nr. 2	oft heiss einnehmen
	Magnesium phosphoricum Nr. 7	
bei bestehender Blutarmut	Calcium phosphoricum Nr. 2	
	Magnesium phosphoricum Nr. 7	
	Natrium chloratum Nr. 8	
bei Kreislaufstörungen	Ferrum phosphoricum Nr. 3	
	Kalium phosphoricum Nr. 5	
	Magnesium phosphoricum Nr. 7	
bei starker Nervosität	Ferrum phosphoricum Nr. 3	
	Kalium phosphoricum Nr. 5	
	Magnesium phosphoricum Nr. 7	
bei Stuhlverstopfung	Ferrum phosphoricum Nr. 3	
	Magnesium phosphoricum Nr. 7	
	Natrium sulfuricum Nr. 10	
bei Verdauungsschwäche	Ferrum phosphoricum Nr. 3	
	Kalium phosphoricum Nr. 5	
	Magnesium phosphoricum Nr. 7	
	Natrium phosphoricum Nr. 9	
Milchschorf	siehe Absonderungen	

Symptom	Mineralstoff	Hinweise
Milz		
Beschwerden	Kalium phosphoricum Nr. 5	
	Natrium chloratum Nr. 8	
Milzstechen (Seitenstechen)	Magnesium phosphoricum Nr. 7	
	Natrium chloratum Nr. 8	
Milzverhärtung	Calcium fluoratum Nr. 1	
	Silicea Nr. 11	
Mitesser		
grundsätzlich	Natrium phosphoricum Nr. 9	
bei Verhärtungen	Calcium fluoratum Nr. 1	
eitrig	Silicea Nr. 11	
entzündet	Ferrum phosphoricum Nr. 3	
	Kalium chloratum Nr. 4	
Mittelohrentzündung	siehe auch Ohren	
grundsätzlich	Ferrum phosphoricum Nr. 3	
	Kalium chloratum Nr. 4	
	Calcium sulfuricum Nr. 12	
eitrig	Natrium phosphoricum Nr. 9	
	Silicea Nr. 11	
Mondfühligkeit	Calcium phosphoricum Nr. 2	Solarplexus
	Natrium phosphoricum Nr. 9	eincremen
	Silicea Nr. 11	
Müdigkeit		
grundsätzlich	Ferrum phosphoricum Nr. 3	
	Kalium phosphoricum Nr. 5	
	Natrium chloratum Nr. 8	
	Natrium phosphoricum Nr. 9	
nach dem Essen	Ferrum phosphoricum Nr. 3	
	Natrium chloratum Nr. 8	
	Natrium phosphoricum Nr. 9	
	Natrium sulfuricum Nr. 10	
Multiple Sklerose	Calcium fluoratum Nr. 1	
	Kalium phosphoricum Nr. 5	
	Magnesium phosphoricum Nr. 7	
	Natrium chloratum Nr. 8	

Symptom	Mineralstoff	Hinweise
Mumps		
grundsätzlich	Kalium chloratum Nr. 4	oft eincremen
	Natrium phosphoricum Nr. 9	
bei Fieber bis 38,5 °C	Ferrum phosphoricum Nr. 3	
bei Fieber über 38,5 °C	Kalium phosphoricum Nr. 5	
käsiger Geruch aus Ohr	Kalium sulfuricum Nr. 6	
	Magnesium phosphoricum Nr. 7	
	Natrium phosphoricum Nr. 9	
mit Eiterung	Natrium phosphoricum Nr. 9	
	Silicea Nr. 11	
	Calcium sulfuricum Nr. 12	
mit Mundgeruch	Kalium phosphoricum Nr. 5	
mit Schwellungen	Calcium fluoratum Nr. 1	
	Kalium chloratum Nr. 4	
	Natrium phosphoricum Nr. 9	
mit Speichelfluss	Natrium chloratum Nr. 8	
mit Verhärtung	Calcium fluoratum Nr. 1	
Muskel		
Lähmungen	Kalium phosporicum Nr. 5	
Muskelentzündung	Ferrum phosphoricum Nr. 3	
Muskelerschlaffung	Ferrum phosphoricum Nr. 3	
Muskelerschöpfung	Ferrum phosphoricum Nr. 3	
	Kalium phosphoricum Nr. 5	
Muskelkrampf	Calcium phosphoricum Nr. 2	
	Magnesium phosphoricum Nr. 7	
Muskelzucken	Natrium chloratum Nr. 8	
	Silicea Nr. 11	
Muskelriss	Calcium fluoratum Nr. 1	
	Ferrum phosphoricum Nr. 3	
	Kalium phosphoricum Nr. 5	
	Natrium chloratum Nr. 8	
Muskelschwäche	Ferrum phosphoricum Nr. 3	
	Kalium phosphoricum Nr. 5	
	Kalium sulfuricum Nr. 6	
	Natrium chloratum Nr. 8	
Muskelschwund	Calcium phosphoricum Nr. 2	Ernährung beachten
	Kalium phosphoricum Nr. 5	
	Silicea Nr. 11	
Überdehnung	Calcium fluoratum Nr. 1	
	Ferrum phosphoricum Nr. 3	
	Silicea Nr. 11	

Symptom	Mineralstoff	Hinweise
Verhärtungen	Calcium fluoratum Nr. 1	
	Kalium sulfuricum Nr. 6	
Zellerneuerung	Kalium phosphoricum Nr. 5	
	Kalium sulfuricum Nr. 6	
	Natrium chloratum Nr. 8	
Muskelkater		
grundsätzlich	Kalium sulfuricum Nr. 6	
Vorbeugung	Ferrum phosphoricum Nr. 3	
Muskelrheumatismus		
grundsätzlich	Ferrum phosphoricum Nr. 3	
	Kalium sulfuricum Nr. 6	
	Natrium phosphoricum Nr. 9	
	Silicea Nr. 11	
	Calcium sulfuricum Nr. 12	
	Gelenk- und Muskelcreme	
bei Blutarmut	Calcium phosphoricum Nr. 2	
	Ferrum phosphoricum Nr. 3	
	Natrium chloratum Nr. 8	
	Natrium phosphoricum Nr. 9	
bei Wetterfühligkeit	Ferrum phosphoricum Nr. 3	
	Magnesium phosphoricum Nr. 7	
	Natrium phosphoricum Nr. 9	
	Natrium sulfuricum Nr. 10	
Mutlosigkeit	Kalium phosphoricum Nr. 5	
	Natrium chloratum Nr. 8	
Nabelbruch	Calcium fluoratum Nr. 1	
	Ferrum phosphoricum Nr. 3	
	Silicea Nr. 11	
Nachtschweiss	Natrium chloratum Nr. 8	Fussbäder
	Natrium phosphoricum Nr. 9	
	Silicea Nr. 11	
Nacken		
Nackenschmerzen	Calcium phosphoricum Nr. 2	
	Ferrum phosphoricum Nr. 3	
	Magnesium phosphoricum Nr. 7	

Symptom	Mineralstoff	Hinweise
Nackensteifheit	Calcium fluoratum Nr. 1	
	Calcium phosphoricum Nr. 2	
	Magnesium phosphoricum Nr. 7	
verkrampft	Magnesium phosphoricum Nr. 7	
verspannt	Calcium phosphoricum Nr. 2	
Nägel		
grundsätzlich	Calcium fluoratum Nr. 1	
	Silicea Nr. 11	
brüchig	Calcium fluoratum Nr. 1	
	Silicea Nr. 11	
eingewachsen	Kalium chloratum Nr. 4	
gespalten	Calcium fluoratum Nr. 1	
	Silicea Nr. 11	
verformt	Calcium fluoratum Nr. 1	
	Silicea Nr. 11	
Nagelbett		
Eiterung	Silicea Nr. 11	Handbäder
	Calcium sulfuricum Nr. 12	
Entzündung	Ferrum phosphoricum Nr. 3	
	Silicea Nr. 11	
	Calcium sulfuricum Nr. 12	
Entzündung, chronisch	Calcium fluoratum Nr. 1	Bäder und Cremen
	Ferrum phosphoricum Nr. 3	
	Kalium chloratum Nr. 4	
	Silicea Nr. 11	
Narben		
Heilung fördernd	Ferrum phosphoricum Nr. 3	
	Kalium chloratum Nr. 4	
	Silicea Nr. 11	
Narbenpflege	Calcium fluoratum Nr. 1	
	Kalium chloratum Nr. 4	
Verhärtung	Calcium fluoratum Nr. 1	
Nasenbluten		
grundsätzlich	Calcium phosphoricum Nr. 2	Nacken bis zum Haaransatz
	Kalium sulfuricum Nr. 6	
bei Blutarmut	Calcium phosphoricum Nr. 2	
bei Kindern	Calcium phosphoricum Nr. 2	
	Ferrum phosphoricum Nr. 3	

Symptom	Mineralstoff	Hinweise
gallertartig hellrot	Ferrum phosphoricum Nr. 3	
im Alter	Calcium fluoratum Nr. 1	
schwarz, dick, zäh	Kalium chloratum Nr. 4	
schwärzlich, dünnflüssig	Kalium phosphoricum Nr. 5	
	Natrium chloratum Nr. 8	
wässrig hellrot	Kalium phosphoricum Nr. 5	
	Natrium sulfuricum Nr. 10	
Nasenjucken		
bei Magenübersäuerung	Natrium phosphoricum Nr. 9	
bei Wurmbefall	Natrium phosphoricum Nr. 9	
wunde Nasenlöcher	Natrium chloratum Nr. 8	
Nebenhöhlen		
Nebenhöhlenentzündung	Kalium chloratum Nr. 4	
	Kalium sulfuricum Nr. 6	
Nebenhöhlenvereiterung	Natrium phosphoricum Nr. 9	siehe auch Kiefer-
	Silicea Nr. 11	höhlenvereiterung
	Calcium sulfuricum Nr. 12	
Nerven		
elektromagnetische	Calcium fluoratum Nr. 1	
Belastung	Kalium chloratum Nr. 4	
gereizt	Silicea Nr. 11	
Leitfähigkeit	Silicea Nr. 11	
Nervenfieber	Calcium phosphoricum Nr. 2	
	Kalium phosphoricum Nr. 5	
	Natrium chloratum Nr. 8	
Schwäche durch Über-	Natrium phosphoricum Nr. 9	
säuerung	Silicea Nr. 11	
zur Stärkung der Nerven	Calcium phosphoricum Nr. 2	
	Kalium phosphoricum Nr. 5	
	Magnesium phosphoricum Nr. 7	
	Natrium chloratum Nr. 8	
zur Zellerhaltung	Natrium phosphoricum Nr. 9	
zur Beruhigung	Calcium phosphoricum Nr. 2	
	Magnesium phosphoricum Nr. 7	
Nervenentzündung		
grundsätzlich	Ferrum phosphoricum Nr. 3	häufige Anwendung
	Kalium phosphoricum Nr. 5	notwendig

Symptom	Mineralstoff	Hinweise
durch Übersäuerung	Kalium phosphoricum Nr. 5	
	Natrium phosphoricum Nr. 9	
	Silicea Nr. 11	
mit Lähmung	Kalium phosphoricum Nr. 5	
	Magnesium phosphoricum Nr. 7	
Nervenschmerzen		
grundsätzlich	Kalium phosphoricum Nr. 5	
	Magnesium phosphoricum Nr. 7	
	Silicea Nr. 11	
Trigeminus	Kalium phosphoricum Nr. 5	
	Natrium chloratum Nr. 8	
durch Verschlackung	Natrium sulfuricum Nr. 10	
mit Fieber bis 38,5 °C	Ferrum phosphoricum Nr. 3	
mit Schwindelgefühl	Silicea Nr. 11	
mit Schweissausbruch	Natrium chloratum Nr. 8	
	Silicea Nr. 11	
Nervosität		
grundsätzlich	Calcium phosphoricum Nr. 2	
	Magnesium phosphoricum Nr. 7	
	Natrium chloratum Nr. 8	
ausgeprägt	Kalium phosphoricum Nr. 5	
Nesselausschlag	Kalium chloratum Nr. 4	
	Kalium phosphoricum Nr. 5	
	Magnesium phosphoricum Nr. 7	
	Natrium chloratum Nr. 8	
	Natrium sulfuricum Nr. 10	
Netzhautentzündung	Kalium chloratum Nr. 4	
	Calcium sulfuricum Nr. 12	
Neurodermitis	fachkundliche Abklärung	
	Kalium chloratum Nr. 4	Ernährung, Darm-
	Kalium sulf. Nr. 6	aufbau
	Natrium phosphoricum Nr. 9	
Nieren		
grundsätzlich	Kalium chloratum Nr. 4	
	Natrium chloratum Nr. 8	
	Natrium sulfuricum Nr. 10	

Symptom	Mineralstoff	Hinweise
Nierenbeckenentzündung	Kalium chloratum Nr. 4	siehe auch Nieren-entzündung
Niereneiterung	Silicea Nr. 11	
	Calcium sulfuricum Nr. 12	
Nierengriess, -steine	Magnesium phosphoricum Nr. 7	
	Natrium phosphoricum Nr. 9	
	Natrium sulfuricum Nr. 10	
	Silicea Nr. 11	
Nierenkolik	Calcium fluoratum Nr. 1	häufig heiss anwenden
	Magnesium phosphoricum Nr. 7	
Nierenstärkung	Kalium chloratum Nr. 4	
	Kalium sulfuricum Nr. 6	
	Natrium chloratum Nr. 8	
Nierenverhärtung	Calcium fluoratum Nr. 1	
Wanderniere	Calcium fluoratum Nr. 1	
	Silicea Nr. 11	

Nierenentzündung

akut	Ferrum phosphoricum Nr. 3	
	Natrium phosphoricum Nr. 9	
	Natrium sulfuricum Nr. 10	
mit hohem Fieber	Kalium phosphoricum Nr. 5	
	Natrium phosphoricum Nr. 9	
	Natrium sulfuricum Nr. 10	
chronisch	Kalium sulfuricum Nr. 6	
	Natrium phosphoricum Nr. 9	
	Silicea Nr. 11	
eitrig	Silicea Nr. 11	
	Calcium sulfuricum Nr. 12	
mit Koliken	Magnesium phosphoricum Nr. 7	
mit weissgrauem Schleim	Kalium chloratum Nr. 4	

Niesen

häufig	Ferrum phosphoricum Nr. 3	
krampfartig	Magnesium phosphoricum Nr. 7	

Ödem

grundsätzlich	Kalium chloratum Nr. 4	
	Natrium chloratum Nr. 8	
	Natrium sulfuricum Nr. 10	
bei Herzleiden	Calcium fluoratum Nr. 1	
	Silicea Nr. 11	

Symptom	Mineralstoff	Hinweise
Offene Beine	siehe Unterschenkelgeschwüre	
Ohnmacht		
grundsätzlich	Calcium phosphoricum Nr. 2	
	Kalium phosphoricum Nr. 5	
	Natrium chloratum Nr. 8	
	Silicea Nr. 11	
mit Krämpfen	Magnesium phosphoricum Nr. 7	
Vorbeugung	Kalium phosphoricum Nr. 5	
	Natrium chloratum Nr. 8	
Ohren		
grundsätzlich	Calcium fluoratum Nr. 1	rund um die Ohren, hinter den Ohren, Nacken, Hals eincremen
	Silicea Nr. 11	
Gehörgang erweitert	Calcium fluoratum Nr. 1	
	Silicea Nr. 11	
Geräusche	Silicea Nr. 11	
Hörstörung bei Halsentzündung	Kalium chloratum Nr. 4	
käsig riechendes Schmalz	Kalium sulfuricum Nr. 6	
	Magnesium phosphoricum Nr. 7	
	Natrium phosphoricum Nr. 9	
rissig	Calcium fluoratum Nr. 1	
Überdruck	Natrium sulfuricum Nr. 10	
wie verstopft	Silicea Nr. 11	öffnet sich plötzlich mit Knacken
Ohrenerkrankungen		
als Folge von Grippe	Natrium sulfuricum Nr. 10	
Entzündung	Ferrum phosphoricum Nr. 3	
	Kalium phosphoricum Nr. 5	
Furunkel	Kalium chloratum Nr. 4	
	Natrium phosphoricum Nr. 9	
	Silicea Nr. 11	
	Calcium sulfuricum Nr. 12	
Geschwulst	Kalium chloratum Nr. 4	
	Natrium phosphoricum Nr. 9	
	Silicea Nr. 11	
mit Fieber bis 38,5 °C	Ferrum phosphoricum Nr. 3	

Symptom	Mineralstoff	Hinweise
Schwerhörigkeit	Calcium fluoratum Nr. 1	
	Kalium chloratum Nr. 4	
	Natrium chloratum Nr. 8	
	Natrium phosphoricum Nr. 9	
übelriechend	Kalium phosphoricum Nr. 5	
Ohrenschmerzen		
blitzartig	Magnesium phosphoricum Nr. 7	
	Natrium sulfuricum Nr. 10	
mit Schwellung	Kalium chloratum Nr. 4	
pulsierend	Ferrum phosphoricum Nr. 3	
scharf, schneidend	Kalium sulfuricum Nr. 6	
stechend, klopfend	Ferrum phosphoricum Nr. 3	
Organsenkung	Calcium fluoratum Nr. 1	
	Silicea Nr. 11	
Osteoporose	Calcium fluoratum Nr. 1	
	Calcium phosphoricum Nr. 2	
	Magnesium phosphoricum Nr. 7	
Phantomschmerzen	Silicea Nr. 11	
Phimose	siehe Vorhautverengung	
Pickel	siehe Mitesser, Akne	
Platzangst	Calcium phosphoricum Nr. 2	Solarplexus, Nacken
	Kalium chloratum Nr. 4	eincremen
	Silicea Nr. 11	
Prellung		
durch Schlag, Stoss	Ferrum phosphoricum Nr. 3	
	Kalium chloratum Nr. 4	
mit Verhärtung	Calcium fluoratum Nr. 1	
Psoriasis	siehe Schuppenflechte	
Puls		
erhöht	Calcium phosphoricum Nr. 2	
	Magnesium phosphoricum Nr. 7	

Symptom	Mineralstoff	Hinweise
klein, schnell	Calcium phosphoricum Nr. 2 Kalium phosphoricum Nr. 5 Natrium chloratum Nr. 8	
langsam	Kalium phosphoricum Nr. 5 Silicea Nr. 11	
Pulsieren im ganzen Körper	Natrium chloratum Nr. 8	
schwach	Ferrum phosphoricum Nr. 3 Kalium phosphoricum Nr. 5	

Quaddeln

grundsätzlich	Kalium chloratum Nr. 4 Natrium chloratum Nr. 8	Waschungen mit Nr. 8 oder Cremenanwendung
Gefahr der Blutvergiftung mit bläulich roter Färbung	Kalium phosphoricum Nr. 5 Kalium chloratum Nr. 4 Silicea Nr. 11	

Quetschungen

grundsätzlich	Ferrum phosphoricum Nr. 3	siehe auch Verletzungen
bei Verhärtung	Calcium fluoratum Nr. 1	
mit Eiterung	Natrium phosphoricum Nr. 9 Silicea Nr. 11	
mit Schwellung	Kalium chloratum Nr. 4	
wildes Fleisch (Fleischwärzchen)	Kalium chloratum Nr. 4	

Räuspern

ständiges	Natrium chloratum Nr. 8 Natrium phosphoricum Nr. 9 Kalium jodatum Nr. 15	

Regenbogenhautentzündung siehe Augen

Reisekrankheit

grundsätzlich	Natrium chloratum Nr. 8 Magnesium phosphoricum Nr. 7	
Jetlag	Kalium phosphoricum Nr. 5 Magnesium phosphoricum Nr. 7 Silicea Nr. 11	

Symptom	Mineralstoff	Hinweise
Reizbarkeit		
grundsätzlich	Calcium phosphoricum Nr. 2	Mittelfinger
	Kalium phosphoricum Nr. 5	eincremen
	Natrium chloratum Nr. 8	
aus Erschöpfung	Kalium phosphoricum Nr. 5	
	Natrium chloratum Nr. 8	
bei Gallenbeschwerden	Natrium sulfuricum Nr. 10	
bei Kindern	Silicea Nr. 11	
durch Übersäuerung	Natrium phosphoricum Nr. 9	
	Silicea Nr. 11	
nervöse	Magnesium phosphoricum Nr. 7	
Rheumatismus		
beginnend	Ferrum phosphoricum Nr. 3	Ernährung, Entschlackung
mit Gelenkknacken	Natrium chloratum Nr. 8	
mit Lähmungsgefühl	Kalium phosphoricum Nr. 5	
mit Schwellung	Kalium chloratum Nr. 4	
mit starkem Schweiss	Natrium chloratum Nr. 8	
	Silicea Nr. 11	
mit Taubheitsgefühl	Calcium phosphoricum Nr. 2	
Schmerz, abends verstärkt	Kalium sulfuricum Nr. 6	
Schmerzen, wandernd	Kalium sulfuricum Nr. 6	
Schmerzen, stechend	Magnesium phosphoricum Nr. 7	heisse Tücher
zum Säureabbau	Natrium phosphoricum Nr. 9	
	Natrium sulfuricum Nr. 10	
	Silicea Nr. 11	
Röntgen		
vor der Bestrahlung	Calcium phosphoricum Nr. 2	
nach der Bestrahlung	Kalium chloratum Nr. 4	
Schwindel danach	Calcium fluoratum Nr. 1	
Rose	siehe Gesichtsrose	
Röteln		
grundsätzlich	Ferrum phosphoricum Nr. 3	
mit Fieber über 38,5 °C	Kalium phosphoricum Nr. 5	
	Natrium chloratum Nr. 8	

Symptom	Mineralstoff	Hinweise
Rotlauf		
beginnend	Ferrum phosphoricum Nr. 3	
	Kalium chloratum Nr. 4	
bei blauroter Wunde	Natrium sulfuricum Nr. 10	
bei Eiterung	Silicea Nr. 11	
	Calcium sulfuricum Nr. 12	
mit hohem Fieber	Kalium phosphoricum Nr. 5	
	Kalium sulfuricum Nr. 6	
	Natrium chloratum Nr. 8	
zur Ausheilung	Calcium fluoratum Nr. 1	
	Kalium sulfuricum Nr. 6	
Rückenschmerzen	siehe auch Schmerzen	
Erschlaffung der Bänder	Calcium fluoratum Nr. 1	
lähmend	Kalium phosphoricum Nr. 5	
	Natrium chloratum Nr. 8	
mit Fieber bis 38,5 °C	Ferrum phosphoricum Nr. 3	
Muskelzerrung	Ferrum phosphoricum Nr. 3	
rheumatisch	Kalium sulfuricum Nr. 6	
	Natrium phosphoricum Nr. 9	
	Silicea Nr. 11	
Winde bringen Linderung	Magnesium phosphoricum Nr. 7	
Rückgratverkrümmung	(Lordose, Kyphose, Skoliose)	
grundsätzlich	Calcium fluoratum Nr. 1	
	Calcium phosphoricum Nr. 2	
	Kalium phosphoricum Nr. 5	
	Natrium chloratum Nr. 8	
bei heftigen Schmerzen	Magnesium phosphoricum Nr. 7	
bei Übersäuerung	Natrium phosphoricum Nr. 9	
	Silicea Nr. 11	
Säuglinge	Während der Stillzeit nimmt die Mutter die Mineralstoffe.	
Blähungen, kolikartig	Magnesium phosphoricum Nr. 7	
Durchfall, gelblich grün	Natrium sulfuricum Nr. 10	siehe auch Durchfall
Durchfall, goldgelb	Natrium phosphoricum Nr. 9	
Erbrechen käsiger Masse	Natrium phosphoricum Nr. 9	siehe auch Erbrechen
Erbrechen unverdauter Milch	Ferrum phosphoricum Nr. 3	
Impfbelastung	Kalium chloratum Nr. 4	

Symptom	Mineralstoff	Hinweise
wunder Popo	Ferrum phosphoricum Nr. 3	
	Natrium chloratum Nr. 8	
Scheide	siehe auch Absonderungen	
brennend, wund	Natrium chloratum Nr. 8	
	Calcium sulfuricum Nr. 12	
erhöhte Reizbarkeit	Ferrum phosphoricum Nr. 3	
	Magnesium phosphoricum Nr. 7	
	Silicea Nr. 11	
käsiger Geruch	Kalium sulfuricum Nr. 6	
Scheidenkrampf	Calcium phosphoricum Nr. 2	
	Magnesium phosphoricum Nr. 7	
trocken	Kalium sulfuricum Nr. 6	
	Natrium chloratum Nr. 8	
	Natrium phosphoricum Nr. 9	
trocken und heiss	Ferrum phosphoricum Nr. 3	
Scheuermann-Krankheit		
	Calcium fluoratum Nr. 1	
	Calcium phosphoricum Nr. 2	
	Natrium chloratum Nr. 8	
Schielen		
bei Ermüdung	Kalium phosphoricum Nr. 5	
	Natrium chloratum Nr. 8	
durch Würmer verursacht	Natrium phosphoricum Nr. 9	
krampfhaft	Magnesium phosphoricum Nr. 7	
zur Bänderstärkung	Calcium fluoratum Nr. 1	
Schienbeinschmerzen	Calcium fluoratum Nr. 1	
	Calcium phosphoricum Nr. 2	
Schilddrüse		
grundsätzlich	Calcium phosphoricum Nr. 2	
	Magnesium phosphoricum Nr. 7	
	Kalium jodatum Nr. 15	
Schilddrüsenschwellung	Kalium chloratum Nr. 4	
	Magnesium phosphoricum Nr. 7	
	Natrium phosphoricum Nr. 9	
	Kalium jodatum Nr. 15	

Überfunktion	Magnesium phosphoricum Nr. 7 Kalium bromatum Nr. 14 Kalium jodatum Nr. 15	
Unterfunktion	Magnesium phosphoricum Nr. 7 Kalium bromatum Nr. 14 Kalium jodatum Nr. 15	

Schlaf

Einschlafstörungen	Magnesium phosphoricum Nr. 7	
Erwachen nach Mitternacht	Calcium phosphoricum Nr. 2	
Schlafkrankheit	Kalium phosphoricum Nr. 5 Natrium chloratum Nr. 8	
Schlafstörungen	Calcium phosphoricum Nr. 2 Silicea Nr. 11	
Schlafsucht	Kalium phosphoricum Nr. 5	
unruhig	Silicea Nr. 11	
Zuckungen im Schlaf	Silicea Nr. 11	

Schlaflosigkeit

grundsätzlich	Calcium phosphoricum Nr. 2 Magnesium phosphoricum Nr. 7	
bei innerer Unruhe	Magnesium phosphoricum Nr. 7 Natrium chloratum Nr. 8	
durch chronische Verstopfung	Ferrum phosphoricum Nr. 3 Natrium phosphoricum Nr. 9	
durch gereizte Nerven	Natrium phosphoricum Nr. 9 Silicea Nr. 11	
durch Übersäuerung	Natrium phosphoricum Nr. 9 Silicea Nr. 11	
mit Blutandrang zum Kopf	Ferrum phosphoricum Nr. 3 Kalium phosphoricum Nr. 5	
mit Fieber bis 38,5 °C	Ferrum phosphoricum Nr. 3	
mit Kribbeln, Taubheitsgefühl	Calcium phosphoricum Nr. 2	
mit Nachtschweiss	Natrium chloratum Nr. 8 Silicea Nr. 11	
nervöse	Kalium phosphoricum Nr. 5 Magnesium phosphoricum Nr. 7	
bei schwächlichen Menschen	Calcium phosphoricum Nr. 2 Natrium chloratum Nr. 8	

Symptom	Mineralstoff	Hinweise
Zerschlagenheit am Morgen	Kalium phosphoricum Nr. 5	
	Silicea Nr. 11	
Schläfrigkeit		
bei geistiger Arbeit vormittags	Natrium sulfuricum Nr. 10	
während des Tages	Kalium phosphoricum Nr. 5	
	Natrium chloratum Nr. 8	
Schlafwandeln	Natrium chloratum Nr. 8	
	Natrium phosphoricum Nr. 9	
	Silicea Nr. 11	
Schlaganfall	siehe Gehirnschlag	
grundsätzlich	Calcium phosphoricum Nr. 2	
	Ferrum phosphoricum Nr. 3	
	Kalium phosphoricum Nr. 5	
bei Krämpfen	Magnesium phosphoricum Nr. 7	
Lähmung	Kalium phosphoricum Nr. 5	
	Natrium chloratum Nr. 8	
zur Vorbeugung	Calcium phosphoricum Nr. 2	
Schlangenbiss	Kalium phosphoricum Nr. 5	
	Natrium chloratum Nr. 8	
Schleimbeutelentzündung		
	Ferrum phosphoricum Nr. 3	
	Kalium chloratum Nr. 4	
	Natrium phosphoricum Nr. 9	
	Silicea Nr. 11	
Schleimhäute		
ätzend	Calcium fluoratum Nr. 1	Spülungen
blass	Natrium phosphoricum Nr. 9	
trocken	Kalium sulfuricum Nr. 6	
	Natrium chloratum Nr. 8	
	Natrium phosphoricum Nr. 9	
Schleimhautkatarrh	Calcium sulfuricum Nr. 12	
Schliessmuskellähmung	Kalium phosphoricum Nr. 5	

Symptom	Mineralstoff	Hinweise
Schluckauf	Calcium phosphoricum Nr. 2 Magnesium phosphoricum Nr. 7	Cremen hinter dem Ohr auftragen
Schluckbeschwerden		
grundsätzlich	Ferrum phosphoricum Nr. 3 Kalium chloratum Nr. 4	
Schlucken erschwert	Silicea Nr. 11	
Schlundbrennen	Natrium chloratum Nr. 8	
Schmerzen		
grundsätzlich oder	Ferrum phosphoricum Nr. 3 Magnesium phosphoricum Nr. 7	je nach Schmerzart, siehe Wirkungsweisen des jeweiligen Mineralstoffs
am Haarboden	Ferrum phosphoricum Nr. 3 Silicea Nr. 11	
Anfälle mit grosser Schwäche	Kalium phosphoricum Nr. 5	
ätzend, brennend	Calcium fluoratum Nr. 1 Natrium chloratum Nr. 8	
bei Beginn der Bewegung	Kalium phosphoricum Nr. 5	
bei blutendem Zahnfleisch	Kalium phosphoricum Nr. 5	
bei unterdrücktem Fussschweiss	Silicea Nr. 11	
beim Aufstossen, Rülpsen	Magnesium phosphoricum Nr. 7	
blitzartig an Nacken, Scheitel	Silicea Nr. 11	
Blutandrang zum Kopf	Ferrum phosphoricum Nr. 3	
brennend	Natrium chloratum Nr. 8	
brennend über den Nieren	Natrium chloratum Nr. 8	
dem Lauf der Nerven folgend	Magnesium phosphoricum Nr. 7	
der losen Zähne	Calcium fluoratum Nr. 1	
dumpf, quälend, periodisch	Natrium phosphoricum Nr. 9	
dumpf, reissend	Natrium phosphoricum Nr. 9	
durch Bewegung des Kopfes	Ferrum phosphoricum Nr. 3	
durch feuchtes Klima	Natrium chloratum Nr. 8	
durch Geräusche	Silicea Nr. 11	
geringe neuralgische	Calcium sulfuricum Nr. 12	

Symptom	Mineralstoff	Hinweise
in den Fersen	Natrium sulfuricum Nr. 10	
in den Lenden	Silicea Nr. 11	die Beine hinunterschiessend
in den Nasenknochen	Natrium chloratum Nr. 8	
in der Brust	Natrium sulfuricum Nr. 10	an den letzten Rippen
in Ruhe	Calcium phosphoricum Nr. 2 Magnesium phosphoricum Nr. 7	
klopfend, pochend	Ferrum phosphoricum Nr. 3	
klopfend in den Schläfen	Ferrum phosphoricum Nr. 3 Natrium phosphoricum Nr. 9 Silicea Nr. 11	
krampfartig-stechend	Magnesium phosphoricum Nr. 7	
lähmend	Kalium phos. Nr. 5 Natrium chloratum Nr. 8	
Linderung durch Bewegung	Kalium phosphoricum Nr. 5	
Linderung durch Druck	Magnesium phosphoricum Nr. 7	
Linderung durch Kälte	Ferrum phosphoricum Nr. 3	
Linderung durch Wärme	Magnesium phosphoricum Nr. 7 Natrium phosphoricum Nr. 9 Silicea Nr. 11	
Linderung in der Ruhe	Ferrum phosphoricum Nr. 3	
Linderung in kühler Luft	Kalium sulfuricum Nr. 6	
mit Blässe, Weinerlichkeit	Kalium phosphoricum Nr. 5	
mit belegter Zunge	Natrium chloratum Nr. 8	
mit Bläschen am After	Natrium chloratum Nr. 8	
mit Druck der Augenhöhle	Natrium sulfuricum Nr. 10	
mit Druck im Kopf	Ferrum phosphoricum Nr. 3 Magnesium phosphoricum Nr. 7	
mit Fussschweiss	Silicea Nr. 11	
mit Hitze, Rötung	Ferrum phosphoricum Nr. 3	
mit Knötchen am Kopf	Silicea Nr. 11	
mit Lähmungsgefühl	Kalium phosphoricum Nr. 5	
mit Lippenbläschen	Natrium chloratum Nr. 8	
mit nachfolgender Schwäche	Kalium phosphoricum Nr. 5	
mit schweren Beinen	Natrium sulfuricum Nr. 10	
mit Taubheitsgefühl	Calcium phosphoricum Nr. 2	
mit Tränen, Speichelfluss	Natrium chloratum Nr. 8	
mit Überempfindlichkeit	Silicea Nr. 11	

periodisch, jede Nacht	Magnesium phosphoricum Nr. 7	
pulsierend	Ferrum phosphoricum Nr. 3	
rasch wechselnd	Magnesium phosphoricum Nr. 7	
reissend, ausstrahlend	Natrium chloratum Nr. 8	
schiessend, stechend	Magnesium phosphoricum Nr. 7	
schneidend	Natrium sulfuricum Nr. 10	
stark, bei leerem Magen	Magnesium phosphoricum Nr. 7	
stärker am Abend	Kalium sulfuricum Nr. 6	
stärker bei Bewegung	Ferrum phosphoricum Nr. 3	
stärker bei kalter Luft	Silicea Nr. 11	
stärker durch Anstrengung	Kalium phosphoricum Nr. 5	
stärker durch leichte Berührung	Magnesium phosphoricum Nr. 7	
stärker in warmen Räumen	Kalium sulfuricum Nr. 6	
stärker in feuchten Räumen	Natrium chloratum Nr. 8	
stärker nachts in Ruhe	Calcium phosphoricum Nr. 2	
vom Nacken zum Hinterkopf	Natrium chloratum Nr. 8	
von den Ohren zu den Zähnen	Natrium chloratum Nr. 8	
wandernd	Magnesium phosphoricum Nr. 7	
Schnupfen	siehe auch Absonderungen	
grundsätzlich	Ferrum phosphoricum Nr. 3	
Geschmacks-, Geruchsverlust	Natrium chloratum Nr. 8	
mit Fieber bis 38,5 °C	Ferrum phosphoricum Nr. 3	
mit heisser Stirn	Ferrum phosphoricum Nr. 3	
stockend	Kalium chloratum Nr. 4	
Verlangen nach frischer Luft	Kalium sulfuricum Nr. 6	
Schock	Calcium phosphoricum Nr. 2	
Schorf	siehe Absonderungen	
Schreckhaftigkeit		
grundsätzlich	Natrium phosphoricum Nr. 9 Silicea Nr. 11	
bei Kindern	Silicea Nr. 11	

Symptom	Mineralstoff	Hinweise
innere Unruhe	Magnesium phosphoricum Nr. 7	
Nervenschwäche	Kalium phosphoricum Nr. 5	
	Natrium chloratum Nr. 8	
Schrunden	Calcium fluoratum Nr. 1	
	Natrium chloratum Nr. 8	
	Silicea Nr. 11	
Schuppen		
grundsätzlich	Kalium sulfuricum Nr. 6	
	Natrium chloratum Nr. 8	
mehlartig	Kalium chloratum Nr. 4	
Schuppenflechte		
grundsätzlich	Calcium phosphoricum Nr. 2	
	Kalium sulfuricum Nr. 6	
	Magnesium phosphoricum Nr. 7	
bei Übersäuerung	Natrium phosphoricum Nr. 9	
	Natrium sulfuricum Nr. 10	
	Silicea Nr. 11	
mit rissiger Haut	Calcium fluoratum Nr. 1	
Schüttelfrost		
grundsätzlich	Ferrum phosphoricum Nr. 3	
	Kalium phosphoricum Nr. 5	
alle 10 Tage	Natrium sulfuricum Nr. 10	
durch Übersäuerung	Silicea Nr. 11	
krampfartig	Magnesium phosphoricum Nr. 7	
Schwächezustand		
grundsätzlich	Kalium phosphoricum Nr. 5	
geschlechtliche Schwäche	Natrium chloratum Nr. 8	
Schwangerschaft		
grundsätzlich	Calcium fluoratum Nr. 1	siehe auch Geburt
	Calcium phosphoricum Nr. 2	
	Magnesium phosphoricum Nr. 7	
Schwangerschaftserbrechen	Ferrum phosphoricum Nr. 3	
Sodbrennen	Natrium chloratum Nr. 8	
zur Stärkung des Gewebes und der Bänder	Calcium fluoratum Nr. 1	
	Silicea Nr. 11	

Symptom	Mineralstoff	Hinweise
Schweiss	nicht unterdrücken	
ätzend	Calcium fluoratum Nr. 1	
	Natrium chloratum Nr. 8	
Drüsenüber-, -unterfunktion	Natrium chloratum Nr. 8	
fettig	Natrium phosphoricum Nr. 9	
fördernd	Silicea Nr. 11	
geruchlos	Calcium phosphoricum Nr. 2	
grünlich gelb färbend	Natrium sulfuricum Nr. 10	
nachts	Natrium chloratum Nr. 8	
Regulierung	Silicea Nr. 11	
sauer riechend	Natrium phosphoricum Nr. 9	
Schweissbildung ungenügend	Silicea Nr. 11	
Schwitzen im Kopfhaarbereich	Calcium phosphoricum Nr. 2	
stinkend, wundmachend	Silicea Nr. 11	
übelriechend	Kalium phosphoricum Nr. 5	
wässrig	Natrium chloratum Nr. 8	
leicht ins Schwitzen kommen	Natrium chloratum Nr. 8	
Schwellungen		
grundsätzlich	Kalium chloratum Nr. 4	
bei Venenentzündung	Calcium fluoratum Nr. 1	
	Ferrum phosphoricum Nr. 3	
	Kalium sulfuricum Nr. 6	
	Silicea Nr. 11	
hart	Calcium fluoratum Nr. 1	
jauchig, brandig	Kalium phosphoricum Nr. 5	
mit Eiter	Natrium phosphoricum Nr. 9	
	Silicea Nr. 11	
mit Wasserinhalt	Natrium chloratum Nr. 8	
	Natrium sulfuricum Nr. 10	
rheumatisch	Natrium chloratum Nr. 8	
	Natrium phosphoricum Nr. 9	
	Silicea Nr. 11	
Schilddrüsenschwellung	Kalium chloratum Nr. 4	
	Magnesium phosphoricum Nr. 7	
	Natrium phosphoricum Nr. 9	
	Kalium jodatum Nr. 15	

Unterzungendrüsenschwellung	Natrium chloratum Nr. 8	
verhärtend	Calcium fluoratum Nr. 1	
	Magnesium phosphoricum Nr. 7	
	Natrium phosphoricum Nr. 9	
Wangenschwellung	Calcium sulfuricum Nr. 12	
Schweregefühl		
im Kopf	Kalium sulfuricum Nr. 6	
in den Beinen	Kalium sulfuricum Nr. 6	
	Natrium sulfuricum Nr. 10	
Schwerhörigkeit	siehe auch Ohren	
grundsätzlich	Silicea Nr. 11	
durch Katarrh	Natrium chloratum Nr. 8	
	Natrium phosphoricum Nr. 9	
durch Verhärtung	Calcium fluoratum Nr. 1	
	Silicea Nr. 11	
mit Ohrgeräuschen	Ferrum phosphoricum Nr. 3	
Schwielen	Calcium fluoratum Nr. 1	
Schwindel		
grundsätzlich	Calcium fluoratum Nr. 1	
	Ferrum phosphoricum Nr. 3	
	Kalium chloratum Nr. 4	
bei älteren Menschen	Kalium sulfuricum Nr. 6	bei Kreislaufstörungen
bei Blutandrang zum Kopf	Ferrum phosphoricum Nr. 3	
bei blutarmen Menschen	Calcium phosphoricum Nr. 2	
	Natrium chloratum Nr. 8	
bei kaltem Wind	Calcium phosphoricum Nr. 2	
bei Schwächezuständen	Kalium phosphoricum Nr. 5	
	Magnesium phosphoricum Nr. 7	
	Natrium chloratum Nr. 8	
beim Bücken	Natrium sulfuricum Nr. 10	
	Silicea Nr. 11	
Drehschwindel	Kalium phosphoricum Nr. 5	
mit Schwäche	Silicea Nr. 11	
mit Schweissausbruch	Silicea Nr. 11	
nach dem Essen	Natrium sulfuricum Nr. 10	

Symptom	Mineralstoff	Hinweise
nach Röntgen	Calcium fluoratum Nr. 1	
nach schweren Krankheiten	Calcium phosphoricum Nr. 2	
	Kalium phosphoricum Nr. 5	
	Natrium chloratum Nr. 8	
vom Nacken aufsteigend	Silicea Nr. 11	
Seekrankheit	siehe auch Reisekrankheit	
grundsätzlich	Magnesium phosphoricum Nr. 7	Solarplexus eincremen
	Natrium phosphoricum Nr. 9	
	Silicea Nr. 11	
mit Erbrechen	Natrium sulfuricum Nr. 10	
vorbeugend	Natrium phosphoricum Nr. 9	
	Silicea Nr. 11	
Sehnen		
grundsätzlich	Calcium fluoratum Nr. 1	
	Silicea Nr. 11	
bei Verhärtung	Calcium fluoratum Nr. 1	
Schmerz	Calcium fluoratum Nr. 1	
	Natrium phosphoricum Nr. 9	
	Silicea Nr. 11	
Sehnenverkürzung	Calcium fluoratum Nr. 1	
	Natrium chloratum Nr. 8	
	Silicea Nr. 11	
Sehnenscheidenentzündung		
	Calcium fluoratum Nr. 1	
	Ferrum phosphoricum Nr. 3	
	Kalium chloratum Nr. 4	
	Natrium phosphoricum Nr. 9	
	Silicea Nr. 11	
Seitenstechen	Magnesium phosphoricum Nr. 7	
	Natrium chloratum Nr. 8	
Senkfuss	Calcium fluoratum Nr. 1	
	Calcium phosphoricum Nr. 2	
Sexualbedürfnis		
Störung	Kalium sulfuricum Nr. 6	
verstärkt	Calcium phosphoricum Nr. 2	

Symptom	Mineralstoff	Hinweise
Sklerose	Calcium fluoratum Nr. 1	
Skoliose	siehe Rückgratverkrümmung	
Sonnenbrand	Natrium chloratum Nr. 8	
Sonnenstich		
grundsätzlich	Kalium phosphoricum Nr. 5 Natrium chloratum Nr. 8	Waschungen, Fussbäder
mit Fieber	Ferrum phosphoricum Nr. 3	
Soor	Kalium chloratum Nr. 4 Natrium phosphoricum Nr. 9	Spülungen
Spreizfuss	Calcium fluoratum Nr. 1 Calcium phosphoricum Nr. 2	
Steifheit		
morgens	Calcium phosphoricum Nr. 2	
Steissbein		
Verletzung	Calcium phosphoricum Nr. 2	
Stillen		
Abstillen	Natrium sulfuricum Nr. 10	
heisse Brust	Ferrum phosphoricum Nr. 3	
Knoten, Stauungen	Kalium chloratum Nr. 4 Magnesium phosphoricum Nr. 7	
Milch, salzig	Natrium chloratum Nr. 8	
Milch, wässrig, blau	Natrium chloratum Nr. 8	
Milchbildung fördern	Calcium phosphoricum Nr. 2 Kalium chloratum Nr. 4 Natrium chloratum Nr. 8	
Milchüberschuss	Natrium sulfuricum Nr. 10	
rissige Brustwarzen	Calcium fluoratum Nr. 1	
Stimmbandverkrampfung	Calcium phosphoricum Nr. 2 Magnesium phosphoricum Nr. 7	
Stimmbandlähmung		
grundsätzlich	Kalium phosphoricum Nr. 5 Magnesium phosphoricum Nr. 7	

Symptom	Mineralstoff	Hinweise
durch Überanstrengung	Ferrum phosphoricum Nr. 3	
	Kalium phosphoricum Nr. 5	
	Natrium chloratum Nr. 8	
durch Übersäuerung	Natrium phosphoricum Nr. 9	
	Silicea Nr. 11	
Stimme		
rauh und heiser	Calcium phosphoricum Nr. 2	
Stimmverlust	Kalium phosphoricum Nr. 5	
Stirnhöhlenkatarrh	Kalium sulfuricum Nr. 6	
	Calcium sulfuricum Nr. 12	
Stuhlverstopfung		
grundsätzlich	Ferrum phosphoricum Nr. 3	Bauch, Kreuzbein,
	Magnesium phosphoricum Nr. 7	Unterschenkel ein-
	Natrium chloratum Nr. 8	cremen
	Natrium phosphoricum Nr. 9	
	Natrium sulfuricum Nr. 10	
Anregung der Peristaltik	Calcium phosphoricum Nr. 2	
aufgrund Darmerschlaffung	Calcium fluoratum Nr. 1	
bei Kindern, krampfartig	Magnesium phosphoricum Nr. 7	
bei Übersäuerung	Ferrum phosphoricum Nr. 3	
	Natrium phosphoricum Nr. 9	
	Natrium sulfuricum Nr. 10	
chronisch	Kalium sulfuricum Nr. 6	
	Magnesium phosphoricum Nr. 7	
	Natrium chloratum Nr. 8	
	Natrium sulfuricum Nr. 10	
infolge Darmlähmung	Kalium phosphoricum Nr. 5	
	Natrium chloratum Nr. 8	
mit Kreuzschmerzen	Natrium phosphoricum Nr. 9	
	Silicea Nr. 11	
mit saurem Aufstossen	Magnesium phosphoricum Nr. 7	
	Natrium phosphoricum Nr. 9	
mit Windstauung	Natrium sulfuricum Nr. 10	
stärker während der Regel	Silicea Nr. 11	
Völlegefühl, Druck	Kalium sulfuricum Nr. 6	
wechselt mit Durchfall	Ferrum phosphoricum Nr. 3	

Symptom	Mineralstoff	Hinweise
Talgdrüsen	Natrium phosphoricum Nr. 9	
	Silicea Nr. 11	
Taubheitsgefühl	Calcium phosphoricum Nr. 2	
	Silicea Nr. 11	
Tennisarm	Ferrum phosphoricum Nr. 3	Zeigefinger
	Kalium phos. Nr. 5	halten/eincremen
	Natrium phosphoricum Nr. 9	
Tränenkanal		
Fistel	Silicea Nr. 11	Waschungen
	Calcium sulfuricum Nr. 12	
verengt	Kalium chloratum Nr. 4	
	Natrium chloratum Nr. 8	
Träume		
angstvoll	Natrium sulfuricum Nr. 10	Solarplexus eincremen
Traurigkeit	Calcium phosphoricum Nr. 2	
	Kalium phosphoricum Nr. 5	
	Natrium chloratum Nr. 8	
	Natrium sulfuricum Nr. 10	
Übelkeit		
grundsätzlich	Ferrum phosphoricum Nr. 3	
	Kalium chloratum Nr. 4	
	Kalium sulfuricum Nr. 6	
morgens	Kalium phosphoricum Nr. 5	
Überbein	Calcium fluoratum Nr. 1	
	Calcium phosphoricum Nr. 2	
	Silicea Nr. 11	
Unfruchtbarkeit	Calcium sulfuricum Nr. 12	
Ungeduld	Magnesium phosphoricum Nr. 7	
Unlust		
grundsätzlich	Kalium phosphoricum Nr. 5	
	Natrium chloratum Nr. 8	
zu geistiger Tätigkeit	Kalium phosphoricum Nr. 5	

Symptom	Mineralstoff	Hinweise
Unruhe		
aus Ängstlichkeit	Calcium phosphoricum Nr. 2	
aus Furcht vor Versagen	Kalium phosphoricum Nr. 5	
	Natrium chloratum Nr. 8	
durch überreizte Nerven	Natrium phosphoricum Nr. 9	
	Silicea Nr. 11	
innere Unruhe	Kalium chloratum Nr. 4	
	Magnesium phosphoricum Nr. 7	
Unterschenkelgeschwüre	siehe auch Absonderungen	
mit Fieber bis 38,5 °C	Ferrum phosphoricum Nr. 3	
mit Schwellung der Leiste	Natrium chloratum Nr. 8	
	Natrium phosphoricum Nr. 9	
	Natrium sulfuricum Nr. 10	
offen	Magnesium phosphoricum Nr. 7	
	Natrium phosphoricum Nr. 9	
rötlich, braun	Calcium fluoratum Nr. 1	
bläulich rot	Magnesium phosphoricum Nr. 7	
	Natrium sulfuricum Nr. 10	
Vegetatives Nervensystem		
	Calcium phosphoricum Nr. 2	
	Kalium phosphoricum Nr. 5	
	Magnesium phosphoricum Nr. 7	
Venenentzündung	siehe Krampfadern	
Verbrennungen		
1. und 2. Grades	Ferrum phosphoricum Nr. 3	
	Natrium chloratum Nr. 8	
3. Grades	Kalium phosphoricum Nr. 5	
bei Eiterbildung	Silicea Nr. 11	
bei Verjauchung	Kalium phosphoricum Nr. 5	
bei wildem Fleisch	Kalium chloratum Nr. 4	
(Fleischwärzchen)	Silicea Nr. 11	
Verdauung	siehe Magen, Darm	
Vergesslichkeit	Calcium fluoratum Nr. 1	
	Kalium phosphoricum Nr. 5	
Verhärtungen	Calcium fluoratum Nr. 1	

Symptom	Mineralstoff	Hinweise
Verkalkung		
vorbeugend	Calcium fluoratum Nr. 1 Calcium phosphoricum Nr. 2 Natrium phosphoricum Nr. 9 Silicea Nr. 11	
Verletzungen	siehe auch Wunden Ferrum phosphoricum Nr. 3	
Verrenkung und Verstauchung	Calcium fluoratum Nr. 1 Ferrum phosphoricum Nr. 3 Kalium chloratum Nr. 4 Silicea Nr. 11	
Verstopfung	siehe Stuhlverstopfung	
Völlegefühl		
im Magen	Kalium sulfuricum Nr. 6	
Vorhautverengung	Calcium fluoratum Nr. 1 Natrium chloratum Nr. 8 Silicea Nr. 11	Bad mit Mineral-stoffen, häufige Cremenanwendung
Wachstumsschmerzen	Calcium fluoratum Nr. 1 Calcium phosphoricum Nr. 2	
Wadenkrampf		
grundsätzlich	Calcium phosphoricum Nr. 2 Magnesium phosphoricum Nr. 7	
nach Überanstrengung	Kalium phosphoricum Nr. 5	
nachhaltige Schmerzen	Calcium phosphoricum Nr. 2 Ferrum phosphoricum Nr. 3	
Warzen	Calcium fluoratum Nr. 1 Kalium chloratum Nr. 4 Natrium sulfuricum Nr. 10	
Wasser		
Wasserstauung	Natrium chloratum Nr. 8 Natrium sulfuricum Nr. 10	Druck hinterlässt Vertiefung
Wassersucht	Natrium chloratum Nr. 8 Natrium sulfuricum Nr. 10	

Symptom	Mineralstoff
Wechseljahrbeschwerden	
grundsätzlich	Calcium fluoratum Nr. 1
	Magnesium phosphoricum Nr. 7
geschwollene Beine	Magnesium phosphoricum Nr. 7
	Natrium chloratum Nr. 8
	Natrium sulfuricum Nr. 10
Hitzewallungen	Ferrum phosphoricum Nr. 3
Wetterfühligkeit	Calcium phosphoricum Nr. 2
	Magnesium phosphoricum Nr. 7
Wildfleischbildung	Kalium chloratum Nr. 4
	Silicea Nr. 11
Winde	
grundsätzlich	Magnesium phosphoricum Nr. 7
Geruch fauler Eier	Natrium sulfuricum Nr. 10
Windpocken	ansteckend!
	Ferrum phosphoricum Nr. 3
	Kalium chloratum Nr. 4
	Kalium phosphoricum Nr. 5
	Natrium chloratum Nr. 8
Wirbelsäulenstärkung	Calcium fluoratum Nr. 1
	Calcium phosphoricum Nr. 2
Wolf	Kalium phosphoricum Nr. 5
	Magnesium phosphoricum Nr. 7
	Natrium chloratum Nr. 8
	Natrium phosphoricum Nr. 9
	Silicea Nr. 11
Wunden	siehe auch Verletzungen, Verbrennungen
grundsätzlich	Ferrum phosphoricum Nr. 3
bei Narbenverhärtung	Calcium fluoratum Nr. 1
eiternd	Natrium phosphoricum Nr. 9
	Silicea Nr. 11
Förderung der Haut-bildung	Kalium phosphoricum Nr. 5
	Natrium chloratum Nr. 8
Gefahr der Blutvergiftung	Kalium phosphoricum Nr. 5
mit Schwellung	Kalium chloratum Nr. 4

Symptom	Mineralstoff	Hinweise
schlecht heilend	Natrium phosphoricum Nr. 9 Calcium sulfuricum Nr. 12	
Verjauchung, brandig	Kalium phosphoricum Nr. 5	
wildes Fleisch (Fleischwärzchen)	Kalium chloratum Nr. 4	
Wundfieber	Kalium phosphoricum Nr. 5	
Wundliegen		
grundsätzlich	Ferrum phosphoricum Nr. 3 Natrium chloratum Nr. 8	
bei Säuglingen	Ferrum phosphoricum Nr. 3 Natrium chloratum Nr. 8	
Zaghaftigkeit	Kalium phosphoricum Nr. 5 Natrium chloratum Nr. 8	
Zahnerhaltung		
für den Zahnschmelz	Calcium fluoratum Nr. 1 Magnesium phosphoricum Nr. 7	auf Wangen und hinter den Ohren auftragen
Zahnaufbau	Calcium phosphoricum Nr. 2	
zu starke Säurebildung	Natrium phosphoricum Nr. 9	
zum Härten der Zähne	Calcium phosphoricum Nr. 2 Magnesium phosphoricum Nr. 7	
Zahnfleisch		
Zahnfleischabszess	Silicea Nr. 11	
Zahnfleischbluten, auch mit Mundgeruch	Kalium phosphoricum Nr. 5	
Zahnfleischentzündung	Kalium chloratum Nr. 4 Kalium phosphoricum Nr. 5 Calcium sulfuricum Nr. 12	
Zahnfleischgeschwulst	Calcium fluoratum Nr. 1	
hellroter Saum	Kalium phosphoricum Nr. 5	
schwammig, leicht blutend	Kalium chloratum Nr. 4	
Zahnfleischschwund	Calcium fluoratum Nr. 1 Kalium phosphoricum Nr. 5	
Zahnschmerzen	siehe auch Schmerzen	
grundsätzlich	Calcium fluoratum Nr. 1 Magnesium phosphoricum Nr. 7	

Symptom	Mineralstoff	Hinweise
als wäre der Zahn länger	Calcium fluoratum Nr. 1	
bei Berührung	Calcium fluoratum Nr. 1	
blutendes Zahnfleisch	Kalium phosphoricum Nr. 5	Mundspülung
brauner Zahnbelag	Kalium phosphoricum Nr. 5	
durch Druck besser	Magnesium phosphoricum Nr. 7	
einseitig	Natrium chloratum Nr. 8	
Geschwulst verhärtet	Calcium fluoratum Nr. 1	
Linderung an frischer Luft	Kalium sulfuricum Nr. 6	
Linderung durch Wärme	Magnesium phosphoricum Nr. 7	
mit Geschwulst	Kalium chloratum Nr. 4	
	Silicea Nr. 11	
mit hellrotem Zahnfleisch	Kalium phosphoricum Nr. 5	
mit Mundgeruch	Kalium phosphoricum Nr. 5	
mit Pausen	Magnesium phosphoricum Nr. 7	
mit Speichelfluss	Natrium chloratum Nr. 8	
nach Zahnziehen	Ferrum phosphoricum Nr. 3	
	Magnesium phosphoricum Nr. 7	
	Natrium chloratum Nr. 8	
Schneidezähne locker	Kalium phosphoricum Nr. 5	
Schwangerschaft	Calcium fluoratum Nr. 1	
	Calcium phosphoricum Nr. 2	
	Natrium chloratum Nr. 8	
stärker abends	Kalium sulfuricum Nr. 6	
stärker durch Wärme	Ferrum phosphoricum Nr. 3	
stärker in warmen Räumen	Kalium sulfuricum Nr. 6	
wechseln die Stelle	Magnesium phosphoricum Nr. 7	
Zehennägel	siehe Nägel	
Ziegenpeter	siehe Mumps	
Zittern		
durch innere Unruhe	Magnesium phosphoricum Nr. 7	
durch Schwäche	Calcium phosphoricum Nr. 2	
Schüttelfrost	Ferrum phosphoricum Nr. 3	
	Kalium phosphoricum Nr. 5	
Wärmemangel	Natrium chloratum Nr. 8	
Zuckerspiegel		
erhöht	Natrium phosphoricum Nr. 9	Solarplexusgegend
	Natrium sulfuricum Nr. 10	eincremen

Symptom	Mineralstoff	Hinweise
Zuckerkrankheit		
grundsätzlich	Kalium phosphoricum Nr. 5	Solarplexusgegend
	Natrium sulfuricum Nr. 10	eincremen
mit Abmagerung	Natrium chloratum Nr. 8	
mit Juckreiz	Magnesium phosphoricum Nr. 7	
mit Schwäche	Calcium phosphoricum Nr. 2	
mit starkem Durst	Natrium chloratum Nr. 8	
	Natrium phosphoricum Nr. 9	
Zuckungen		
im Halbschlaf	Natrium phosphoricum Nr. 9	
	Silicea Nr. 11	
nervöse	Calcium phosphoricum Nr. 2	
	Kalium phosphoricum Nr. 5	
	Silicea Nr. 11	
Zwerchfellkrampf	siehe Krämpfe	

Quellen
Informationen
Adressen

Literatur

Barnard, Martine und Julian: Das Bach-Blütenwunder, Heyne Verlag, München 1995, Restexemplare beim Autor erhältlich

Bach, Eduard: Gesammelte Werke, Von der Homöopathie zur Bach-Blütentherapie, Aquamarin Verlag, Grafing 2003

Batmanghelidj, F.: Sie sind nicht krank, Sie sind durstig! – Heilung von innen mit Wasser und Salz, VAK Verlags GmbH, Kirchzarten 2003

Batmanghelidj, F.: Wasser – die gesunde Lösung, VAK Verlags GmbH, Kirchzarten 1996

Burmeister, Mary: Einführung in Jin Shin Jyutsu, Erstes Buch, Mich selbst kennen (mir helfen) lernen, Lebenskunst, Raphael Verlag, Bonn 1992

Burmeister, Mary: Einführung in Jin Shin Jyutsu, Zweites Buch, Energieschlösser der Menschheit und ihre Schlüssel, Raphael Verlag, Bonn 1992

Burmeister, Mary: Einführung in Jin Shin Jyutsu, Drittes Buch, Spass mit Fingern und Zehen, Raphael Verlag, Bonn 1992

Burmeister, Alice, und Monte, Tom: Heilende Berührung, Droemer Knaur Verlag, München 2000

Chia, Mantak und Maneewan, Tao Yoga der heilenden Massage, Ansata-Verlag, Interlaken 1993

Dürckheim, Karlfried Graf: Der Alltag als Übung, Verlag Hans Huber, Bern 2001

Gleditsch, Jochen M.: Reflexzonen und Somatotopien, WBV Biologisch-Medizinische Verlagsgesellschaft, Schorndorf 1983

Kaminski, Patricia und Katz, Richard: Handbuch der kalifornischen und englischen Blütenessenzen, AT Verlag, Aarau 1996

Kellenberger, Richard, und Kopsche, Friedrich: Mineralstoffe nach Dr. Schüssler, Ein Tor zu körperlicher und seelischer Gesundheit, AT Verlag, Aarau 1997

Kliegel, Ewald: Reflexzonen-Massage an der Hand, Haug-Verlag, Heidelberg 2001

Klein, Margarita: Ich bin schwanger: fit, schön und gesund, Rowohlt Taschenbuch Verlag, Reinbek bei Hamburg 2002

Klein, Margarita: Schmetterling und Katzenpfoten, Sanfte Massagen für Babys und Kinder, Ökotopia Verlag, Münster 2000

Leboyer, Frédérick: Sanfte Hände, Die traditionelle Kunst der indischen Babymassage, Kösel Verlag, München 2001

Malin, Lisa: Die schönen Kräfte, Eine Arbeit über Heilen in verschiedenen Dimensionen, Zweitausendeins, Frankfurt a.M.1986

Northrup, Christiane: Frauenkörper Frauenweisheit, Zabert Sandmann, München 2001

Northrup, Christiane: Wechseljahre, Zabert Sandmann, München 2001

Rauch, Erich: Blut- und Säfte-Reinigung, Haug Verlag, Ulm/Donau 1994

Rauch, Erich: Natur-Heilbehandlung für zu Hause und unterwegs, Haug Verlag, Heidelberg 2002

Shin Shiva Svayambhu, M.: Die Stimme Mahadevas, Ganga Verlag, Walzenhausen 2003

Thüler, Maya: Wohltuende Wickel, Maya Thüler Verlag, Worb 1998

Zenz, Gunter: Reflexzonen-Massage am Ohr leicht gemacht, Haug Verlag, Heidelberg 2000

Bezugsquellen

Für Mineralstoffe nach Dr. Schüssler: Mineralstoffcremen, Rosenpflegelinie, Blütenessenzen, Blütenöle

Naturprodukte Kellenberger GmbH
Platz 234
CH-9428 Walzenhausen
Tel.: +41-(0)71-886 51 00
Fax: +41-(0)71-886 51 01
E-Mail: info@naturprodukte.ch
Onlineshop: www.naturprodukte.ch

Unsere Produkte versenden in Deutschland:

Gesundheitsprodukte – Erika Skudlik
Hinang 40
D-87527 Sonthofen
Tel.: +49-(0)8326-9760
Fax: +49-(0)8326-35 356
E-Mail: Gesundheitsprodukte@t-online.de

Reformhaus Melcher
Hauptstr. 36
D-76571 Gaggenau
Tel.: +49-(0)7225-3411
Fax: +49-(0)7225-75321
E-Mail: Info@Ingrid-Melcher.de

Es bestehen folgende Ausbildungsmöglichkeiten:

Mineralstoffe nach Dr. Schüssler, Antlitzdiagnose

Vorträge: Mineralstoffe nach Dr. Schüssler

Grundkurse, Aufbauseminare, vertiefte Ausbildung und Vertiefungstage: Schüsslermineralstoffe, Antlitzdiagnose

Grundkurse und Tageskurse: Äussere Anwendung der Mineralstoffe

Blütenessenzen

Blütenessenzen: Grund- und Aufbaukurse Kalifornische und Bachblüten

Blütenkreis: monatliche Treffen

Jin Shin Jyutsu

Grundkurse und Erfahrungsaustausch

Weitere Seminare zur inneren Entfaltung, Meditation, Bewegung, Kunst, Gesang, Seminare für Frauen

Vertiefte Ausbildung

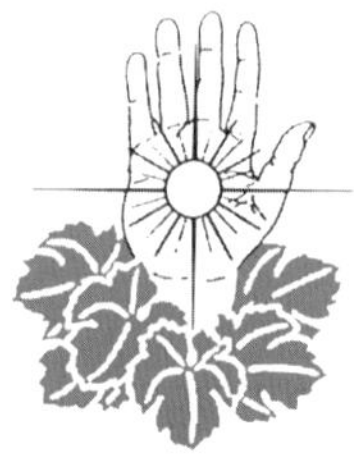

Schüsslermineralstoffe und Antlitzdiagnostik

Äussere Anwendungen der Mineralstoffe

Antlitzdiagnose

Die Antlitzdiagnose umfasst weit mehr als nur exakte Punkteverteilung. Im Mittelpunkt steht der Mensch, der durch seine Einstellungen und Verhaltensweisen in Mangelzustände kommen kann. «Diagnose» stammt aus dem Griechischen und bedeutet «durch und durch erkennen». Dies ist erst dann möglich, wenn wir uns in den Menschen einfühlen, sein Leben, seine Denk- und Handlungsweise verstehen können. Wir wollen dabei besonders die Mimik, Gestik und die Bewegungen des Menschen in Betracht ziehen.

Sich selbst näher kommen

Den grossen Rahmen der Ausbildung bildet der umfassende Themenbereich der «Arbeit» an sich selbst, die Schulung der Wahrnehmung auf mehreren Ebenen, das Erfassen der Beziehung von Geist, Seele und Körper.

Vertiefen der Kenntnisse über die Mineralstoffe

Eng damit verknüpft ist die Vertiefung der Kenntnisse über die Mineralsalze, auf der stofflichen wie auch auf der seelisch-geistigen Ebene; dies bildet einen weiteren Schwerpunkt der Arbeit.

Äussere Anwendungen

Es geht in dieser vorwiegend praktischen Arbeit um die äussere Anwendung der Mineralstoffe in Verbindung mit den Körperzonen und Energieströmen. Wir erlernen gezielte Körperübungen zur Steigerung der Wahrnehmungsfähigkeit. Wir erlösen traumatisierte

Körperbereiche mit Hilfe von Blütenessenzen und Mineralstoffcremen.

Ernährung und Mineralstoffe

Die Ernährung in Zusammenhang mit den Mineralstoffen: Diese Frage werden wir bearbeiten, indem wir uns vor allem mit den Kräften der Nahrungsmittel befassen und mit jenen Kräften, die nötig sind, damit der Mensch die Substanzen aus der Nahrung aufnehmen kann.

Was ist Gesundheit?

Ein weiterer Themenkomplex ergibt sich aus der Betrachtung des Wesens von Gesundheit und Krankheit. Einige Leitgedanken, die den Weg beschreiben: Von der Bekämpfung einer Krankheit zu ihrer Annahme; Verstehen der Sprache der Krankheit und der Symptome; Erfassen der möglichen Ursachen einer Krankheit oder eines Mangels.

Die Themen sollen gemeinsam erarbeitet werden; der Grundkurs bildet die Grundlage für die weitere Vertiefung und Ausarbeitung; er ist daher notwendige Voraussetzung für die Teilnahme an der Ausbildung.

Die wesentlichen Bereiche der zehntägigen vertieften Ausbildung:

- Antlitzdiagnose üben und vertiefen
- Vertiefung der Kenntnisse über die Mineralstoffe
- Vertiefung der seelisch-geistigen Entsprechungen
- die äusseren Anwendungen der Mineralstoffe
- Selbstwahrnehmung durch Körperübungen
- dem Menschen entsprechende vollwertige Ernährung
- die Arbeit an sich selbst
- ergänzende Therapieformen

Anfragen bitte schriftlich an:

Richard und Christine Kellenberger
Naturheilpraxis und
Begegnungszentrum Löwen
Platz 234
CH-9428 Walzenhausen
Tel.: +41-(0)71-886 51 00
Fax: +41-(0)71-886 51 01
E-Mail: info@naturprodukte.ch

Auf Anfrage senden wir Ihnen gerne unser Jahresprogramm mit unserem weiteren Kursangebot.

Autoren

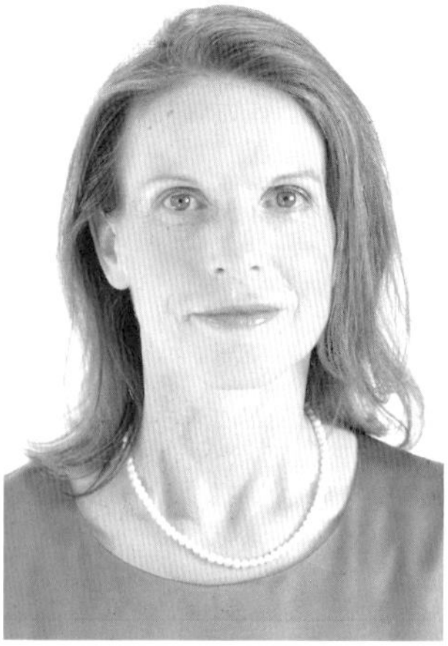

Christine Kellenberger

Lebt und arbeitet in Walzenhausen. Seit 1990 Seminare, Vorträge und beratende Tätigkeit zu Blütenessenzen, Mineralstoffen nach Dr. Schüssler (vor allem äussere Anwendungen), Jin Shin Jyutsu, Spiritualität im Alltag sowie ganzheitlicher Lebensgestaltung. Sie hat gemeinsam mit ihrem Mann Richard Kellenberger in Walzenhausen das Begegnungszentrum Löwen aufgebaut, das eine vertiefte Ausbildung ermöglicht.

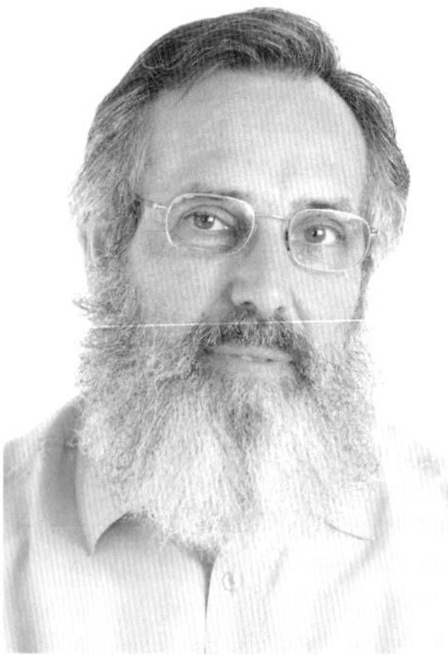

Richard Kellenberger

Nach technischer Berufsausbildung Studium der Psychophysiognomik und Ausbildung zum Antlitzdiagnostiker und Heilpraktiker. Seminare, Vorträge und beratende Tätigkeit zu Mineralstoffen nach Dr. Schüssler, Antlitzdiagnostik, Ernährung sowie ganzheitlicher Lebensgestaltung. Eigene Naturheilpraxis in Walzenhausen mit den Schwerpunkten Antlitzdiagnostik und Mineralstoffe nach Dr. Schüssler, Blütenessenztherapie, Ausleitung, Darmsanierung, Isopathie und Jin Shin Jyutsu.

Anfragen über Vorträge, Seminare und weitere Auskünfte oder Mitteilungen zu eigenen Erfahrungen mit den Mineralstoffen nach Dr. Schüssler, die im Buch noch nicht erwähnt sind, können an die Adresse der Autoren gesandt werden.

Christine und Richard Kellenberger
Platz 234
CH-9428 Walzenhausen
Fax: +41-(0)71-886 51 01
E-Mail: info@naturprodukte.ch
Homepage: www.naturprodukte.ch

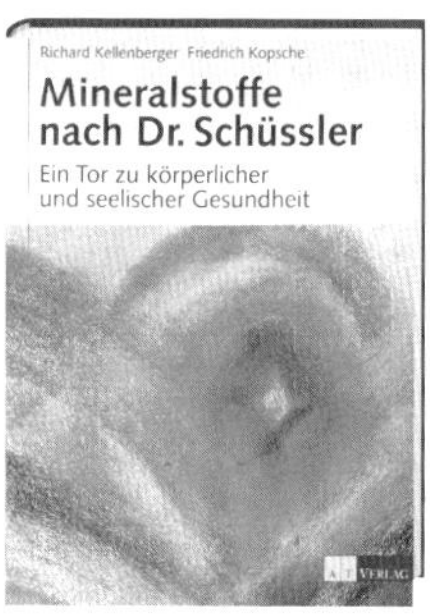

Von denselben Autoren ist im AT Verlag erschienen: Mineralstoffe nach Dr. Schüssler, Ein Tor zu körperlicher und seelischer Gesundheit.